U0273295

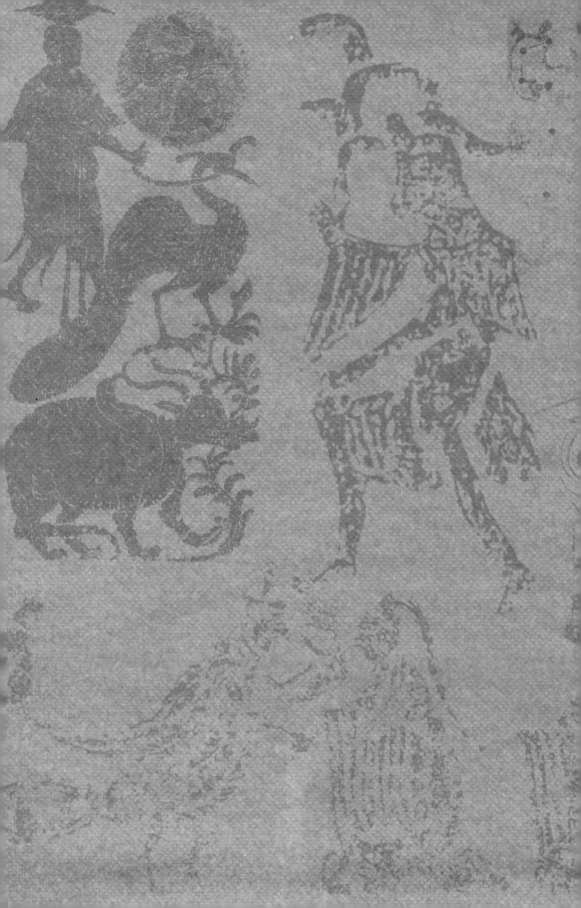

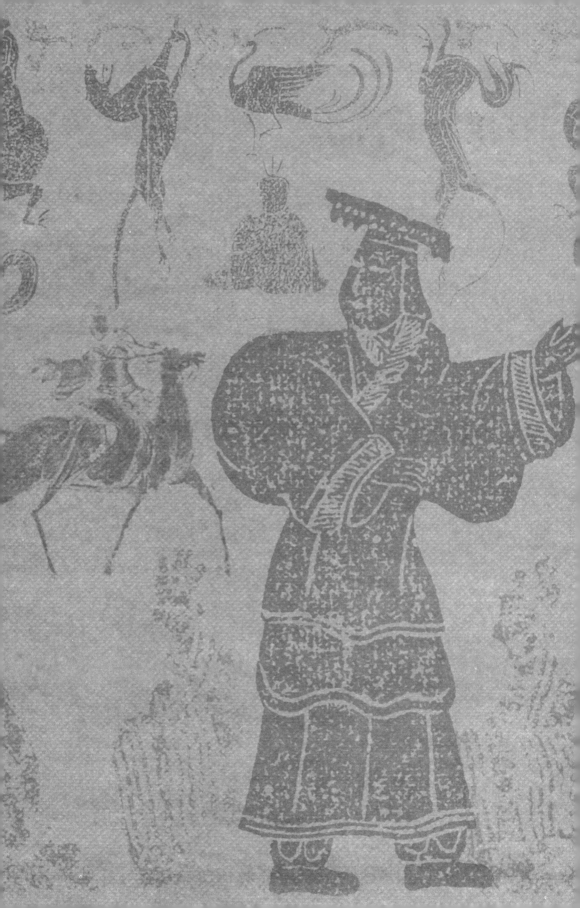

中国古医籍整理丛书

李氏医鉴

清·李文来　撰

朱　姝　刘源香　张　蕾　刘国伟　魏珍珍　校注

中国中医药出版社

·北　京·

图书在版编目（CIP）数据

李氏医鉴/（清）李文来撰；朱姝等校注．—北京：中国中医药出版社，2016.11

（中国古医籍整理丛书）

ISBN 978 - 7 - 5132 - 3317 - 0

Ⅰ.①李…　Ⅱ.①李…　②朱…　Ⅲ.①中医学—临床—医学—经验—中国—现代　Ⅳ.①R249.7

中国版本图书馆 CIP 数据核字（2016）第 092487 号

中 国 中 医 药 出 版 社 出 版
北京市朝阳区北三环东路 28 号易亨大厦 16 层
邮政编码　100013
传真　010 64405750
保定市中画美凯印刷有限公司印刷
各地新华书店经销

*

开本 710×1000　1/16　印张 25　字数 263 千字
2016 年 11 月第 1 版　2016 年 11 月第 1 次印刷
书　号　ISBN 978 - 7 - 5132 - 3317 - 0

*

定价　70.00 元
网址　www.cptcm.com

社长热线　010 64405720
购书热线　010 64065415　010 64065413
微信服务号　zgzyycbs
书店网址　csln.net/qksd/
官方微博　http://e.weibo.com/cptcm
淘宝天猫网址　http://zgzyycbs.tmall.com

前　言

中医药古籍是传承中华优秀文化的重要载体，也是中医学传承数千年的知识宝库，凝聚着中华民族特有的精神价值、思维方法、生命理论和医疗经验，不仅对于传承中医学术具有重要的历史价值，更是现代中医药科技创新和学术进步的源头和根基。保护和利用好中医药古籍，是弘扬中国优秀传统文化、传承中医学术的必由之路，事关中医药事业发展全局。

1949 年以来，在政府的大力支持和推动下，开展了系统的中医药古籍整理研究。1958 年，国务院科学规划委员会古籍整理出版规划小组在北京成立，负责指导全国的古籍整理出版工作。1982 年，国务院古籍整理出版规划小组召开全国古籍整理出版规划会议，制定了《古籍整理出版规划（1982—1990）》，卫生部先后下达了两批 200 余种中医古籍整理任务，掀起了中医古籍整理研究的新高潮，对中医文化与学术的弘扬、传承和发展，发挥了极其重要的作用，产生了不可估量的深远影响。

2007 年《国务院办公厅关于进一步加强古籍保护工作的意见》明确提出进一步加强古籍整理、出版和研究利用，以及

"保护为主、抢救第一、合理利用、加强管理"的方针。2009年《国务院关于扶持和促进中医药事业发展的若干意见》指出，要"开展中医药古籍普查登记，建立综合信息数据库和珍贵古籍名录，加强整理、出版、研究和利用"。《中医药创新发展规划纲要（2006—2020)》强调继承与创新并重，推动中医药传承与创新发展。

2003～2010年，国家财政多次立项支持中国中医科学院开展针对性中医药古籍抢救保护工作，在中国中医科学院图书馆设立全国唯一的行业古籍保护中心，影印抢救濒危珍本、孤本中医古籍1640余种；整理发布《中国中医古籍总目》；遴选351种孤本收入《中医古籍孤本大全》影印出版；开展了海外中医古籍目录调研和孤本回归工作，收集了11个国家和2个地区137个图书馆的240余种书目，基本摸清流失海外的中医古籍现状，确定国内失传的中医药古籍共有220种，复制出版海外所藏中医药古籍133种。2010年，国家财政部、国家中医药管理局设立"中医药古籍保护与利用能力建设项目"，资助整理400余种中医药古籍，并着眼于加强中医药古籍保护和研究机构建设，培养中医古籍整理研究的后备人才，全面提高中医药古籍保护与利用能力。

在此，国家中医药管理局成立了中医药古籍保护和利用专家组和项目办公室，专家组负责项目指导、咨询、质量把关，项目办公室负责实施过程的统筹协调。专家组成员对古籍整理研究具有丰富的经验，有的专家从事古籍整理研究长达70余年，深知中医药古籍整理研究的重要性、艰巨性与复杂性，履行职责认真务实。专家组从书目确定、版本选择、点校、注释等各方面，为项目实施提供了强有力的专业指导。老一辈专家的学术水平和智慧，是项目成功的重要保证。项目承担单位山东中医药大学、南京中医药大学、上海中医药大学、福建中医药大学、浙江省中医药研究院、陕西省中医药研究院、河南省中医药研究院、辽宁中医药大学、成都中医药大学及所在省市中医药管理部门精心组织，充分发挥区域间互补协作的优势，并得到承担项目出版工作的中国中医药出版社大力配合，全面推进中医药古籍保护与利用网络体系的构建和人才队伍建设，使一批有志于中医学术传承与古籍整理工作的人才凝聚在一起，研究队伍日益壮大，研究水平不断提高。

本着"抢救、保护、发掘、利用"的理念，该项目重点选择近60年未曾出版的重要古医籍，综合考虑所选古籍的保护价值、学术价值和实用价值。400余种中医药古籍涵盖了医经、基础理论、诊法、伤寒金匮、温病、本草、方书、内科、外科、女科、儿科、伤科、眼科、咽喉口齿、针灸推拿、养生、医案医话医论、医史、临证综合等门类，跨越唐、宋、金元、明以迄清末。全部古籍均按照项目办公室组织完成的行业标准《中医古籍整理规范》及《中医药古籍整理细则》进行整理校注，绝大多数中医药古籍是第一次校注出版，一批孤本、稿本、抄本更是首次整理面世。对一些重要学术问题的研究成果，则集中收录于各书的"校注说明"或"校注后记"中。

"既出书又出人"是本项目追求的目标。近年来，中医药古籍整理工作形势严峻，老一辈逐渐退出，新一代普遍存在整理研究古籍的经验不足、专业思想不坚定等问题，使中医古籍整理面临人才流失严重、青黄不接的局面。通过本项目实施，搭建平台，完善机制，培养队伍，提升能力，经过近5年的建设，锻炼了一批优秀人才，老中青三代齐聚一堂，有效地稳定了研究队伍，为中医药古籍整理工作的开展和中医文化与学术的传承提供必备的知识和人才储备。

本项目的实施与《中国古医籍整理丛书》的出版，对于加强中医药古籍文献研究队伍建设、建立古籍研究平台，提高古籍整理水平均具有积极的推动作用，对弘扬我国优秀传统文化，推进中医药继承创新，进一步发挥中医药服务民众的养生保健与防病治病作用将产生深远影响。

第九届、第十届全国人大常委会副委员长许嘉璐先生，国家卫生计生委副主任、国家中医药管理局局长、中华中医药学会会长王国强先生，我国著名医史文献专家、中国中医科学院马继兴先生在百忙之中为丛书作序，我们深表敬意和感谢。

由于参与校注整理工作的人员较多，水平不一，诸多方面尚未臻完善，希望专家、读者不吝赐教。

国家中医药管理局中医药古籍保护与利用能力建设项目办公室
二〇一四年十二月

许 序

"中医"之名立，迄今不逾百年，所以冠以"中"字者，以别于"洋"与"西"也。慎思之，明辨之，斯名之出，无奈耳，或亦时人不甘泯没而特标其犹在之举也。

前此，祖传医术（今世方称为"学"）绵延数千载，救民无数；华夏屡遭时疫，皆仰之以度困厄。中华民族之未如印第安遭染殖民者所携疾病而族灭者，中医之功也。

医兴则国兴，国强则医强。百年运衰，岂但国土肢解，五千年文明亦不得全，非遭泯灭，即蒙冤扭曲。西方医学以其捷便速效，始则为传教之利器，继则以"科学"之冕畅行于中华。中医虽为内外所夹击，斥之为蒙昧，为伪医，然四亿同胞衣食不保，得获西医之益者甚寡，中医犹为人民之所赖。虽然，中国医学日益陵替，乃不可免，势使之然也。呜呼！覆巢之下安有完卵？

嗣后，国家新生，中医旋即得以重振，与西医并举，探寻结合之路。今也，中华诸多文化，自民俗、礼仪、工艺、戏曲、历史、文学，以至伦理、信仰，皆渐复起，中国医学之兴乃属必然。

迄今中医犹为国家医疗系统之辅，城市尤甚。何哉？盖一则西医赖声、光、电技术而于20世纪发展极速，中医则难见其进。二则国人惊羡西医之"立竿见影"，遂以为其事事胜于中医。然西医已自觉将入绝境：其若干医法正负效应相若，甚或负远逾于正；研究医理者，渐知人乃一整体，心、身非如中世纪所认定为二对立物，且人体亦非宇宙之中心，仅为其一小单位，与宇宙万象万物息息相关。认识至此，其已向中国医学之理念"靠拢"矣，虽彼未必知中国医学何如也。唯其不知中国医理何如，纯由其实践而有所悟，益以证中国之认识人体不为伪，亦不为玄虚。然国人知此趋向者，几人？

国医欲再现宋明清高峰，成国中主流医学，则一须继承，一须创新。继承则必深研原典，激清汰浊，复吸纳西医及我藏、蒙、维、回、苗、彝诸民族医术之精华；创新之道，在于今之科技，既用其器，亦参照其道，反思己之医理，审问之，笃行之，深化之，普及之，于普及中认知人体及环境古今之异，以建成当代国医理论。欲达于斯境，或需百年欤？予恐西医既已醒悟，若加力吸收中医精粹，促中医西医深度结合，形成21世纪之新医学，届时"制高点"将在何方？国人于此转折之机，能不忧虑而奋力乎？

予所谓深研之原典，非指一二习见之书、千古权威之作；就医界整体言之，所传所承自应为医籍之全部。盖后世名医所著，乃其秉诸前人所述，总结终生行医用药经验所得，自当已成今世、后世之要籍。

盛世修典，信然。盖典籍得修，方可言传言承。虽前此50余载已启医籍整理、出版之役，惜旋即中辍。阅20载再兴整理、出版之潮，世所罕见之要籍千余部陆续问世，洋洋大观。

今复有"中医药古籍保护与利用能力建设"之工程，集九省市专家，历经五载，董理出版自唐迄清医籍，都400余种，凡中医之基础医理、伤寒、温病及各科诊治、医案医话、推拿本草，俱涵盖之。

噫！璐既知此，能不胜其悦乎？汇集刻印医籍，自古有之，然孰与今世之盛且精也！自今而后，中国医家及患者，得览斯典，当于前人益敬而畏之矣。中华民族之屡经灾难而益蕃，乃至未来之永续，端赖之也，自今以往岂可不后出转精乎？典籍既蜂出矣，余则有望于来者。

谨序。

第九届、十届全国人大常委会副委员长

许嘉璐

二〇一四年冬

王 序

中医学是中华民族在长期生产生活实践中，在与疾病作斗争中逐步形成并不断丰富发展的医学科学，是中国古代科学的瑰宝，为中华民族的繁衍昌盛作出了巨大贡献，对世界文明进步产生了积极影响。时至今日，中医学作为我国医学的特色和重要医药卫生资源，与西医学相互补充、相互促进、协调发展，共同担负着维护和促进人民健康的任务，已成为我国医药卫生事业的重要特征和显著优势。

中医药古籍在存世的中华古籍中占有相当重要的比重，不仅是中医学术传承数千年最为重要的知识载体，也是中医为中华民族繁衍昌盛发挥重要作用的历史见证。中医药典籍不仅承载着中医的学术经验，而且蕴含着中华民族优秀的思想文化，凝聚着中华民族的聪明智慧，是祖先留给我们的宝贵物质财富和精神财富。加强对中医药古籍的保护与利用，既是中医学发展的需要，也是传承中华文化的迫切要求，更是历史赋予我们的责任。

2010 年，国家中医药管理局启动了中医药古籍保护与利用能力建设项目。这既是传承中医药的重要工程，也是弘扬优秀民族文化的重要举措，不仅能够全面推进中医药的有效继承和创新发展，为维护人民健康做出贡献，也能够彰显中华民族的璀璨文化，为实现中华民族伟大复兴的中国梦作出贡献。

相信这项工作一定能造福当今，嘉惠后世，福泽绵长。

国家卫生和计划生育委员会副主任

国家中医药管理局局长

中华中医药学会会长

王国强

二〇一四年十二月

马 序

　　新中国成立以来，党和国家高度重视中医药事业发展，重视古籍的保护、整理和研究工作。自1958年始，国务院先后成立了三届古籍整理出版规划小组，分别由齐燕铭、李一氓、匡亚明担任组长，主持制订了《整理和出版古籍十年规划（1962—1972）》《古籍整理出版规划（1982—1990）》《中国古籍整理出版十年规划和"八五"计划（1991—2000）》等，而第三次规划中医药古籍整理即纳入其中。1982年9月，卫生部下发《1982—1990年中医古籍整理出版规划》，1983年1月，中医古籍整理出版办公室正式成立，保证了中医古籍整理出版规划的实施。2002年2月，《国家古籍整理出版"十五"（2001—2005）重点规划》经新闻出版署和全国古籍整理出版规划领导小组批准，颁布实施。其后，又陆续制定了国家古籍整理出版"十一五"和"十二五"重点规划。国家财政多次立项支持中国中医科学院开展针对性中医药古籍抢救保护工作，文化部在中国中医科学院图书馆专门设立全国唯一的行业古籍保护中心，国家先后投入中医药古籍保护专项经费超过3000万元，影印抢救濒危珍、善、孤本中医古籍 1640 余种，开展了海外中医古籍目录调研和孤本回归工作。2010 年，国家财政部、国家中医药管理局安排国家公共卫生专项资金，设立了"中医药古籍保护与利用能力建设项目"，这是继 1982～1986 年第一批、第二批重要中医药古籍整理之后的又一次大规模古籍整理工程，重点整理新中国成立后未曾出版的重要古籍，目标是形成并普及规范的通行本、传世本。

为保证项目的顺利实施，项目组特别成立了专家组，承担咨询和技术指导，以及古籍出版之前的审定工作。专家组中的许多成员虽逾古稀之年，但老骥伏枥，孜孜不倦，不仅对项目进行宏观指导和质量把关，更重要的是通过古籍整理，以老带新，言传身教，培养一批中医药古籍整理研究的后备人才，促进了中医药古籍保护和研究机构建设，全面提升了我国中医药古籍保护与利用能力。

作为项目组顾问之一，我深感中医药古籍保护、抢救与整理工作的重要性和紧迫性，也深知传承中医药古籍整理经验任重而道远。令人欣慰的是，在项目实施过程中，我看到了老中青三代的紧密衔接，看到了大家的坚持和努力，看到了年轻一代的成长。相信中医药古籍整理工作的将来会越来越好，中医药学的发展会越来越好。

欣喜之余，以是为序。

中国中医科学院研究员

马继兴

二〇一四年十二月

校注说明

一、作者生平及著作年代

《李氏医鉴》是一部综合性医书，清·李文来撰，成书于康熙三十五年（1696）。李文来，字昌期，江西婺源人。李氏乃新安婺源之名族，素与名医汪昂交善，推崇汪氏《医方集解》《本草备要》二书，认为超越古今，遂对其加以合编，并经汪氏本人校正。同时汇集诸多医家之言，条分缕析，分类排纂，以成是书，取名《李氏医鉴》。

二、著作内容、学术思想及对后世的影响

《李氏医鉴》共十卷，续补两卷。书中梳理了68门160余种疾病的病因病机和辨证论治，内容涉及内、外、妇、儿、骨伤和五官等各科疾病。每一种疾病下首列医论，或审病因，或析病机，或述治法；续以常用方剂，既有名家名方，又有民间验方，多切合临床应用；最后整理《本草备要》《本草经疏》等著作中记载的常用药物，或加医案。卷之一主要介绍了头、面、目、鼻，以及瘿瘤、瘰疬、结核等疾病；卷之二主要介绍了口、舌、齿、耳、咽喉、声音，以及郁证和肩背胸膈、心腹胃脘痛等杂病；卷之三主要介绍了身体四肢、脚、腰膝、肾，以及疝气、痿证、痹证等病证；卷之四主要介绍了脾胃、外感、湿热证、火证、燥证、噎膈等病证；卷之五主要介绍了暑病、积聚、痞证、水肿、黄疸、消渴、虫证、哮喘、呃逆等病证；卷之六主要介绍了吐酸、吞酸、痰证、咳嗽、肺痿、肺痈等病证；卷之七主要介绍了疟疾、滞下、小便、大便、泄泻、肠风、

心神不宁、梦遗失精、淋证、汗证等病证；卷之八主要介绍了妇科、儿科、外科、骨伤科病证，以及急救良方；卷之九记载了补养论、消导论、收涩论、理气论、理血论，以及用药加减、彼此相济主治约略、寒因热用、热因寒用、正者反治、反者正治、病后调理饮食和诸积治疗等论；卷之十记载了治法提纲。此外，又以杂证及伤寒有未备者，辑为《续补》二卷，末附"三焦命门辨"一篇。

本书的编撰有以下特点：

1. 条目清晰，便于查询。本书以疾病为纲，每种疾病依次列出医论、方剂和药物，或附以医案，条理清晰。疾病则按人体部位分类，以头冠诸部，渐及全身，次序井然。

2. 选方精当，内容丰富。书中内容主要取自《医方集解》和《本草备要》，每种病下列经典名方，亦有民间单方验方，既切合实用，又简便廉验。此外，兼收名家名言，包括李时珍、朱丹溪、成无己等，内容丰富翔实。

在学术上作者推崇汪昂、缪希雍、朱丹溪等医家，认同其医论观点。如疟痢宜从六淫例治，少年人阳痿因于失志不宜补阳，以及治吐血三要论、治气三法等。提倡顾护胃气，认为治疗疾病无不以保护胃气、补养脾气为先，凡与胃气相违者，概勿施用；注重养阴，倡导"阳常有余，阴常不足"，主张在用药中顾护阴液，勿伐真阴；对七情致病，强调心病还应心药医，认为应该从养性怡情、发舒志气解之，不宜全仗药石攻治。同时，反对当时盛行的五运六气之说，从源流上对其进行剖析，认为其非先贤所言，而是出于后世的伪造，是医学谬论，医家学者宜深辨之。

《医方集解》与《本草备要》均为清代医家汪昂的著作。

《医方集解》按照功效分类阐释方剂，《本草备要》则是由《本草纲目》删繁就简而成。李氏以疾病为纲，结合临证经验，重新整理两部著作，使之更加系统完整，并加入民间验方以增强临床实用性。如言《医方集解》与《本草备要》可作教科书使用，《李氏医鉴》则可作为临床治疗手册。

三、版本源流系统、底本和校本的选择

《李氏医鉴》成书于康熙三十五年。李文来完成此书后，得亲友资助，由贻安堂刊刻出版，成为存世的唯一版本。

《全国中医古籍总目》中著录此版本现存6部，分别藏于中国中医科学院图书馆、军事医学科学院图书馆、辽宁中医药大学图书馆、浙江省图书馆、甘肃省图书馆和中国科学院上海生命科学信息中心生命科学图书馆。

经过版本调研，中国中医科学院和甘肃省图书馆未查及本书，军事医学科学院图书馆、辽宁中医药大学图书馆、浙江省图书馆、中国科学院上海生命科学信息中心生命科学图书馆均有著录。此外，在南京市图书馆亦发现著录，且所藏版本均为清康熙贻安堂刻本。

本次整理以清康熙贻安堂刻本为底本。主要采用他校，辅以本校，校本包括《医方集解》《本草备要》《本草纲目》《本草经疏》等著作。

四、校注体例和原则

本次整理按照《中医药古籍整理工作细则》的规定进行。校勘体例与原则如下：

1. 底本与他校本不同，两者俱通，但难以断定是非者，保存底本原貌，出校记说明。底本与他校本虽然一致，但按文义疑有讹、脱、衍、倒之属而又缺乏依据，未能遽定者，保留原

文不作改动，出校存疑。

2. 底本中字形属一般笔画之误，如属日、曰混淆，己、巳不分者，予以径改，不出校记。

3. 底本中的异体字、古字径改为现在通行字，不出校记，如"疎"改为"疏"等。

4. 底本中的通假字，出校记说明通假关系，并引书证。

5. 凡改动底本文字，除属统一改动者在校注说明中说明外，均予出校。

6. 底本中出现的中药名称，如出现同药多名，则按规范名律齐（蓬砂与硼砂均出现，以硼砂律齐）；如出现俗写药名，均改为规范名（史君子改为使君子）。均不出校记。

7. 底本中的前 4 个"序"据统一格式改为"姓氏 + 序"，如"罗序"；第 5 个"序"改为"自序"。

8. 底本目录不全，且甚烦琐，今经整理后，据正文重新提取。

9. 原书为竖排繁体，今改为横排简体，并加标点。文中表示文序的"右"均改为"上"。

10. 底本原刻的眉批，加〔批〕，用楷体小字单行排列，置于正文相应处，如〔批：鱼尾，眼之上角〕。

11. 底本卷之一、四、七下有"婺源昌期李文来汇辑、友人锡三王世宠修订，男元冬周佐、元峰景巇、元象宝于，姪元夏云生、元昺廷晖、元旭子昭、元晶承曜、元晟西平录次"等字样，今按此次整理要求统一删除。

罗 序

尝考良医之功与良相等，又云医道易于种德，信然，但学医未精而致害亦易。生人命脉系于三指之下、两剂之中，若无主见，未有不杀人者。故愚人不知重医，即医家亦不知自重，略习本草之粗解，出应当世之深求，是何异于矮人观剧，而于本末原委总未之悉也。医书自《内经》后，东垣、丹溪诸先生所载，几于充栋，其间寒热虚实之辩论，君臣佐使之调燮①，五脏六腑之病源，亦甚微渺而难明也。非具十分识力、十分小心、十分阅历穷究，更未易妥确而精详。予友瑶圃再叔昌期，盖苦心之士也，夙患体弱，博致群书，专取名儒讱庵《医方集解》《本草备要》汇成一帙，名曰《医鉴》，求序于予。余固不知医而叹医之难言也，今观其《医鉴》，自首至足，由内及外，分门别类之可稽，一类数症，一症数解，浅深详略之各当，既剖其病症之表里，又晰其草木之主治，早作夜思，匪朝伊夕②，其殆阅历既久，参考而出之，以慎重者乎。后之有心救世，问津于医者，守此而知所扼要，或不至于差谬，以生人之道，翻为害人之具也。如是则医家既知自重，而延医者其亦读是编，而憬③然起悟乎，予愿公之海内可已。

康熙乙亥嘉平上浣

赐进士第通政大夫通政使司通政使加三级年家眷弟罗秉伦拜题

---

① 燮（xiè 泄）：调和。
② 匪朝伊夕：不止一日。
③ 憬（jǐng 景）：觉悟。《说文解字·心部》："憬，觉悟也。"

甘 序

　　李子昌期乃新安婺源之名族，渊博理学之真儒也。心仁而慈，行方而洁，幼攻举子业，见试防严，专意经史，不求仕进。因以多病之身，究心岐黄之术，于立斋医案诸书，罔不殚心研穷，而于《本草备要》《医方集解》两书尤三折肱①焉。既善二书之详，苦无分门之别，挑灯五夜，惊枕三冬，集二美之全，分诸门之萃，颜曰《李氏医鉴》。噫！诚度世之指南，航海之宝筏也。一日问序于余，余经生也，非越人，乌知医道哉？夫医何可漫言哉！天下之物可以生人杀人者，唯兵与药耳。兵有奇有正，必读孙吴之书，谙五花八阵之图，虚实有法，进退有方，虽非百胜之师，而必不致于败绩；脉有浮沉迟数，药有君臣佐使，必习岐黄之经，熟五运六气之理，补泻不谬，温凉咸宜，虽非万全之术，必不至于有失。今昌期集二书之要，解参十全之良方，令后之学者因病验方，开卷了然，断不致于有败亡也，况皆验之于沉疴诸症者乎！或曰：医者意也，古方何可尽依也？虽然以方杀人者十之三，以意杀人者十之七，以书方而酌今意，随时损益，因正书变，郑重思维，百鲜一失。吾于昌期心醉仁术矣，颜之曰《医鉴》，永为切庵之功臣，后学之矩范也。暗室一灯，寿身寿世，功与海岳崇深矣。

　　　　　康熙丙子季春朔于湖同学弟甘韦柔安氏题于宝善堂

---

　　① 三折肱：喻屡遭挫折。宋·张侃《岁时书事》："年来三折肱，逢人漫称好。"

汪 序

昔人云：医者之功与宰相等。又云：医道好种德。今之人多学医，其志固可嘉，然吾谓医亦有害。何害乎？尔脉理之未精，用药之不善也。夫人既学医，则必读书，读书则必明理。医家之书，先圣先贤之所著，其义固已大备，而近来国手又各有名编，学者一开卷，而五脏六腑之症、君臣佐使之宜、传经炮制之理，莫不了然于胸中矣。又安得尚有脉理未精、用药不善者？殊不知医书如天下之山水，学者正如天下之观山玩水者也。使业医者天资过人，无书不览，融会贯通，亦犹穆满①之周行天下，群山之秀丽，万派之汪洋，靡不毕知其余。则如居一方者，知一方之奇胜而已；居一国者，知一国之奇胜而已。即有恣情山水，奔走四方，登临览眺者，终未能穷沧溟②，抵昆仑，折若木而淹蒙汜③也。如是则书未能遍观，亦安得无害？思夫《禹贡》④一书，其书不过数篇，而天下山之脉络、水之源流，灿如指掌。窃谓医家之书，苟有如此之简要而会通者，使学者读之，则敏者得辞劳而就逸，钝者得因显而知微，庶几可副其割股之心，而无害于天下，然卒不可得。甲戌春，李子昌期以所著医书见示，名曰《医鉴》。予细玩之，要不外先圣先贤及诸国手之旨，然而博者约之，略者详之，分者合之，近似

---

① 穆满：出巡的帝王。
② 沧溟：大海与苍天。
③ 蒙汜（sì 似）：古称日落之处。
④ 禹贡：《尚书》中的一篇，是中国第一篇区域地理著作，是先秦最富于科学性的地理记载。

者辨别之，诚简要而会通。予大喜曰：欲使学者辞劳而就逸，因显而知微，可以副其割股之心，而无害于天下者，其在斯乎！其在斯乎！李子受业于予伯氏，深知其为人，少时博洽群书，继因体弱，旁究医书，因而精通医理，今造门求医者甚多。彼自谓曰：治举子业者，非徒取功名，当以道济天下；治岐黄术者，非徒觅利，当以术济天下。然疗一病，不过济一人，即疗千万病，亦不过济千万人，济者有限，惟著书传世，则所济者无穷。因取《医方集解》《本草备要》及诸名书，分门别类，会成斯编。因贫剞劂①无资，郁郁者久。同邑王子锡三立心种德，恒憾不能广济天下，适见是书，曰：此真医家宝鉴，辄寿之梓，将不胫走天下，天下岐黄家皆功侔②良相矣。是李非王，无以成著书之功；是王非李，无以遂广济之愿。二公之德，盖相与以有成也。予乐为之序。

康熙丙子岁夏月鳙溪弟汪宾荐顿首书

---

① 剞劂（jījué 鸡决）：雕板，刻印。
② 侔：相等，等同。

李 序

　　士君子读书穷理，岂惟是呫哔①文辞，谐声叶律②，学为靡丽之文已哉。盖将以达五行之理，通二气之蕴，而期有用于世也。顾士之用于世者，居燮理之任，调和万物，灾异不生，而疢疾不作，信乎，美矣。若其平居草茅，不得尺寸，安所得一展其经纶，参赞之奇哉。予尝论辅相造化，泄所有余，而补所不足，隐寓参赞之功者，九流百家之中，医为最，故以世俗观之，直一技艺耳。然人之死生，于是乎在非达五行而通二气者，弗能精也。独怪世之业此者，苟且以延旦夕之计，问以阴阳、寒暑之宜，概谢不知，间有一二稍知此者，则又矜为独得之秘，曰：某某吾异传也，某某吾奇方也。私于己，不欲公于世，凡此皆利心为之蔽也。揆之天地生人之意，不无遗议焉。家叔祖昌期既已肆力诗书，又浸淫于百家九流之说，靡不条贯，医其一也。数年来，造其门而求活者指不胜屈。然犹哀夫世之业此者汶汶③而不知所趋，又以前此传是书者，汗牛充栋，浩衍而不可校。于是取讱庵二书，分门别类，因其内外，条理而为之，治文甚约，而旨极该，使穷乡僻壤各置一编，仓公、扁鹊如与共晨夕，又何独得之奇，不传之秘哉。大哉！仁人之用心，此真可以参赞造化之微矣。或疑叔祖穷年矻矻④，不得一展其经济，疑若有所憾然。太上云活一人即为阴德，此书流传千百世，

---

① 呫哔（tièbì 贴毕）：诵读。
② 叶律（xiélǜ 谐律）：古人以十二律管与十二月相配，故称叶律。
③ 汶汶（ménmén）：犹惛惛，昏暗不明貌。
④ 矻矻（kūkū）：勤劳不懈的样子。

所活岂止千万人哉。其庆衍流长，盖于是乎卜之矣。彼独得自
矜，秘而不欲公于世者，其亦知愧也夫。

康熙丙子仲秋再姪芳奇瑶圃氏书于务本堂

自 序

语曰：士生天地，不为良相，便为良医。盖求宁求瘼①者，良相事也。至若疾苦呻吟者，唯良医能望闻问切，有以施治而安全之耳。非谓医道之易而无难也，其理至精至微，非贤圣之神明不能著其书，非精深之学识不能习其业。是以三年之中，不乏三及第；十载之内，难出一良医。何世之人一览药性捷径等书，遂谓医道在是，辄欣然悬壶射利，草菅物命，恬然罔忌。善乎，苏文忠公有言曰：学医人费。噫！人命至重，其可费乎？甚矣！医道之难，深可畏也。来何人，斯敢漫言哉。来因秉气甚薄，自襁褓至弱冠皆以药饵为命。及习括帖时，即旁及汪石山先生藏书以及诸集，凡遇高明，辄虚心聆诲，日就月将，渐识温凉，据案立方，颇知向导。昔之倚医士以为命者，渐转而倚方书以为命矣。由是治及妻孥昆季②，渐广而遍及邻里亲朋，亦往往幸效。家中子兄博洽淹雅，侠隐杏园，于来质疑领略，下以切庵汪先生《本草备要》，称颂不置，且谓此书固已超越古今，但其主治注释，议论验案，惟就药味条下详晰，不便考究记忆，若为分析病门，则如诸宝之分于鑪锤③，而又各归其府，更令耀目赏心。来遵兄教，屏谢诸务，将《本草备要》细微分析，一载告竣。庚午偶馆金陵，复睹《医方集解》，益知切庵先生博古穷今，黄岐而下所有名编，无不入于目而富于胸，

---

① 瘼（mò）：病，疾苦。

② 妻孥（nú）昆季：妻子子女兄弟。妻孥：妻子和子女的统称。昆季：兄弟，长为昆，幼为季。

③ 鑪锤（lúchuí）：亦作"炉槌"或"鑪槌"，犹锤炼。

可谓集医家之大成，堪垂不朽。第其门部，惟分补泻、表里、寒暑、燥湿等类，古方主治，逐类随之，至一方之统治及加减，而广疗诸症，连类而及，未尝分疏病门，亦犹《备要》之不能兼及。若方圆之弗克齐画，纵横之弗克并行，理势固然，非缺陷也。来欲合二书而为一集，舌耕①弗暇。癸酉春，坚谢学政，键②户汇辑，详列病门，精论群以分之，古方类以聚之，本草主治注释逐味分而附之，提纲挈领，不独业医者便于按图稽考，即安居行旅，咸可对卷疗痊。方之叶法，师之铁鉴，洞见病因者，其庶几乎，故颜之曰《医鉴》。月阅五而集成，隐隐若有神助焉。编录方半之时，宗弟其善见来家居食贫，功太严苦，若深为悯恤慰劳也者。来起而谢之曰：吾人读书，怀古德功言三者，既不克立，惭无以报君父，而于济世名编，复不克尊信阐扬，俾效之于天下，纵持甘齿肥，优游百岁，曾与梦幻泡影、枯木腐草奚异。所以汲汲孜孜，不惮贫苦者，欲早以此书昭示当世，使黯者明而难者易，良医辈出；疾苦呻吟者，咸得转危为安，群跻寿域。将见溯流穷源，传讱庵先生之书于不朽，颂讱庵先生之功于不衰，俾蝇得附骥尾于千里，其荣幸为何如哉。

时康熙丙子岁桂月婺源理田昌期李文来题于贻安堂③

---

① 舌耕：勤奋读书。
② 键：关闭。
③ 贻安堂：原作"诒安堂"，据牌记改。

翻刻戒语

　　子舆氏有曰：或劳心，或劳力。凡人必自竭心力而获，始为我有，方可久长。若窃人之有以为己有，不劳而获，必有天殃。如坊间选订名家，研精劾核，累月穷年，始得成集，功宏宇宙，裨益后人，即有所得，亦适以偿其劳已耳。何丧心无耻之徒，贪利翻刻，不恤攻苦，不顾舛讹，鱼目混珠，亥豕误世，残忍狠毒，甚于绿林。平素一见此刻，如刺入目。来今是书，闭户纂辑，殚精竭神，几于谢世。赤手难刊，婆心莫慰，诚恐淹没，废寝忘食，幸赖亲友假资付梓，俾遂广济博施，热衷心力亦可谓劳矣，境界亦可谓苦矣。倘有复蹈恶习，赝伪乱真，誓必远觅根由，奔控当路，惩其辜，劈其板而后已。况是篇一字差讹，性命攸关，遗害不小，天谴人诛，势必并致。勿萌妄念，俯慰苦衷。

贻安堂昌期氏劝诫

凡 例

医理极其渊微，非极高明弗轻著述。来既庸陋，又不精医，安敢妄灾梨枣①。盖缘讱庵先生《本草备要》《医方集解》二书脍炙人口，因以支分缕晰，传述表彰，易于考究。俾未见先生之原本者，由此而购阅之，以窥全豹，广慰婆心。

《本草备要》每味条后妙论，固已逐段归萃于各门之前，而主治注释复一一采摘于方论之末，犹天孙集锦，万派朝宗，虽由集聚，实费苦心。

《集解》原刻方后逐味注解，开发长进，固已俾益无方，但近世人情恶繁喜简，故于药味注解，难明者存之，显易者节之，庶免望洋之阻，而有药就之功。

医书以论为主，徒规规于方，不足贵也。坊本有详于方而略于论者，间有论方得中，或博而不精，详而不验。即精验矣，而未及于药性；即具药性，而未详于主治注释。兹则美备兼该，对症参详，如数家珍，有得手应心之药，而无疑虑徘徊之扰。

人身体以头为尊，先圣所以重元首也，是编故以头冠诸部，渐及全体。体赖饮食滋养，土为万物之母，故由脾胃而及饮食。调养失宜，则病丛生，因及感冒，连类而及杂症。诸疾男妇一治，惟经带、崩漏、胎产不同，故别立门类。小儿首重惊痫，兹已详载，余症自有专科。因原本之略而略之，不敢尾续，此次列先后之意也。由内及外，痈疽等毒、猘②蝎等凶、食物诸

---

① 梨枣：旧时刻书多用梨木或枣木，故以此为书版的代称。
② 猘（zhì）：狂犬。

伤，以及溺缢鬼击卒死，一一详救。不欲凶恶险虐，毙人于顷刻，亦聊以仰体天地好生之意也。

杂症而外，四时感冒居多，真正伤寒甚少。痰厥、食厥、中气、中湿、中食及类中风者多，真中风与中寒者少，因将发表、和解、攻里、祛寒诸类合入伤寒，与中风、中寒、厥逆僵仆、口眼㖞僻、角弓反张、舌强，种种险状，状同症异，集为一帙，以便分别处治。其余清暑、利湿、润燥、泻火等类论方散入杂症。惟气血特出其类者，盖人身以气血为主，而主治必以调和二者为先，故特立门部。方论并本草主治，广汇注释，与补养、消导、收涩三论未列病门，及用药加减、彼此相济、寒热因用、病后调理等类另集一卷，已裕六辔在手之势。更摘《本草经疏》全部统治精论，汇成一卷，同附于后，俾精进斯业者，得其一说，而又有一说之妙，犹六经之详于解义，章旨朗彻，作文自中肯綮，门内可资印证，户外可借升堂，一览知医，不其然乎。

伤寒变现危险等形，诸家与原本惟就其时日，方内因类而兼及之，兹于躁狂斑厥，以及种种令人惊恐诸态，主治方论逐一分析门类。急遽①之时，便于因门参治，而无棘手之虞。

圈句法，批汤头，稿本原自清楚，写刻家因忽卒忽略，有无不一，惟在阅者会意，恕其小疵可耳。

原本《勿药玄诠》，却病养生之道最为详备。未登斯录者，以刻赀维艰，非敢遗珠，略而不载也。

原本方论之中并兼及于脉者，俱入于各门之内，间有未详者，近世李士材先生《诊家正眼》，诚为诊视金针，故不复刊。

----

① 遽（jù）：立刻，急忙，马上。

是刻合数书而为一集，薄册繁多，因虑刻费艰难，委曲用意，惟欲取巧成编，不谋广幅博价。部本虽居中上，方论实备大全，既用克己之苦衷，亦仰仁人之冰鉴。

目 录

卷之一

头 附面项须发兼伤寒头痛

头者，天之象也，阳之分也。六腑清阳之气，五脏精华之血，皆朝会于高巅。天气所发六淫之邪，人气所变五贼之逆，皆能犯上而为酷害。或蔽覆其清明，或壅遏其经隧，与正气相薄①，郁而成热，则脉满而痛。若邪气稽留，六脉满而痛，是皆为实也。若寒湿所侵，虽正气衰微，不与相薄而成热，然邪袭于外则血凝涩，而脉挛缩收引小络而痛，得温则痛减是为实也。

因风而痛者，抽掣恶风，或汗自出；因暑而痛者，或有汗，或无汗，皆恶热而痛；因寒而痛者，绌急恶寒；因气虚而痛者，遇劳则甚，其脉大；因湿而痛者，头必重，遇天阴尤甚；因痰饮而痛，亦昏重而痛，愦愦欲吐；因血虚而痛者，善惊，故其脉芤。用是病形，更以兼症辨之，自无妄治之过矣。

太阳经痛者在正颠，少阳者在耳前发际，阳明在额间。气虚痛者，耳鸣，九窍不利。肾与膀胱挟寒湿而痛，则下虚上实，气能上而不能下。心与小肠挟湿热而痛，令人烦心。

厥逆头痛者，不止者属外感，宜发散；乍痛乍止者属内伤，宜补虚。又有偏头痛者，左属风与血虚，右属痰热与气虚。头痛如破，乃阳明中风，可用葛根葱汤。若太阳初病，未入阳明而头痛者，不可便服升葛汤发之，反引邪气入阳明也。仲景治太阳阳明合病，桂枝汤加麻黄、葛根，又有葛根黄芩解肌汤，是用以断太阳入阳明之路，非太阳药也。

---

① 薄：通"搏"。

自鱼尾〔批：鱼尾，眼之上角〕上攻多在日晚，宜四物加细辛、白芷。如气虚头痛者，多在清晨，宜芎、藁，倍参、芪。

时珍曰：肺开窍于鼻，阳明胃脉，还鼻上行。脑为元神之府，鼻为命门之窍。人之中气不足，清阳不升则头为之倾，九窍为之不利。脾胃有湿热，则头重。

李东垣曰：夫风从上受之，风寒伤上，邪从外入，令人头痛，身重恶寒，此伤寒头痛也。心烦头痛者，过在手太阳、少阴，乃湿热头痛也。如气上不下，头痛巅疾者，下虚上实也，过在足太阳、少阴，甚则入肾，寒湿头痛也。如头半寒痛者，先取手少阳、阳明，次取足少阳、阳明，此偏头痛也。有真头痛者，甚则脑尽痛，手足寒至节，死，不治。天门真痛，上引泥丸①，夕发旦死，旦发夕死。脑为髓海，真气所聚，本不受邪，受邪则不可治，古法进黑锡丹，灸百会，猛用人参、附子，可救十中之一。然天柱折者，手足青至节者，亦难为力矣。

凡治头痛，皆取风药者，盖高巅之上，惟风可到，味之薄者，阴中之阳，乃自地升天者也。太阳头痛，恶风寒，脉浮紧，川芎、羌活、独活、麻黄之类为主；少阳脉弦细，往来寒热，柴胡、黄芩为主；阳明自汗，发热恶寒，脉浮缓长实者，升麻、葛根、白芷、石膏为主；太阴体重必有痰，或腹痛为痰癖，其脉沉缓，苍术、半夏、南星为主；少阴头痛，三阴三阳经不流行而足寒气逆为寒厥，其脉沉细，麻黄附子细辛汤主之；厥阴头项痛，或吐涎沫，厥冷，脉浮缓，吴茱、人参、生姜、大枣主之。血虚，当归、川芎为主；气虚，人参、黄芪为主；气血俱虚，调中益气汤，加川芎、蔓荆子、细辛。清空膏，风湿头痛药也；白术半夏天麻汤，痰厥头痛药也；羌活附子汤，厥逆头痛药也。如湿气在头者，以苦吐之，不可执方而治。切庵

① 泥丸：脑神的别称。

曰：以苦吐之，瓜蒂散、浓茶之类是也。

淫欲过度，肾气不能归元，此气虚头晕也；吐衄崩漏，肝不摄血，致血妄行，此血虚头晕也。痰逆者，湿痰厥逆而生也。痰逆则上实，故令头痛目眩，眼前见黑色也。

东垣曰：太阴头痛，必有痰也。少阴头痛，足寒而气逆也。太阴、少阴二经虽不上头，然痰与气逆，壅于膈中，头上气不得畅而为痛也。

偏头痛者，少阴相火也。丹溪曰：有痰者，多左属风属火，多血虚；右属痰属热，多气虚。医书多分头痛、头风为二门，然一病也。浅而近者为头痛，深而远者为头风，当审其邪所从来而治之。有头风眉棱骨痛，投以风药不效，投以痰药见功，此痰饮为病，当以治饮为先，饮治而病自愈。

头痛用羌活、防风、柴胡、川芎、升麻、细辛、藁本之异者，分各经也；用黄芩、黄连、黄柏、知母、石膏、生地之异者，分各脏泻火也。用茯苓、泽泻者，导湿也；用参、芪者，补气也；用归、芎者，养血也。海藏曰：热在至高之分，当以轻剂抑之，从缓治也。若急服之，上热未除，中寒生矣。

眉棱骨痛，眉骨者，目系所过，上抵于脑。诸阳经挟外邪，郁成风热，毒上攻脑，下注目睛而痛，亦目系与眉棱骨牵连而痛，风痰上攻者亦然。若脾家湿气内郁，寒迫下焦，痛留于项，互引眉骨。有痰者，有抽掣者，有重者，有闷者，各审明而治之，选奇汤最效：羌活、防风各三钱，酒芩一钱，甘草三钱，煎分三服；风热者，祛风清上散：酒芩二钱，白芷一钱五，吴茱萸、防风、柴胡各一钱，川乌一钱二分，荆芥八分，甘草五分，水煎服；因痰者，二陈加黄芩、白芷；因风寒者，羌乌散：羌活、细辛、川乌、草乌各一钱（俱用便浸二宿），片芩（酒炒），炙草各五分（为末）。戴复庵分为二症，皆属于肝：一肝经伤头痛，并眉棱骨痛，眼不可开，昼静夜剧，宜导痰汤，加川乌、细辛；一肝虚而痛，方见光明即发，宜生熟地黄丸。

阴经头痛只用温药，干姜、肉桂、吴萸、附子。风湿热头痛上壅损目，及偏正头风，年深不愈，并宜清空膏。头旋眼黑者，安神散：羌活、防风与升麻、柴胡、知母、黄柏、黄芩、黄连、生地、甘草，或川芎散：羌活、薄荷、荆芥、柴胡、细辛、菊花、槐子、茵陈、香附、川芎、石膏、甘草。热厥头痛，虽当严冬，尤喜风寒，略见温暖，其痛便甚，宜清上泻火汤：荆芥、防风、羌活、藁本、细辛、当归、人参、知母、黄柏、黄芩、黄连、生地、红花、白术、黄芪、甘草、蔓荆、升麻十九味①，奇效；次服补气汤：升麻、黄芪、甘草、细辛、当归、丁香、麻黄。风热头痛者，石膏散：麻黄、石膏、干葛、首乌。大寒犯脑，头痛，齿亦痛，羌活附子汤：羌活、防风、麻黄、黄芩、升麻、白芷、甘草、僵蚕、苍术、黄柏、附子。头痛，胸中痛，食少，咽嗌不利，寒冷，左寸弦急，麻黄吴茱汤：苍术、麻黄、吴萸、羌活、藁本、升麻、柴胡、黄芩、黄连、黄柏、半夏、川芎、蔓荆、细辛、红花。新沐中风为首风，头面多汗，恶风当先风，一日则病甚，至其风日则少愈，大川芎汤：川芎、天麻，蜜丸，茶送下。风气循风府而上，则为脑风，项背恶寒，脑户极冷，神金散：麻黄、细辛、干葛、藿香，等分为末，酒下二钱。因发散太过，宜酸敛而收之，乳香落盏散：粟壳、陈皮、甘草、桔梗、柴胡末服。头痛耳鸣，九窍不利，脾胃之所生病，气虚头痛也，补中益气汤。血气头痛，自鱼尾上攻，川芎、地黄、薄荷末，沸汤泡，乘热并吸气，候温和服之。痰厥头痛，眼黑头旋，恶心烦乱，半夏白术天麻汤。肾厥头痛，玉真丸：硫黄二两，石膏、半夏、硝石各一两，姜汁糊丸，姜汤送下，灸灸关元百壮；寒甚者，去石膏，用钟乳，或黑锡丹。循蒙招尤，目眩耳聋，肝风虚动也，钩藤散：钩藤、陈皮、半夏、麦冬、甘

---

① 十九味：文中列举十八味药物，疑误。

草、茯苓、石膏、人参、甘菊、防风。伤食头痛，胸满恶食，吞酸嗳腐，香砂、枳、术、山楂、麦芽、神曲、卜子，或用红丸子：三棱、莪术、青皮、陈皮、干姜、胡椒，醋糊丸，矾红为衣。伤酒头痛，干葛知母解醒汤：人参、茯苓、陈皮、木香、砂仁、神曲、豆蔻、青皮、干葛、知母、猪苓、生姜。怒气伤肝，沉香降气散：沉香、木香、青皮、陈皮、苏子、白芍、细辛、柴胡。臭毒头痛，一味炒香附，煎服。偏头风总属于痰，左属风者，荆芥、薄荷；右属血虚者，川芎、当归；右属痰者，苍术、半夏；左属热者，黄芩、石膏。

荜拨、细辛同猪胆，搐鼻。蓖麻子五钱（去壳），大枣十五个共捣烂，涂纸上，用箸一支卷之，去箸，塞鼻中，良久取下，清涕即止。生萝卜汁，仰卧注鼻，左痛注右，右痛注左。

川芎茶调散　治诸风上攻，正偏头痛，头晕头眩。正偏头痛者，风中于脑，作止无时也，火升故痰盛，痰热上攻故头晕头眩。

薄荷八钱　川芎　荆芥四钱　羌活　白芷　甘草炙，二钱　防风钱半　细辛一钱

每三钱，食后茶调服。

一方加菊花一钱、僵蚕三分，名菊花茶调散，治头目风热。凡头痛用羌、防、芎、芷辛温等药，由风木虚，土寡于畏，壅塞而成痛，故用此助肝以升散之。若服之而反甚者，则宜用酸涩收而降之。

白术附子汤　治风虚头眩，头重苦极，食不知味，用此暖肌、补中、益精气。

白术二两　甘草一两　附子一枚，炮

每服五钱，姜五片，枣一枚，煎。

喻嘉言曰：肾气空虚，外风入之。风挟肾中浊阴之气，厥逆上攻，头间重眩，极苦难耐，兼以脾虚不知食味。此脾肾两虚，风已入脏，方中全不用风药，但用附子暖其水脏，白术暖其土脏，水土一暖，则浊阴之气尽趋于下，而二症自止，制方之义精矣。

本方加官桂、川芎，名芎术除湿汤，治寒湿头痛眩晕。

羌活胜湿汤 治湿气在表，头痛头重，或腰脊重痛，或一身尽痛，微热昏倦。湿气在表，外伤于湿也。湿之为邪，着而不移，着于太阳则头项腰脊痛，着于太阴则肩背痛，着于阴阳之经则一身尽痛，惟着，故痛且重也。湿郁则为热，然阴邪，故但微热而昏倦也。东垣曰：头痛脊强，乃太阳之经气不行也，此汤主之。切庵曰：此汤虽名胜湿，实伤风头痛通用之方。

羌活　独活一钱　川芎　藁本　防风　甘草炙，五分　蔓荆子三分

如身重，腰中沉沉然，中有寒湿也，加酒洗汉防己、附子。

此足太阳药也。经曰风能胜湿，如物之湿，风吹则干，羌活、防、藁、芎、蔓皆风药也。湿气在表，六者辛温升散，又皆解表之药，使湿从汗出，则诸邪散矣。藁本专治太阳寒湿，荆、防善散太阳风湿，二活祛风胜湿兼通关节，川芎能升厥阴清气，上治头痛，甘草助诸药，辛甘发散为阳，气味俱平，发中有补也。

半夏天麻白术汤〔批：厥逆头痛〕　治脾胃内伤，眼黑头眩，头痛如裂，身重如山，恶心烦闷，四肢厥冷，谓之足太阴痰厥头痛。解见前。

半夏姜制　麦芽钱半　神曲炒　白术炒，一钱　苍术泔浸　人参　黄芪蜜炙　陈皮　茯苓　泽泻　天麻五分　干姜二分　黄柏二分，酒炒

每服五钱。

此足太阴药也。痰厥头痛，非半夏不能除，半夏燥痰而能和胃。头旋眼黑，虚风内作，非天麻不能定，天麻有风不动，名定风草。黄芪、人参甘温，可以泻火，亦可以补中；二术甘苦而温，可以除痰，亦可以益气，去湿故除痰，健脾故益气；

茯苓、泽泻泻热导水；陈皮调气升阳；神曲消食，荡胃中滞气；麦芽化结，助戊巳运行，胃为戊土，脾为巳土；干姜辛热以涤中寒；黄柏苦寒，酒洗以疗少火在泉发躁也。

清空膏头风　治正偏头痛，年深不愈，及风湿热上壅头目，及脑苦痛不止论解载前。

黄芩酒炒　黄连酒炒　羌活　防风一两　柴胡七钱　川芎五钱　甘草炙，半两

为末，每服三钱，茶调如膏，白汤送下。如少阴头痛，加细辛。太阴头痛，脉缓，有痰，去羌活、防风、川芎、甘草，加半夏。如偏头痛服之不愈，减羌活、防风、川芎一半，加柴胡一倍，散少阳相火。如自汗发热，恶热而渴，此阳明头痛，只与白虎汤加白芷。太阴头痛，必有痰也；少阴头痛，足寒而气逆也。注见前。

此足太阳、少阳药也。头为六阳之会，其象为天，乃清空之位也，风寒湿热干之，则浊阴上壅而作实矣。羌、防入太阳，柴胡入少阳，皆辛轻上升，祛风胜湿之药；川芎入厥阴，为通阴阳血气之使；甘草入太阴，散寒而缓痛，辛甘发散为阳也；芩、连苦寒，以羌、防之属升之，则能去湿热于高巅之上矣。芩、连用酒炒，非独制其寒，欲其上升也。丹溪曰：东垣清空膏，诸般头痛皆治，惟血虚头痛，从鱼尾相连，痛者不治。又云：治少阳头痛，如痛在太阳、厥阴者勿用，盖谓巅顶痛也。

六味地黄丸　治头晕目眩。淫欲过度，肾气不能归元，此气虚头晕。

补中益气汤　加白芍、细辛、川芎、蔓荆子，名顺气和中汤，治清阳不升，头痛恶风，脉弦微细。

小柴胡汤　加青黛，姜汁糊丸，名清镇丸，治脉弦，头痛。

小半夏汤疸黄门　加茯苓，治眩悸。水停胸间，上干于头则眩，凌于心则悸。

三黄丸　治三焦积热，头项肿痛，目赤口疮，心膈烦躁。

当归龙荟丸变现门　治头晕目眩。

人参散诸热门　治头痛目昏。

逍遥散　治头晕。

瓜蒂散　治头额两太阳痛。令病人噙水一口，以此散一字吹入鼻中，出黄水即愈。

防风通圣散感冒门　治头目昏运。

二陈汤加川芎、白芷，治头风要药。如形瘦色弊而头痛者是血虚，宜用川芎、白芍、酒黄柏之类。如顶巅痛，宜藁本，酒炒升麻。《丹溪活套》云：治头风必以二陈汤加川芎、白芷为主，即前所谓用痰药收功是也。

玉真丸　治肾厥头痛。

生硫黄二两　生硝石　石膏　半夏各一两

姜汁糊丸，姜汤或米饮下，每四十丸。

《本草备要》主治注释

川芎头痛必用之药，加各引经药，太①阳羌活，阳明白芷，少阳柴胡，太阴苍术，少阴细辛，厥阴吴茱萸。丹溪曰：诸经气郁，亦致头痛头风　升麻治头痛寒热。阳明头痛，痛连齿颊，引石膏止阳明头痛　辛夷治头痛，能助胃中清气上行，通于头脑　生姜治伤寒头痛　厚朴与解利药同用，治伤寒头痛　荆芥治伤寒头痛　羌活同川芎治太阳少阴头痛，治风热头风　独活、细辛治伤风头痛　桂枝治伤风头痛，无汗能发　藁本治正偏头痛，治寒郁太阳，头痛连脑者必用

---

①　太：原作"大"，据《本草备要》卷之一改。

之。凡顶巅痛，宜此与防风酒炒　柴胡、白芷治产后伤风血虚头痛。又治眉棱骨痛，此乃风热与痰　黑芝麻治头风，或蒸或炒，去火气，常服　羚①羊角止头痛、头风　泽兰、谷精草、威灵仙、旋覆花、虎头骨、僵蚕、地骨皮并治头风　草决明作枕，治头风痛　吴茱萸为厥阴本药，治肝气上逆，呕涎头痛　天麻治头旋、眼黑　钓藤钩治头旋目眩　贝母治头眩不能返顾　泽泻止头旋　柴胡止头眩。火炎痰升则眩　甜瓜蒂治风眩　天南星治风眩掉，皆属肝木，肝不能营筋故也。丹溪曰：无痰不作眩　蝎治眩掉　铅治上盛下虚，气升不降，发为眩晕　蔓荆子治头痛脑鸣　杏仁治时行头痛　防风治头痛目眩　益母草止心烦头痛，血虚而热之症　葳蕤治头痛　薄荷、鸡酥并清利头目，治头风痛　苍耳子治头痛目暗　茵陈治头痛头旋　雄黄治头痛、眩晕　荜茇治头痛　荆沥治眩晕　葱治伤寒头痛　柏子仁治头风　羌活治脑热头风

附：须发变白方药

女贞实、地黄、何首乌、人参、麦冬、旱莲草、南烛子、牛膝、枸杞、山药、没石子、桑椹、黄柏、椒红②、莲须。

女贞实变白，屡试屡验。陈藏器云：拔去白须，用母丁香末，姜汁调涂孔中，重出即黑　覆盆子能令须发不白，而兼能长　槐角乌髭发。十月上巳采，渍牛胆中，阴干百日，食后吞一枚，返白还黑　石榴皮浸水，汁黑如墨，乌须发方，绿云油中用之　五倍子能染白为黑　扁柏汁乌髭发　熟地　青盐　猪胆沐发，去垢光泽　核桃壳外青皮压油，乌髭发，油者尤佳　蒲公英擦牙，乌髭发，服亦佳

---

① 羚：原作"羖"，据《本草备要》卷之四改。
② 椒红：川椒的炮制品。《本草备要》卷之三："微炒去汗，捣，去里面黄壳，取红用，名椒红。"

龟尿染髭发，以镜照之，自见其形，则淫发而尿出

附：白秃

马齿苋煎成膏，涂之　山豆根为末，傅①秃疮　白头翁治秃疮
百草霜治秃疮　松树叶生毛发。

面　野黩疱　酒刺

凡头面诸疾，皆由清阳不升，浊阴逆上所致。东垣曰：雷头风
症，头面疙瘩肿痛，憎寒壮热，状如伤寒。病在三阳，不可过用寒凉
重剂，诛伐无过，处清震汤治之。

清震汤　治头面疙瘩、肿痛，并治雷头风头痛。

荷叶一枚　升麻　苍术各五钱

煎服，立愈。

四物汤　加酒炒黄芩，治面赤肿。

如圣汤咽喉门　加栀子、大黄，治面肿。

雷头风，头痛而成块者是也。或头中如雷之鸣，为风邪所
客故也，前清震汤主之，肿核宜刺出血。亦有痰热者，痰热生
风也。

方：半夏　皂角姜汁制，一两　大黄酒浸透，纸包煨，再浸三次为
度，用二两　白僵蚕　连翘　橘红　桔梗　天麻各五钱　片芩七钱
薄荷叶三钱　白芷　青礞石各一钱

共为末，蒸饼丸，绿豆大，临卧茶吞二钱。

㖞僻面肿方　蟹治之。僻者，厥阴风热也；面肿者，阳明壅热
也。解二经之热，则筋得养而气自益，㖞僻面肿俱除矣。

口眼、嘴角僻㖞。凡风中血脉，则口角僻㖞。三年雄鸡冠

---

① 傅：通"敷"。《广雅释言》："傅，敷也。"

血涂颊上，左涂右，右涂左，效。血咸而走，血透肌肉，故治之。

《本草备要》主治注释

白附子治面上百病，能去头面游风，可作面脂消瘢疵　白敛治面上疙瘩、疱疮　蔓荆子治头面风虚　辛夷治面黚，可作面脂。黚音旱　乌梅烧灰存性，研末，傅面可去黑痣　白果浆泽面佳　藁本白芷同作面脂，既能祛风，又能治湿，除面皯瘢疵。皯，音干，去声，面黑气　白及除面上皯皰。皰，音砲，面疮也　藁本和白芷作面脂，除酒齇，音查，粉刺　鸡屎白灭瘢痕　木鳖子除面黚黑斑　僵蚕灭瘢痕。《千金》《外台》洗面澡头方，盛用豌豆面，取其白腻，去黚黷，令人光泽也　防风　荆芥　白芷　薄荷叶　连翘　川芎　牛蒡子　石膏均消头面肿　苏子　枇杷叶　天冬　麦冬　玄参　花粉　白芍　五味　梨　柿　蔗　童便均消头面赤热，上焦火升　菊花　蝉蜕　知母　竹叶　甘草治同上。

瘿瘤　瘰疬　结核

朱丹溪曰：因食味之过、郁气之积，曰毒，曰风，曰热。此三端，拓变引换，须分虚实，实者易治，虚者可虑。夫初发于少阳一经，不守禁戒，延及阳明，盖胆经至主决断，有相火而且气多血少。杨登甫曰：大抵皆顽痰所结，莫不有根，内用斑蝥、地胆为主，制度如法，能使其根从小便出，如粉片、血块、烂肉，此其验也。以木通、滑石、灯心等导之，外用蓖麻子捣烂敷，忌铁器。

又曰：行积痰，则结核自消。瘰疬，筋结病也，属少阳胆经，忌补气、辛热酸敛，宜清热散结、和肝凉胆。外有虾蟆瘟，无核但肿。瘰，在阳明、少阳经。结核，按之走痛。瘿，或隐僻处。劳瘵结核，连数个耳边，或聚或散也。瘤等亦同。鼠瘘音漏。

治宜泻火散结，虚则补元气，实则泻阳火，补则十全散，下则玉烛化坚汤。

升麻一钱 干葛五分 漏芦（足阳明） 丹皮三钱（去骨间留血） 地黄生、熟各三钱 连翘一钱（生血脉） 黄芪一钱（护皮毛） 白芍三钱（收敛） 桂（散结，因寒因热）用三钱 柴胡八钱 黍粘（消肿） 羌活一钱 防风 独活各钱半（散结） 昆布（软坚） 广术 人参 朴（腹胀加） 连 陈皮 木香（气不顺加） 大黄（酒浸，秘加）。

大黄汤

大黄（酒浸煨） 皂角刺，甘草（炙）

煎服。仍以麝香加瓜蒌仁敷之，结未破核者，用火针针之，其上即用追毒膏，点苎线头，内钉孔中，又用杜牛膝捣汁敷其上，一日一易。脓将尽，又用玄参、地榆、滑石、寒水石、大黄等分为末，敷其疮。又用白厄菜、墨草用敷其疮，以大黄、寒水石、骨木香、槟榔末收口。后又用竹茹，亦能长肉。白膏药收后，红不退，用北①蠮螉窠敷。如已溃久不收口，须用香附，灯烧铁烙其腐肉处，尽依前法治之。

治耳接耳边、项上生块核

五倍 白芷

为末，蜜调敷。

猳鼠粪以黄泥炉煅、楂树叶汁敷。

去瘰疬毒

皂角子五两 大黑豆一斤 甘草一两 冬青叶一斤

同煮汁，干为度，常食不过二料。

---

① 北：原作"此"，据《脉因证治》卷四改。

南省传方

大黄五钱　麻黄三钱，夏月宜酌量用　当归头三钱　荆芥三钱
乳香三钱，制用　土木鳖三个，去壳，研碎，去油

用无灰酒一碗，水一碗，煎至一碗，晚膳后服。盖暖出汗，行三四次，用饮汤止。渣放水一碗，煎半碗，对酒半碗，服下发汗，照前。忌百日生冷、花胡椒，四日一剂，四日全①愈。

《本草备要》主治注释

牡蛎茶引，消颈核　苍耳子消瘰疬　僵蚕消瘰疬结核　胡桐泪治瘰疬结核　玄参寒散火，咸软坚，消鼠瘘　何首乌治瘰疬　木鳖子治瘰疬，消肿　矾治瘰疬，化痰坠浊　土茯苓　南星　半夏　紫花地丁　白头翁　射干　蒲公英　硼砂　磁石　盐　蜈蚣　薄荷　浮石一名海石　连翘治瘿瘰结核有神效　荆芥　石灰　夏枯草要药　海藻　昆布　芒硝　大黄酒拌炒，马刀症　海藻甘草并用，盖激之以溃坚也　蛤粉丹溪云散瘿核　忍冬藤　紫背天葵　麝香　天明精　没药　肥皂荚　皂角子　柴胡　黄芩　鳖甲　花粉　恶实即牛蒡子　漏芦　守宫②煅　猫头有食其肉而愈者　天荷叶　映山红　苏合油　雄黄　蟾酥　鳖　虱　胡麻　回燕窝泥瘿瘤忌宜，俱同瘰疬兼宜　薜荔　半夏　文蛤　南星　通草　生姜　蒜灸肿核

目

讱庵曰：目之在人，特五官之一耳，而古人立有专科。盖以余窍各主一脏，或兼二脏。目虽肝窍，而五脏六腑之精气皆上注于目而为

---

①　全：通"痊"。清·朱骏声《说文通训定声·乾部》："全，字亦作痊。"

②　守官：即壁虎。

之精。精之窠为眼，骨之精为瞳子，筋之精为黑眼，血之精为络，气之精为白眼，肉之精为约束，裹撷筋骨、气血之精而与脉并为系，上属于脑，后出于项中，此则眼具五脏六腑也，故其证多而方亦广。兹将原集疏风、燥湿、泻火、养血，以及通用诸剂，散见于各门者，归萃于一，以便采用。

目有五轮：白睛为气轮，属肺金，故独坚；青睛为风轮，属肝木，内包膏汁，涵养瞳神；目角大小眦为血轮，大眦属心君火，大眦赤者为实火，小眦属心包相火，小眦赤者为虚火；两脾为肉轮，属脾土，土藏万物，故包四轮。开动为阳为应用，闭静为阴则睡矣。目中有神膏，此由胆中渗润精汁积而成者，能涵养瞳神；有神水，先天真气所化润泽之水也；有神光，原于命门，通于胆，发于心，是火之用也；有真血，肝中升运，滋目经络之血也；有真气，目之经络中往来生用之气，先天之元阳也；有真精，先后天元气所化精汁，起于肾，施于胆，而及瞳神也。目有坚壳数重，真血滋神水，神水包神膏，膏中一点青莹，乃胆肾所聚之精华，惟此一点鉴照万物，空阔无穷，为水轮，属肾水。人之邪正，寿夭贵贱，皆可验目而得之，岂非人身至宝乎！凡目病在表，当除风清热。在里属肾血虚，少神劳，宜补肾、养血、安神。远视为肾水亏，近视为火不足。又曰：血得其养则目疾平，目得血而能视也。

时珍曰：肝开窍于目，胆汁减则目暗。目者，肝之外候，胆之精华也，故诸胆皆治目疾。

李东垣曰：五脏六腑之精气，皆裹受于脾胃，而上贯于目。脾者，诸阴之首也。目者，血气之宗也。故脾虚，则五脏之精气皆失所司，不能归明于目矣。心者，君火也，主神，宜静而安，相火代行其令。相火者，包络也，主百脉，皆荣于目。既劳役运动，势乃妄行，及因邪气所并而损其血脉，故诸病生焉。医者不理脾胃，及养血安神，治标不治本，不明正理也。

滋阴地黄丸一名熟地黄丸，滋阴升阳　治血弱气虚不能养心，心火旺盛，肝木自实，瞳子散大，视物不清。肝为心母，子能令母实，故心火旺，则肝木作实。肝主风，心主火，瞳子散大，风火摇动之征也，水不能制火，则清和之气乖乱，而精液随之走散矣。精液走，则光华失，故视物不清也。

《纲目》曰：心脉挟目系，肝脉连目系，手足少阳之脉络于目外小眦。风热从此道上攻头目，致偏头痛肿、瞳子散大、视物昏花，血虚阴弱故也，宜凉血养血、收火散火而除风热。

熟地黄一两　生地黄一方两半，一方七钱半　柴胡八钱　黄芩酒炒　当归酒洗，五钱　天门冬　地骨皮　五味子　黄连酒炒，三钱甘草炙　人参　枳壳麸炒，二钱

蜜丸，茶清下，日二服。忌食辛热之物助火，寒凉之物损胃，使药不上行。

诸药凉血泻火、养血滋肾、升阳敛散、益气补中，惟枳壳利气行滞。本草云：枳实、枳壳皆能明目，故目疾方多用之。

消风养血汤　治目赤肿痛。风热伤血则赤，风热作实则肿，风热攻注则痛。阳症赤肿，目外向面者为外眦，在内近鼻者为内眦，上为外眦，下为内眦。目痛赤，脉从上下者，为太阳症，宜温之散之；从下上者为阳明症，宜寒之下之；从外走内者，为少阳症，宜和解之。

荆芥　蔓荆子　菊花　白芷　麻黄　防风　桃仁去皮尖红花酒炒　川芎五分　当归酒洗　白芍酒炒　草决明　石决明甘草一钱

此足太阳、厥阴药也。荆芥、防风、麻黄、白芷、甘菊、蔓荆轻浮上升，并能消风散热；桃仁、红花、川芎、归芍辛散酸收，并能养血去瘀；两决明皆除肝经风热，专治目疾，瘀去血活则肿消，风散热除则痛止，又目为肝窍，搜风养血皆以和

肝；加甘草者，亦缓肝而止痛也。《保命集》云：目病在腑则为表，当除风散热；在脏则为里，当养血安神。暴发者为表，易疗；久病者在里，难治。

洗肝散表病兼里　治风毒上攻，暴作赤肿，目痛难开，隐涩眵泪。凡目赤肿，或大腑秘，脉实有力者，为有里症，宜微利之，泻青丸、洗肝散之类是也。眵音鸱，眼脂。

薄荷　羌活　防风　当归　川芎　栀子　大黄　炙甘草

等分为末，每服二钱。无里症者，除栀子、大黄。

补肝散阴症目痛　治肝虚目痛，筋脉疼痛，冷泪不止，羞明怕日，及夜则痛甚，点苦寒之药反剧者。目白珠属阳，白珠痛者则昼甚；黑珠属阴，黑珠痛者则夜甚。

夏枯草五钱　香附一两

每服五钱，腊茶下。

丹溪方

夏枯草　香附各二两　加甘草五钱

此足厥阴药也。夏枯草遇夏至阴生则枯，盖禀纯阳之气，有补养厥阴血脉之功。夜痛及用苦寒药反甚者，夜与寒皆阴也，夏枯草能治之者，阳胜阴也。香附行气散肝，和中解郁，推陈致新，故用以为佐。

泻青丸诸痿门　治目赤肿痛。风热发于目故肿痛，有目赤羞明，与之凉药不瘳，俾以痰剂获愈。此痰饮为患，饮治而目自愈。

二陈汤　加苍术、枳壳、片子姜黄①，治痰攻眼肿。

防风通圣散感冒门　治目赤睛痛。

拨云退翳丸风热障翳，皇统间医官刘昌世传　治风热障翳。翳

---

① 片子姜黄：姜黄之一种。《本草备要》卷之二："今时以扁如干姜者，为片子姜黄。"

膜有气血虚实，或夹痰挟湿，阴虚火动，七情六淫，种种不同。

当归两半　川芎　地骨皮　白蒺藜　密蒙花　甘菊花　羌活　荆芥　木贼一两　花粉　蔓荆子　薄荷　枳实　甘草炙，五钱　川椒七钱五分　黄连　蛇蜕　蝉蜕三钱

蜜丸，每两作十丸，每服一丸，日三。翳者，米泔下；睛暗，当归汤下；内障，木香汤下。

此足太阳、厥阴药也。羌活、荆芥、蔓荆、薄荷以升阳散风；当归、川芎以和肝养血；黄连、地骨、花粉清火热；枳实破滞气；川椒温下焦；木贼、二蜕以退翳；密蒙、蒺藜、甘菊，目家专药，以润肝补肾，泻火清金；炙草补中，以和诸药也。

加减驻景丸补肝肾　治肝肾气虚，两目昏暗。目为肝窍，瞳子神光，故肝肾虚则昏暗也。

枸杞子　五味子　车前子炒，一两　楮实　川椒炒，一两　熟地黄　当归五两　菟丝子八两，酒浸

蜜丸酒下。本方除当归、五味、楮实、川椒，名驻景丸，治同。

此足少阴、厥阴药也。熟地、枸杞补肝滋肾；菟丝、楮实益精强阴；五味敛耗散而助金水，滋肾水，收瞳仁散大；当归和气血而益肝脾；川椒补火以退下焦虚寒；车前利水而泻肝肾邪热，车前子清肝明目，利小便而不走气，得此泻邪则补药更为得力。张子和曰：目赤肿，是厥阴肝经风热，利小便能去肝经风热。

定志丸惊悸门　治目不能远视，能近视。王海藏曰：能近视，责其有水；不能远视，责其无火，法宜补心。人参补心气，菖蒲开心窍，茯苓能交心气于肾，远志能通肾气于心，朱砂色赤，清肝镇心。心属离火，火旺则光能及远也。

地芝丸不能近视　治目能远视，不能近视。

生地焙　天冬四两　枳壳炒　菊花去皮，二两

蜜丸，茶清或酒下。用茶者，欲火热之下降；用酒者，欲药力之上行。

人参益胃汤内障　治劳役饮食不节，内障目病。内障者，睛里昏暗，与不病之眼无异，惟瞳仁内有隐隐青白者。

黄芪　人参—两　甘草炙，八钱　白芍炒　黄柏酒炒四次，三钱　蔓荆子二钱

每四钱，日二服。

此足太阳、阳明药也。参、芪、甘草大补中气以强脾胃；蔓荆升清阳而通九窍；白芍入厥阴而和荣血，目得血而能视；黄柏除湿热而滋肾，肾水足则目明。使精气足而清阳升，则脏腑和而障翳退矣。娄全善曰：治目不明，气虚而未脱，可于参、芪中微加连、柏。若气已脱，连、柏等凉剂不可施矣。

石膏羌活散一切目病　治久患双目不明，远年近日内外气障风昏，拳毛倒睫，一切目疾。

羌活　荆芥　白芷　藁本　细辛　川芎　苍术　甘菊　密蒙花　菜子　木贼　黄芩　石膏　麻子　甘草

等分为末，每服一二钱，食后、临卧蜜水调下，或茶清、米泔亦得。

此足太阳、阳明、厥阴药也。原文曰：羌活治头脑热头风，藁本治正偏头痛，白芷清头目，川芎疗头风，荆芥治头目中生疮，密蒙治羞明怕日，苍术明目、暖木脏，木贼退障翳，麻子起拳毛，细辛、菜子起倒睫，黄芩、石膏洗心退热，甘菊降火除风，甘草调和诸药。

防风饮子　治倒睫拳毛。倒睫拳毛，由目急皮缩之故也。盖伏热内攻，阴气外行，当去其内热并火邪，使眼皮缓则眼毛立出。

黄连炒　甘草炙　人参—钱　当归钱半　葛根　防风五分　细

辛　蔓荆子三分

食后避风寒、湿热。本方除人参、当归、黄连，加黄芪，名神效明目丸。东垣治前症兼赤烂昏痛，冷泪多眵。

羊肝丸内障　治目疾内障。倪仲贤曰：经曰心者，五脏之专精。目者，其窍也，又为肝窍。肾主骨，骨之精为神水。故肝木不平，内挟心火，为势妄行，火炎不制，神水受伤，上为内障，此五脏病也。诸脉皆属于目，相火者，心包络也，主百脉，上荣于目，火盛则百脉沸腾，上为内障，此虚阳病也。膀胱、小肠、三焦、胆脉俱循于目，其精①气亦上注为目之精，四腑一衰，则精气尽败，邪火乘之，上为内障，此六腑病也。神水黑眼，皆法于阴；白眼赤脉，皆法于阳。阴齐阳侔，故能为视。阴微不立，阳盛即淫。经曰：壮火食气，壮火散气。上为内障，此弱阴病也。四者皆为阴弱不能配其阳也。

夜明砂淘净　蝉蜕　木贼去节　当归一两，酒洗　羊肝四两，煮或生用

以羊肝去筋膜，水煮，捣烂和丸。

此足厥阴药也。蚊食血之虫，夜明砂皆蚊眼也，故能散目中恶血而明目，蝙蝠食蚊而眼不花，其矢为夜明砂；木贼轻扬而善磨木，故能平肝散热而去障；蝉性善蜕，故能退翳；当归能入厥阴，养血而和肝，用羊肝者，羊性属火，取其气血之属，能补气血，引诸药入肝以成功也。

济生羊肝丸

黄连一两　羖羊肝一具，去筋膜，生用，捣烂和丸

《本事方》煮烂捣用，治肝经有热，目赤睛痛及内障青盲。《纲目》云：但是目疾及障翳青盲皆治，忌猪肉冷水。

娄全善曰：诚哉，河间之言。目盲耳聋，鼻不闻嗅，舌不知味，

---

① 精：原作"清"，据《医方集解·明目之剂》改。

手足不能运用者，皆由玄府闭塞，而神气出入升降之道路不通利也。故先贤治目昏花，如羊肝丸，用羊肝引黄连等药入肝，解肝中诸郁。盖肝主目，肝郁解，则目之玄府通利而明矣。黄连之类解热郁也，椒目之类解湿郁也，益母草之类解气郁也，芎、归之类解血郁也，木贼之类解积郁也，羌活之类解经郁也，磁石之类解头目郁，坠邪气使下降也。蔓荆子下气通中，理亦同也。蔓菁子蒸为末，酒调服，或加入药中。

　　凡此诸剂，皆治气血郁结目昏之法，河间之言信不诬矣。至于东垣、丹溪用参、芪补气血亦能明者，盖目主气血，盛则玄府得利出入升降而明，虚则玄府无以出入升降而昏，此则必用参芪四物等剂，助气血运行而明也。

　　经曰：玄府者，汗孔也。

兔矢汤　治疮疹入眼及昏暗障翳。

兔矢二钱　茶清调下，或吞服。须待疮疹瘥后服之。

　　此足厥阴、阳明药也。兔者，明月之精，得金之气，其矢名明月砂，能解毒杀虫，故专能明目，又可兼治劳疳也。

　　二百味草花膏赤痛流泪　治目赤流泪，或痛或痒，昼不能视，夜恶灯光。血热则目赤，肝热则多泪，热微则痒，热甚则痛，赤肿昏眊，故昼不能视，阳盛故夜恶火光。

　　羖羊胆　蜂蜜

　　入蜜胆中，蒸熟，候干，细研为膏。

　　每含少许，或点目中。又法：腊月入蜜胆中，纸笼套住，悬屋檐下，待霜出，扫取点眼。

　　此足少阳、厥阴药也。羊胆苦寒，益胆泻热。蜂蜜甘润，补中缓肝。曰二百味草花膏者，以羊食百草，蜜采百花也。

　　李时珍曰：肝开窍于目，胆汁减则目暗。目者，肝之外候，胆之精华也，故诸胆皆治目疾，点服。说云：病有内外，治各不同。内疾既发，非服不除；外疾既成，非点不退。内疾始盛，濬①流不如塞源，伐枝不如去根，不服药而除者，未之见也；外障既成，如物污须濯，镜垢须磨，不点而去者，未之有也。若内障不服而外点，反激其火，动其血气，无益反损；若外障已成，虽服药，不发不长而所结不除，当内外夹攻，方尽其妙。

点眼方阳症目疾　治目中百病。属阳症者。

黄连　人乳

浸点或煎点，或加朴硝。

此足厥阴药也。《衍义》曰：心主血，肝藏血，目受血而能视，盖水入于经，其血乃成。又曰：上则为乳汁，下则为月水。故知乳汁即血也，用以点目，岂有不相宜者哉。讱庵曰：加黄连者，以清心肝之火也。

百点膏外翳　治翳遮瞳仁，如云气障隔。

黄连二钱，以水一碗，煎至半碗，再入后药　当归　甘草六分　防风八分　蕤仁去皮尖，研，三分

同熬，滴水不散，去渣，入蜜少许，再煎。少时要病人净心点之，点至目微痛为度，日五七点，使药力相续，故曰百点，临卧点尤妙。

此足厥阴药也。黄连泻火，防风散风，甘草和中，当归养血，蕤仁消风散热、益水生光。

圆明膏内障生翳　内障生翳及瞳子散大，因劳心过度，饮食失节。

柴胡　麻黄　黄连　生地五钱　归身三钱　甘草　诃子皮湿纸裹煨，二钱

以水二碗，先煮麻黄至一碗，去沫，入后药，同熬至滴水

① 濬（jùn）：疏通河道或沟渠。

不散，去渣，入蜜少许，再熬点之。

此足少阳、厥阴药也。柴胡、麻黄发表散邪，当归、生地和肝养血，黄连清肝火，甘草和中州，瞳子散大，故加诃子以收之也。

麻黄白术汤大便门　治项额如冰、目中溜火、鼻不闻香。

急济仙方　治风热赤眼。

冬青子，不拘多少，捣汁，重汤煎熬膏，净瓶收固，点效。《普济方》治一切眼疾。

冬青叶，研烂，入朴硝，贴之。《海上方》也。

益气聪明汤　治内障目昏。五脏皆禀气于脾胃，以达于九窍。烦劳伤中，使冲和之气不能上升，故目昏而耳鸣耳聋也，宜理脾胃、养血安神。

黄芪　人参五钱　葛根　蔓荆子三钱　白芍　黄柏二钱。如有热烦乱，春月渐加，夏倍之；如脾虚去之，热减少用　升麻钱半　炙甘草一钱

每四钱，临卧服，五更再服。

此足太阳、阳明、少阴、厥阴药也。十二经脉清阳之气，皆上于头面而走空窍。因饮食、劳役，脾胃受伤，心火太盛，则百脉沸腾，邪害空窍矣。和补脾胃，鼓舞胃气，上行头目，中气既足，清阳上升，则九窍通利，耳聪而目明矣。

明目地黄丸即滋阴补肾丸　治肾虚目昏。

熟地二两　山药　山萸　丹皮　归尾　五味　柴胡各五钱茯神　泽泻各二钱半

蜜丸，朱砂为衣，加柴胡者，所以升阳于上也。

凉膈散见口门　治目赤头眩。

龟鹿二仙膏　治目视不明。

龙脑鸡苏丸见口门　清心明目。

滋肾丸腰膝门　本方去桂，名疗肾滋本丸，治肾虚目昏。

逍遥散 加丹皮、栀子，名八味逍遥散。治怒气伤肝，血少目暗。

当归龙荟丸伤寒变现门 治肝胆火盛目眩。

目赤肿痛刺血方 属血热。用三棱针刺破眼眶肿处，将出热血立解。迟则血贯瞳仁，目损矣。

甘桔汤 加栀子、大黄，治目赤。

明目流气饮 治风热，眼目赤肿。

栀子 黄芩 牛蒡子 白蒺藜 细辛 荆芥 蔓荆子 苍术 防风 菊花 黑参 甘草 草决明 木贼 川芎 大黄

育神夜光丸 治肝肾虚弱，两目昏暗不明。

当归酒洗 远志肉甘草水煮 牛膝酒浸 地骨皮 熟地酒煮 枸杞 枳壳 菟丝子淘净, 酒煮, 捣烂晒干 菊花

等分为末，炼蜜丸。空心用淡汤下，食后用酒下，临卧茶清下，日三服。

茯苓甘术汤肩背胸胁门 治心下有痰饮，目眩。痰饮阻其胸中之阳，水精不能上布，故眩。

点翳膜

川山甲一钱五分 牙皂炒末, 一钱五分 细辛一钱 辰砂二钱

加麝少许。

飞丝芒尘入目方 陈好墨，浓磨点之。

《本草备要》主治注释

龙胆草消赤睛胬肉，泻肝火，眼科多用之。然目疾初起，宜发散，忌用寒凉 决明子除风热，治一切目疾，故有决明之名。又曰：益肾精，瞳子神光属肾。《日华》曰：明目甚于黑豆 蕤仁亦曰白桜，桜同蕤。甘温，入肝、脾、心三经。消风散热，益水生光，三经

皆血脏也。血得其养，则目疾平是也。并治目赤肿痛、眦烂泪出、眼胞①上下风肿烂弦、左右眦热障胬肉。清火止泪，疗眼要药　**原蚕砂**治烂弦风眼，此去风收湿之功也。目上胞属脾，有风湿，则虫生弦烂　**覆盆子叶**除肤赤、止泪。绞汁滴目中，出目弦虫　**炉甘石**消肿收湿，除烂弦，退赤去翳，为目疾要药。切庵曰：燥湿去目疾　**夏枯草**治目痛，建神功，止目珠痛。目珠连目本，即目系也。夏枯草气禀纯阳，以阳胜阴，故治此如神，并治冷泪羞明　**木贼**退翳。翳乃肝邪郁遏，不能上通于目　**车前草**明目。凡利水之味多损于目，惟此味能解肝与小肠之热，热湿退而目清矣　**车前子**治目赤障翳，能除肝热　**芒硝**治目赤障翳　**瞿麦**明目去翳　**青葙子**祛风热、镇肝明目，治青盲赤障　**谷精草**明目退翳，功在菊花之上　**田中谷草椿**春间收之，治目疾胜于谷精草，以其受天地四时之气全，雨露霜雪之气备，故佳　**硇砂、硼砂**并治努肉目翳　**夜明砂**治目盲障翳　**羚羊角**去青盲、明目。青盲乃肝热也　**麝香**治翳　**青鱼胆**治目疾。点，消赤肿障翳　**石决明**治青盲内障。水飞点，内外障　**珍珠**点目，去翳膜　**蝉蜕**去目翳　**密蒙花**治赤脉，青盲肤翳，益水生光　**没药**治翳晕目赤，肝经血热　**冰片**治目赤肤翳。引火出外，从治之法　**白豆蔻**治目睛翳膜。白睛属肺，能散肺中滞气。又治太阳经目眦红筋，极效　**琥珀**明目磨翳　**姜皮**去目翳　**石燕**除目障　**秦皮**治目疾，洗目赤，退翳膜　**苦参**明目止泪　**石菖蒲**明目　**泽泻**同上　**木通**治目眩　**通草**治目昏，脾胃有湿热，目亦昏　**地肤子**叶煎汤洗眼，除雀盲、涩痛　**青蒿**明目　**仙茅、菟丝子、蓼实、楮实、桑椹、槐实、竹沥、五加皮、铜青、黑参、麦冬、款冬花、熟地**俱明目　**射干**镇肝明目　**泽兰**治目痛，明目　**萆薢**益精明目　**黑豆**明目　**胡麻**同上　**葱**益睛

---

① 眼胞：眼皮。

子，明目　百合止目泪、涕泪，肺肝热也。肺为涕，肝为泪　玄明粉消肿明目，血热去则肿消而目明　青盐治目痛赤涩，明目　食盐治目赤　白矾治风眼　五灵脂治血眼　海螵蛸一名乌贼骨，治目翳泪出聤。聤音亭，目汁凝也　五倍子煎水洗，消目肿　人乳点，赤涩多泪　柏子仁明。目属肝，甘能益血　覆盆子补肝虚而明目　白芍治目涩，肝血不足。益阴，肝血自足　槐花治风热目赤　葳蕤治目痛眦烂，风湿　白芷治目痒泪出　细辛治风眼泪下　羌活治目赤肿　麻黄、柴胡、升麻、鸡苏、黄芩并治目赤肿痛　旋覆花治目风　独活治目眩　贝母同上　防风治目赤肿痛、眩晕　荆芥同上，并治目中黑花　丹参治目赤，又曰目得血而能视　薄荷、茶俱清利头目　益母子益精明目，血滞目病者宜之　苍耳子治目暗　熊胆明目。和人乳点，可去翳膜　磁石明目　神曲明目

按：时珍曰：一士病目渐生翳，珍以羌活胜湿加减，而以磁石丸佐之，两月遂愈。盖磁石入肾，镇养真精，使神水不外移；朱砂入心，镇养心血，使邪火不上攻；佐以神曲，消化滞气，养脾胃生发之气，乃道家黄婆媒合婴、姹之理，方见孙真人《千金方》，但云明目，而未发出用药精微义也；磁石通耳明目，肾水足则目明，《经疏》云：石药皆有毒，独磁石冲和无悍猛之气，又能补肾益精，然体重，渍酒优于丸散。姹同妊音，嗟上声，美女也。

有人患赤眼肿痛，脾虚不能食，用凉药治肝则脾愈虚，用暖药治脾则目愈痛。但以温平药中倍加肉桂，制肝而益脾，一治而两得之。

补遗：雄雀屎一名白丁香，一头尖者是雄，两头圆是雌。凡用研细，甘草水浸一宿，焙干用。苏恭以首生男子乳研雀屎成泥，点，目中胬肉、赤脉贯瞳子者即消，神效。盖取其辛散，拔出火毒之义也。菊花与枸杞相对，蜜丸，永无目疾。

鼻

鼻为肺窍，因心肺上病而滞塞，流涕不利，有寒有热。寒邪伤于

皮毛，气不利而鼻塞，宜先表散寒邪，后补卫气，使心肺之气交通。

经曰：天气通于肺，肠胃无痰火积热，则平常上升皆清气也。若内燥火焚，风寒外束，血气壅滞，则鼻生息肉而鼻窒不通也。气清则鼻通，气热则鼻塞。湿热盛甚，蒸于肺门则生息肉，犹湿地得热而生芝菌也。

鼻流浊①涕曰鼻渊，乃风热烁②脑而热下渗也。经曰：脑渗为涕。又曰：胆移热于脑，则辛頞鼻渊，頞即山根。《原病式》曰：如以火燥金，热极则反化为水。肝热甚则出泣，心热甚则出汗，脾热甚则出涎，肺热甚则出涕，肾热甚则出唾，皆火热盛极销铄以致之也。胆移热于脑则多浊涕而渊，风寒客于脑则塞。寒热入脑故气不宣通，寒宜表，热宜清。脑为元神之府，鼻为命门之窍。人之中气不足，清阳不升，则头为之倾，九窍为之不利。齆鼻息肉③，乃肺气盛，热壅清道，则气不宣通。血属阴本静，因相火所逼，故越出上窍而衄。口鼻出血，皆由上盛下虚，有升无降，血随气升，法当先顺气，气降则血归经矣。阳热怫郁胃中，越出于口鼻，故吐血、衄血。肺火盛则衄血，吐行浊道，衄行清道。喉与咽二管不同，经者，循经之血，走而不守，随气而行，火气急迫，故随经直犯清道，上脑而出于鼻为衄。吐血之热在腑，衄血之热在经。杂病衄血为里热，伤寒衄血为表热。汪石山曰：鼻塞流涕，感冒风寒，治宜发散，可使之安。素有此病，感寒便发，此郁火邪，治用羌活。胆热移脑，辛頞鼻渊，通圣连薄，驱散是专。齆鼻息肉，肺气过盛，瓜蒂吹之，可使消净。面鼻赤紫，多酒熏蒸，红花四物，凉血为凭。辛頞酸痛也。齆，音瓮，鼻塞不闻香臭。

辛夷散　治鼻生息肉，气息不通，不闻香臭。

---

① 浊：原作"清"，据《医方集解·泻火之剂》改。
② 烁：原作"燥"，据《医方集解·泻火之剂》改。
③ 肉：原脱，据下文文义补。

辛夷　白芷　升麻　藁本　防风　川芎　细辛　木通
甘草

等分为末，每服三钱，茶调下。外用烧矾为末，加硇砂少许，吹鼻中能消化。

丹溪方

枯矾　研如面脂，绵裹塞鼻，数日自消。

苍耳散　治鼻渊。

白芷一两　薄荷　辛夷五钱　苍耳子炒，五钱五分

为末。食前，茶葱汤调下。

凡头面之疾，皆由清阳不升，浊阴逆上所致。白芷上行头面，通窍、表汗、除湿、散风。辛夷通九窍、散风热，能助胃中清阳上行头脑。苍耳疏风散湿，上通脑顶，外达皮肤。薄荷泄肺疏肝，清利头目。葱白升阳通气。茶清苦寒下行，使清升浊除，风热散而脑液自固矣。

羌活散　治郁火邪，鼻塞流涕，感寒便发。

羌活　枳壳　黄芩　蔓荆子　菊花　石膏　前胡　细辛
半夏　麻黄　茯苓　薄荷　川芎　防风

防风通圣散感冒门　治齆鼻塞肉。

黄连解毒汤　治三焦实火衄血。

黄连　黄芩　黄柏　栀子

等分为末。

仲景治心气不足，吐血衄血。泻心汤用大黄、黄连、黄芩，实泻心包、肝、脾、胃四经之伏火也。或问：心气不足而吐衄血，何以不补心而反泻心？丹溪曰：少阴不足，亢阳无辅，致阴血妄行，故用大黄泻其亢甚之火；又心本不足，肺肝各受火邪而病作，故用黄芩救肺，黄连救肝。肺者阴之主，肝者心之母、血之舍也。肺肝火退，则血归经而自安矣。寇宗奭曰：以苦泄其热，即以苦补其心，盖一用而

两得之。李士材曰：古人用大黄治虚劳吐衄，意甚深远，浊阴不降则清阳不升，瘀血不去则新血不生也。

犀角地黄汤详论见变现门　治衄血。切庵曰：此衄血之的方也。

六味地黄丸　治吐衄。由肝不摄血致血妄行。

参苏饮感冒门　合四物名茯苓补心汤，治吐衄极效。

四物汤　加黄芩酒炒、红花，治酒齄①鼻并面赤紫。

黄芩芍药汤　治火升鼻衄。

黄芩三两，酒炒　白芍　甘草二两　煎服。

龙脑鸡苏丸见后口门　治衄血。

苏子降气汤吐血门　加人参、阿胶各一钱，治衄血。

麻黄白术汤大便门　治鼻不闻香臭。

酒齄鼻并面赤紫方

乳香　硫黄　萝卜内煨　轻粉　乌头尖　酥油敷。

又方　鸭嘴胆矾，敷。

妇人经脉逆行鼻衄方经不下行，上为吐衄诸症

郁金末加韭汁、姜汁、童便服，其血自清。痰中带血加竹沥。

衄方

发烧灰，存性研细，水服，并吹灰入鼻，止衄。

又方

白及末新汲水调下一钱，津调，涂山根上，衄血立止

贯众一味为细末，水调一钱，治衄血有效

《简要济众》治鼻衄不止，服药不应。用蒜一枚，去皮研细

---

① 齄（zhā）：鼻子上的小红疱，俗称"酒糟鼻"。原作"鼓"，据文义改。

如泥，摊一饼子，如钱大，厚一豆许，左鼻血出贴左足心，右鼻血出贴右足心，两孔俱出皆贴之，立瘥。血止，急以温水洗足足①心。此引火下行也。

土泥作枕，睡片时，立止。冬月用布袋托一层。

衄血不止，用纸数十层，水浸湿，安头顶中心。以火熨之，纸干立止。又，用绵扎中指中节，左孔出血扎左指，右孔出血扎右指，两孔出血则俱扎之。

又方　青蒿捣汁服之，并塞鼻中，极验。

又方　百草霜擂水，涂鼻则止。墨亦可。

《本草备要》主治注释

细辛治鼻衄　辛夷治鼻渊、鼻塞　木通治鼻衄　荜茇治鼻渊蓖麻子捣烂，绵裹塞鼻，治鼻塞　白矾治鼻中息肉　麝香治鼻窒冰片治鼻息，能通气也　芦荟吹鼻，杀脑疳，除鼻痒　通草治鼻塞草决明治鼻渊。研末止鼻洪　萱草根治衄血　郁金　荆芥　泽兰并治鼻洪　白茅根治肺火衄血。甘和血，寒凉血，引火下降，故治之　车前草根叶捣汁，饮之治衄血　生地　丹皮　香附　白头翁韭汁并根　墨　黑姜　滑石　代赭石　伏龙肝　槐花　竹茹荷叶　大蓟并止衄血。

---

① 足：疑衍。

卷之二

口　唇　腮与后舌齿参看

脾司在口，热则甘甜，治宜泻火，三黄无嫌。谋虑不决，胆热口苦，小柴胡汤、龙荟丸与。肺热口辛，宜甘桔汤。肾热口咸，用滋阴方。心热口疮，是宜凉膈。亦有阳虚，理中获效。口臭之由，蕴热于中，脾气不清，引之上冲，清胃化毒，用之有功。

脾热则口甘，生地、白芍、黄连泻火，神曲、萝卜消食郁；肝热则口酸，黄连、龙胆泻肝；心热则口苦，柴胡、龙胆、黄芩、黄连泻火；肺热则口辛，黄连、栀子泻肺；白芍泻脾，麦冬泻心；肾热则口咸，知母、乌贼骨泻肾①；胃热则口淡，茯苓、白术、半夏、生姜燥脾胜湿。口涩，黄连泻火，葛根生津，防风、薄荷疏风，木瓜、茯苓行痰。

丹溪曰：脾有郁火溢入肺中，浊气上行发为口臭，治以丁香，是扬汤止沸耳，惟香薷甚捷。口为脾窍，火下降则热除。凡口疮用凉药不效者，乃中气不足，虚火上炎，宜用反治之法，参、术、甘草补土之虚，干姜散火之标，甚者加附子，或噙官桂引火归元。

唇属脾、胃、大肠经，燥则干，热则裂，风则瞤，寒则揭。若肿皱裂如蚕茧，名曰茧唇。唇者，肌肉之本也。人中平满者，为反唇。唇反者，肉先死。风寒、湿热之气上干，则目赤口疮，伤于阳明则腮肿。瞤音纯，动也。

龙脑鸡苏丸　治口臭、口苦。脾胃有热则口臭，肝胆有热则口苦，胆液溢则口苦。

---

① 泻肾：原作"淡胃"，据《医方集解·泻火之剂》改。

鸡苏叶一名大叶薄荷，一两六钱　生地六钱　麦冬四钱　蒲黄炒　阿胶炒　木通　柴胡二钱　甘草钱半　黄芪　人参一钱

先将木通、柴胡浸二日熬汁，地黄浸汁熬膏，再用蜜三两炼过和丸梧子大。每服二十丸，细嚼，汤下。一方有黄连。

喻嘉言曰：此丸两解气血两分之热，宜常服之。切庵曰：此亦为热，而涉虚者设。

凉膈散膈热　治心火上盛，中焦燥实，口疮唇裂。

连翘四两，去心　大黄酒浸　芒硝　甘草二两　栀子炒黑　黄芩酒炒　薄荷一两

为末，每服三钱，加竹叶，生蜜煎。叶生竹上，故治上焦。

导赤散心、小肠火　治小肠有火，口糜舌疮。君火是五脏六腑火之主，故诸经之热皆应于心。舌为心苗，若心火上炎，熏蒸于口，则口糜舌疮。

生地　木通　甘草梢　淡竹叶

等分，煎服。

小肠为丙火，心为丁火。心热泄小肠，釜底抽薪之义也。易老用导赤散合五苓散治口糜，神效。经曰：膀胱移热于小肠，膈肠不便，上为口糜。亦有用理中汤加附子者，因脾胃虚衰之火被逼上炎，故用参、术、甘草补其土，姜、附散其寒，则火得所助，接引退舍矣。

《纲目》曰：心气热则上窜，宜导赤散；肾气虚则下窜，宜地黄丸。

钱乙泻黄散三消门　治唇口皴瞤燥裂。脾之华在唇。瞤，动也，风也。皴裂，火也。白芷、升麻皆阳明药，防风祛风而散脾火。燥在唇口，故从其性而升发之也。黄芩泻中上之热，枳壳利中上之气，半夏能燥能润、发表开郁，石斛清脾平胃、退热补虚，甘草和脾、兼能泻火，亦火郁发之之义也。

甘露饮胃中湿热　治胃中湿热，口臭喉疮，齿龈宣露，及吐

衄齿血。胃之窍在口，其脉上齿挟①鼻。湿热内盛，故口臭口疮。阳热拂郁胃中，越出于口鼻，故吐血衄血。齿属少阴肾，龈属阳明胃，二经有热，则齿衄齿缝出血，名齿衄，或牙龈袒脱，齿龈宣露也。

生地　熟地　天冬　麦冬　石斛　茵陈　黄芩　枳壳　枇杷叶　甘草

等分，每服五钱。一方加桂、苓，名桂苓甘露饮。《本事方》加犀角，云如此甚有道理。犀角凉心泻肝，清胃中大热。

滋阴降火汤　治肾热口咸。

川芎　当归　白芍　地黄　知母　黄柏　白术　甘草　陈皮　麦冬　远志

水煎服。

清胃散见齿门　治脾气不清，蕴热口臭，或唇口颊腮肿痛。

五福化毒丹　治唇舌肿破，口臭生疮，烦渴。

玄参　桔梗各一两　茯苓二两半　人参五钱　马牙硝枯　青黛水飞，各一两　甘草七钱半

细末，炼蜜丸，皂子大，金箔为衣。薄荷汤化下一丸，口臭生地黄汁化下。

当归龙荟丸　治谋虑不决，胆热口苦。

当归　龙胆草　大栀子　黄连　黄芩各一两　芦荟　大黄青黛各一两　木香二钱五分　麝香五分，另研　一方加柴胡、青皮各一两。

为末，神曲糊丸。每服二十丸，姜汤下。

龙脑泻肝汤见耳门　治胆溢口苦。

三黄丸　治口甘甜。

---

①　挟：原作"侠"，据《医方集解·泻火之剂》改。

人参败毒散　治口疮腮肿。

紫雪伤寒变现　治口疮。

升阳益胃汤脾胃门　治口苦舌干，阴火上炎。

黄芩加半夏生姜汤咳嗽门　治口苦。

泻黄汤三消门　治脾胃伏火，口燥唇干，口疮口臭。

小柴胡汤　治谋虑不决，胆热口苦。丹溪方，柴胡加麦冬、枣仁、志肉、地骨皮。

如圣汤咽喉门　治口舌诸疮。

《本草备要》主治注释

花粉治口燥唇干　柴胡治口苦　木通治口燥舌干　细辛治口疮。辛散浮热　升麻治口疮　薄荷、鸡苏并治口臭　香薷煎汤含漱，治口臭　菟丝子治口苦燥渴。脾燥而生内热，益阴清热，故治之　砂仁散口齿浮热　硼砂治口齿诸病，与儿茶等分，治口疮　百草霜治口舌诸疮　羊乳含漱，治口疮　茯苓治口焦。口为脾窍，火下降则热除　黄柏治口疮，蜜渍含之　丁香治口臭　干柿饼霜治口疮佳甚　黄连并细辛治口疮，古方一冷一热，阴阳相配之妙　五倍子治口疮　乳香治口噤　巴豆治口㖞　胡桐泪口齿家多用之为要药。

《本草经疏》口唇生疮

麦冬　生地　甘草　白芍　乌梅　黄连　黄柏　黑参　连翘　花粉　干葛　石膏　龙胆草　大青　竹叶

口糜，同口疮上药。

舌附津液，并看杂症以及伤寒舌苔法、重舌木舌、咽喉门更详

舌为心苗，肝胆络系，心脉系舌根，脾脉系舌旁，肝脉系舌本。

因风寒所中，则舌卷缩而不言。七情所郁，则舌肿满不得息。肝壅，则血上涌；心热，则裂而疮；脾热，则滑胎，是虚热；心经热，飞扬上窜；脾闭，则白苔如雪；脾热，则舌强，舌蜷而卵缩者，厥阴绝也，死不治。

足少阴肾脉挟舌本，足太阴脾脉循舌本，手少阴心别脉系舌本，三经虚则痰涎塞其脉道，舌不转运而不能言。或三脉亡血，舌无血营养而痦。舌痦者，中风不能转运之类，而咽喉音声如故；喉痦者，劳嗽之类，而舌本则能转运言语也。

口中燥润及舌苔浅深须细详察。舌为心苗，应南方火。邪在表，则未生苔。邪入里，津液搏结，则生苔而滑。苔白者，丹田有热，胸中有寒，邪在半表半里也。热入渐深，则燥而涩。热聚于胃则黄，宜承气及白虎汤。若热病口干舌黑，乃肾水刑于心，火炎益深，而病笃矣。然亦有苔黑属寒者，舌无芒刺，口有津液也，又当用温补之剂，尤宜细察细辨。凡有实热者，舌苔必燥而焦。然假热亦有黑舌，但不兼热躁耳。假热者，舌虽有白苔而必滑，口虽渴而不能饮水，纵饮不过一二口，甚者少顷亦吐出，面虽赤，必娇嫩。舌见热硬黑形，用调胃承气汤下之即愈。舌见纯红色者，热蓄于内也，不问何经络，宜用透顶清神散治之。三十六舌甚是详悉，恐太繁冗，姑俟后刻。

黄连泻心汤 治大人小儿心火妄动，结成重舌、木舌、紫舌，胀肿坚硬，语言不利者，并宜服之。

黄连　山栀　荆芥　黄芩　连翘去心　木通　薄荷　牛蒡子各一钱　甘草五分　灯心二十根

食后服。

大人、小儿重舌，乃心火妄动，当以线针刺患上，令出恶血，内服黄连泻心汤，外以冰硼散搽之。又有紫舌、木舌，亦由心火而发，用飞盐加冰片少许，勤搽，出涎自愈。又有痰气结于舌上，成核作痛、硬强者，用线针点破出血，用冰硼散搽之，服黄连泻心汤。《外科正宗》曰：针刺法治以上等症，肿胀疼痛，硬强难语，又兼舌根并两齿合缝尽处作肿，瘀肉涂塞，口噤难开，俱用此法刺之。用粗线针扎在箸头上，在患处点刺出血，红紫毒轻，紫黑毒重。患重者数十点皆可，血尽，温汤漱之，甚者金锁匙，轻者冰硼散，搽患上，流去热涎，内服凉膈散、清凉饮。二散俱见咽喉门。

金沸草散　治风寒伤心脾，令人寒热，齿浮舌肿。

荆芥四两　前胡　旋覆花　麻黄三两　半夏一两

升麻柴胡汤　治心脾虚热上攻，舌上生疮，舌本强，两颊肿痛。

升麻　柴胡　白芍　栀子　木通一两　杏仁　大青　黄芩三钱　石膏煅，二两

黄连解毒汤　治脾闭胎结，心热舌疮，肝壅出血。

黄连　黄芩　黄柏　栀子

各等分，每服一两，水二钟，煎至一钟服。

导赤散见前口门　治口糜舌肿。心火上炎。

凉膈散口门　治同上。

天王补心丹惊悸门　治口舌生疮。

六味地黄丸　治舌燥咽痛。

舌出血如泉方

五倍子　白胶香　牡蛎

糁①。

白苔语涩方

薄荷汁　白蜜　姜片

揩敷。

---

① 糁：涂抹。

案：一妇舌胀满口，以蒲黄频掺，比晓乃愈。宋庆宗舌胀满口，用蒲黄、干姜末搽之，愈。盖舌为心苗，心包相火乃其臣使，得干姜，是阴阳相济也。

《本草备要》主治注释

舌胀不消以醋酢和釜底墨，厚敷舌之上下，脱则更敷，须臾则消。

薄荷擦舌去舌苔，洗、含漱疗寒涩 木通治舌干 蓖麻子取油作纸燃烟熏，治舌肿胀 百草霜治舌疮 羊乳含漱，治舌肿 茯苓治舌干 冰片治舌出，散火也 吴茱萸为末，醋调贴足心，移夜舌疮便愈，能引热下行 天南星治舌疮 余药俱与口症参用。

《本草经疏》舌破忌宜

忌补敛、升、热、温燥。舌破属心火，宜降火清热，苦寒以折之，辛寒以散之，甘寒以缓之，咸寒以润之。黄连、犀角、石膏、丹砂、丹皮、滑石、生甘草、麦冬、竹叶、童便。便结燥，加芒硝、大黄。

齿

齿虽属肾，为骨之余，而上龈属足阳明，下龈属手阳明。阳明风热上攻，则动摇肿痛。散阳明之风热，则齿自坚矣。若牙龈宣露者，则为肾虚，又当补肾。

足阳明胃脉循鼻外，入上齿中，挟口环唇，循颊车，上耳前，主上牙龈，喜寒饮而恶热。手阳明、太阳脉上颈贯颊，入下齿，挟口，主下牙龈，喜热饮而恶寒。足阳明别络脑，故脑痛；阳明之脉营于面，故面热；二经热盛，故唇口齿颊病而肿痛也。齿为骨，属肾，牙宣、牙龈出血，或齿缝出血也，亦名齿衄，乃肾病。若血多而涌出不止，为阳明热盛，以阳明多气多血也。齿属少阴肾，龈属阳明胃，二经有热，则齿龈、齿缝出血，或为袒脱齿龈，宣露也。

大肠壅，齿乃为之浮；大肠虚，乃为之宣露。热甚，则齿动龈脱，作痛不已。寒邪、风邪客于脑，则脑痛项筋急，袒露疼痛。虫蚀，则缺少而色变痒痛。

齿乃骨余，肾经所主，下龈大肠，上龈属胃。味厚蕴积，湿热上攻，为肿为痛，或血或虫。降火去湿，凉血驱风，清胃去热，调胃下通，含漱揩擦，种种不同。

薛新甫曰：湿热盛而牙痛者，承气汤，轻者清胃散；大肠热而龈肿痛者，清胃散，甚者调胃汤；六郁而痛者，越鞠丸；中气虚而痛者①，补中益气汤；思虑伤脾而痛者，归脾汤；肾②经虚热而痛者，六味丸；肾经虚寒而痛者，还少丹，重则八味丸；其属风热者，独活散、茵陈散；风寒入脑者，羌活附子汤。当临时治宜。

羌活散

麻黄去根节　羌活一钱半　防风二钱半　细辛五分　升麻　柴胡五分　当归　苍术五分　白芷三钱　桂枝　黄连　羊骨灰三钱

先以汤漱口，净擦之。

清胃散见口门　治胃有积热，上下牙痛，牵引头脑，满面发热，其牙喜寒恶热，或牙龈溃烂，或牙宣出血。

金沸草散见舌门　治牙痛。一妇人牙痛，治疗不效，口颊皆肿，以此汤大剂熏漱而愈。

甘露饮见口门　治齿龈宣露，牙缝出血。

六味地黄丸　治虚火牙痛。

牙疼方

土蒺藜半两　青盐三钱

---

① 清胃……痛者：此22字原脱，据《医方集解·泻火之剂》补。
② 肾：原作"胃"，据《医方集解·泻火之剂》改。

浆水二碗，煎热服。

又方

川乌头　艾俱微炒，二钱　葱三根　真川椒二十粒

浓煎，含少许于痛处，少顷漱之，出浓涎，再含漱，二三次即安。

治风气走注痛

藁本　剪草①　细辛

煎热含漱。

治骨槽风

皂角一个，去子　杏仁收在皂子位，烧存性

每两入青盐一钱，揩擦，治风。

治风蚰牙蚰，音仲，虫食物。以北枣一枚去核，入巴豆一粒，合成，文武火炙如炭，放地上，良久，研细，以纸捻入蚰中十次。以上并丹溪方。

《本草备要》主治注释

牛膝、莽草叶煎汤，热含治牙虫，甚妙，甚效　细辛治齿𧏾。音匿，虫蚀至龈脓烂也　胡桐泪治齿𧏾。䜣庵曰：口齿家多用之为要药　海桐皮治牙虫，煎服或含之　松脂治龋齿，齿有孔，脂纤塞，虫即从脂出　丁香治风𧏾　胆矾治牙虫　山奈治风虫牙痛　茵芋叶煎汤热含，治牙虫甚效　白芷治阳明风热牙痛　硼砂治齿病　升麻、薄荷、蛇床子、荜茇、谷精草、白矾、僵蚕、五倍子皆治牙痛　砂仁散齿浮热　草蔻治脑寒齿痛　杜牛膝汁漱，止牙痛　山豆根含之咽汁，治龈肿、齿痛　白头翁治牙痛、骨痛　冰片治骨痛齿痛，治骨　石膏治阳明经热牙痛　蒲公英擦牙，乌髭发，有返少

① 剪草：又名土细辛、四对草等。

丹方。东垣曰：苦寒入肾，肾经必用之药　**槐实**固齿　**胡椒**治牙浮热作痛，合荜茇散之　**苦参**擦牙止痛　**川芎**止齿中出血　**骨碎补**治牙痛，炒黑为末，擦牙，咽下亦良　**大戟**咬于痛处，治牙齿摇痛　**蔓荆子**散阳明风热，止牙痛　**羊胫骨**烧灰，擦牙良

《本草经疏》 齿浮真牙摇动及下龈软或齿䘌属肾虚有热

忌：温热辛燥，补命门相火，又忌当归、川芎。

宜：益阴凉血固肾。诸药略同肾虚，应以地黄、黄柏、五味子为君，桑椹、牛膝、沙苑蒺藜、鹿茸、天冬为臣，龙骨、牡蛎为使。又曰：真牙浮动及黑烂属肾虚有火，忌宜同肾虚。

齿痛，宜清热凉血，苦寒、辛寒、甘寒、咸寒，麦冬、生地、赤芍、丹皮、竹叶、知母、黄连、黄芩、黄柏、玄参、石膏、薄荷、甘草、童便。上下龈属胃与大肠火，宜石膏、熟大黄、麦冬、黄芩、黄连、赤芍、生地、生甘草、青黛、细辛、西瓜皮灰、薄荷、枇杷叶、苏子、木通。

耳附冻耳

耳为肾窍，舌为心苗，以舌非孔窍，故心亦寄窍于耳。十二经中，除足太阳、手厥阴，其余十经皆入络耳中。肾治内之阴，心治外之阳。清净精明之气上走空窍，而听斯聪矣。若二经不调，阴阳不和，或烦劳阴虚，或卫气不下循经脉，或得于风邪，或经脏积热，或大怒气逆，或湿饮痞膈，或聚热不散，流出脓血，或风热搏结成核塞耳，皆令暴聋，宜通耳调气安肾之剂。

《外科正宗》曰：耳病乃三焦肝风妄动而成，大人有虚火、实火之分，小儿有胎热、胎风之别。虚火者，耳内蝉鸣，或兼重听，出水作痒，外无焮肿，此属虚火妄动之症也，四物汤加丹皮、石菖蒲，及肾气丸主之；实火者，耳根、耳窍俱肿，甚则寒热交作，疼痛无时，

宜柴胡清肝汤主之。又有耳挺结于窍内，气脉不通，疼痛不止，以栀子清肝汤为治，外用黄线药插入挺肉①缝旁，化尽乃愈。小儿胎热或洗面水灌窍中，亦致作痛生脓，初起月间不必搽药，治早项内作肿，候毒尽自愈，如月外不瘥，以红线散治之则安矣。

肾热汤　治肾热耳流脓血，不闻人声。

磁石煅红，焠七次　牡蛎盐水煮，煅粉　白术炒，五两　麦冬　白芍四两　甘草一两　生地汁　葱白一升　大枣十五枚　分三服。

磁石体重，辛咸色黑，补肾祛热，通耳明目，故以为君。牡蛎咸寒软痰破结，生地大寒泻火滋肾，麦冬甘寒补肺清金，肺为肾母，又声属金，肺虚则少气不能报息而耳致聋。白芍酸寒平肝和血，肝病气逆则耳聋不聪。又曰：耳得血而能听。皆能生水而制火，退热而敛阴。术、甘、枣补脾之品，益土气，正所以制肾邪也，皆固本之药，使精气充足，邪热自退，耳窍自通。加葱白者，以引肾气上通于耳也。

聪耳芦荟丸《外科正宗》　治肝胆有火，耳内蝉鸣，渐至重听，不闻声息。

芦荟　大黄酒，蒸熟　青黛　柴胡各五钱　龙胆草酒炒　当归　山栀　青皮　黄芩各一两　木香二钱　南星三钱　麝香五分　神曲糊为丸，绿豆大。每服二十一丸，日服三次，渐加。

柴胡清肝汤

川芎　川归　白芍　生地　柴胡　黄芩　山栀　花粉　防风　蒡子　连翘　甘草节各一钱

犀角饮子　治风热壅聚，耳出腥脓等症。

犀角镑　赤小豆炒　石菖蒲　木通　玄参　赤芍　甘菊各一

---

① 肉：原作"内"，据《外科正宗》卷之四改。

两　甘草炙，五钱

每服四钱，水一钟，姜五片，煎，温服。

蔓荆散　治风热壅塞，气滞不通，因热聚脓，耳出腥脓。

蔓荆子　麦冬　桑白皮　甘草　升麻　木通　菊花　赤茯
苓　前胡　赤芍

复聪汤　治耳鸣耳聋等症。

半夏　陈皮　茯苓　甘草　木通　瞿麦　萹蓄　黄柏

防风通圣散、凉膈散　并治风热壅塞耳疾诸症。

大补阴丸　治耳鸣耳聋，挖去可也。

益气聪明汤目门　治耳鸣耳聋。

当归龙荟丸变现门　治同六味地黄丸，治耳鸣耳聋。

风毒耳痛方

全蝎二两　生姜二两

切作四方块，同炒熟，去姜，为末，吹之。

汤点聤耳脓出方丹溪

桑螵蛸一个，火炙　麝二分半，另研

糁之，又加染坯枯矾，吹之良。

又方　枯矾　龙骨　油胭脂

加麝少许，吹之良。

肾虚耳鸣方

花椒子同巴豆、石菖蒲研细，以松脂、黄蜡溶化，作挺纳
耳中抽之，一日一易，效。

《本草备要》主治注释

蓖麻子去壳捣烂，绵裹塞耳，治耳聋　石菖蒲聪耳　泽兰通耳
窍　细辛治耳聋　柴胡治耳聋，乃肝胆之邪　木通治耳聋。泄肾
火，通窍　通草、麝香、巴豆、冰片皆治耳聋　泽泻、仙茅、骨

碎补、狗脊、菟丝子、磁石、女贞子、桑椹、胡麻俱聪耳　柏子仁聪耳，香能通窍故也　萸肉治耳鸣耳聋，肾虚则有二者之病，固精通窍，故治之　黄柏治耳鸣，乃肾火　葱利耳鸣

耳闭不通气，甘草、甘遂末，各包，各入一耳，遂通。

耳冻疮方　白及、白蔹、黄柏共为末，油调之。又方，橄榄核烧，研细调涂，效。又，姜熬膏涂，效。

咽喉　喉痹　单蛾　双蛾　乳蛾　缠喉风
喉痈　喉癣　重舌　木舌　诸哽　误吞附津液

咽在后，主食；喉在前，主气。十二经中，惟足太阳主表，别下项，不历膈咽，余经皆内循咽喉历膈，尽得以病之，而统在君相二火。喉主天气，属肺金，变动为燥，燥则涩而闭；咽主地气，属脾土，变动为湿，湿则肿而胀。皆火郁上焦，致痰涎气血结聚于咽喉。肿达于外，麻痒且痛，为缠喉风；肿于两旁，为喉痹。经何以言一阴一阳，结为喉痹？盖君相二火独胜，则热结正络，故痛且速也。嗌干、嗌痛、咽肿、颔肿、舌本强，皆君火也。惟喉痹急速，相火也。君火，人火也；相火，龙火也。

肾脉贯肝膈，入肺中，循喉咙，系舌本。肾虚则相火上炎，此喉痹咽痛之所由来也。单蛾、双蛾、木舌、子舌、胀舌、缠喉风、走马喉风，病同于火，故不分也。惟缠喉、走马，杀人最速，故张子和曰：治喉痹，用针出血，最为上策。《内经》火郁发之，发谓发汗，出血者，亦发汗之一端。《纲目》曰：喉痹恶寒，为寒闭于外，热郁于内。忌用胆矾酸寒等剂点喉，使阳郁不得伸，又忌硝黄等寒剂下之，使阳邪陷里。宜用表药提其气，升以助阳也。如不恶寒，脉滑实者，又当用寒剂下之，酸剂收之也。《外科正宗》治法附后。

大肠、小肠皆属足阳明胃。大肠主津，小肠主液，二肠均受胃之阳气，乃能行津液于上焦，灌溉皮毛，充实腠理。若饮食不节，胃气

不克，大小肠无所禀受，故津液枯涸。肺为生水之源，上焦开发，如雾露氤氲，是之谓气。气即水也，火旺克金，则肺病而津液枯。

汪机曰：脾恶湿，湿胜则气不得施化，津何由？用白术以除其湿，则气得周流而津液生矣。湿热去，则津生。汪石山曰：七情内伤，浊气上壅，亦似喉痹，但不作痛，宜降气行痰，寒凉勿用。膀胱结热，则津液涸。

麦门冬汤降火利咽　治火逆上气，咽喉不利。

喻嘉言曰：此胃中津液干枯，虚火上炎之症。用寒凉药而火反升，徒知与火相争，知母、贝母屡施不应，不知胃者肺之母气也。仲景于麦冬、人参、粳米、甘草、大枣大补中气、大生津液队中，增入半夏之辛温一味，用以利咽下气，此非半夏之功，实善用半夏之功，擅古今未有之奇矣。讱庵曰：半夏亦脾胃药，能燥能润。以能行水，故燥；以味辛，故润也。仲景治咽痛不眠，皆屡用之，今人率以为燥而疑之，则误矣。

麦门冬七升　半夏一升　人参三两　甘草二两　大枣十二枚
粳米三合

地黄饮子三消门　治咽干，面赤。

黄芪汤烦躁门　治心中烦燥，不生津液。

当归龙荟丸伤寒变现门　治咽嗌不利。

活血润燥生津汤　治内烁津液枯少。火炎水干，故津液枯少。

当归　白芍　熟地一钱　天冬　麦冬　栝蒌八分　桃仁研
红花五分

用各有专，能分能合，更互相济。

利膈汤　治脾肺火热，虚烦上壅，咽痛生疮。

薄荷　荆芥　防风　桔梗　甘草　牛蒡子炒　人参

等分为末，每服二钱。或加僵蚕。其气清化，能散相火逆结之痰。

甘桔汤 治少阴咽痛喉痹，亦治喉中介介如梗状。

甘草二两　桔梗一两

或等分。王好古加法：失音加诃子，声不出加半夏，酒毒加葛根。

宋仁宗加荆芥、防风、连翘，名如圣汤，通治咽喉诸病。

本方除桔梗，名甘草汤，治同本方。加防风，名甘桔防风汤，治同。本方加连翘、薄荷、竹叶、栀子、黄芩，亦名桔梗汤，治上焦壅热喉痹热肿。

防风通圣散感冒门　治咽喉不利。

稀涎散 治喉痹不能进食。

皂角末一两　明矾五钱

每用一钱，温水调灌，或加藜芦、少麝，鹅翎探喉，令微吐稀涎，再用药治，老年气虚人禁用。本方加雄黄、藜芦，名如圣散，为末，搐鼻，治缠喉急痹，牙关紧闭。

玉屑无忧散 治缠喉风痹，咽喉肿痛，咽物有碍，或风涎壅滞，及骨屑哽塞。

玄参　黄连　荆芥　贯众　山豆根　茯苓　甘草　砂仁　滑石五钱　硼砂　寒水石三钱

为末，每一钱，先抄入口，徐以清水咽下。砂仁、硼砂并能消骨哽。

雄黄解毒丸 治缠喉急痹、风痹。

雄黄一两　郁金一钱　巴豆十四粒，去皮、油

醋糊为丸。每服五分，津咽下。

或用巴豆油蘸纸捻火，吹息，带烟刺入喉中，出紫血恶涎即宽。此以热攻热，热则流通之义也。吴鹤皋曰：缠喉急痹，缓治则死。雄黄能破结气，郁金能散恶血，巴豆能下稠涎。丹溪生平不用厉剂，此

盖不得已而用者乎。

仲景苦酒汤　治少阴病，咽塞生疮，痛不能言，语声不出者。

用半夏十四枚，研碎

鸡子一枚，去黄，内入半夏、苦酒令满，置刀环中，安火上，令三沸，去滓，少少含咽之。不瘥更作此方有神效。

《普济方》：咽塞生疮，干呕头痛，食不下。法同上，无半夏。

《普济方》：喉痹、乳蛾。治咽塞生疮，喉痹，乳蛾。

白丁香三十个

以砂糖和作三丸。以一丸，绵裹含咽，即时遂愈。甚者不过三丸，极有神效。白丁香，乃雄雀屎，凡用研细，甘草水浸一宿，焙干用。

又方　灯草以咸卤浸透，入鸡子壳中封固，煅存性，研细，加梁上倒挂尘，及青鱼胆、明矾、铜青，点咽喉生乳蛾，有神效。

清咽太平丸咳血门　治膈上有火，早间咯血，两颊常赤，咽喉不利。诸火上逆，故咽喉不利。

《本草备要》主治注释末后多应验方

莽草叶煎汤，热含漱咽，治喉痹甚效　牛膝治喉痹　款冬花、南星、贝母、薄荷、荆芥、半夏皆治咽痛　玄参本肾药，而治上焦火症，壮水以制火也　细辛、白梅、贝母、葱白并治喉痹　鸡苏、黄芩并治喉腥　龙胆草治咽喉风热　大青草、蛇床子、蒺藜子、甜瓜蒂、皂荚、冰片、木通并治喉痹咽痛，除上焦火　灯草烧灰吹喉，治喉痹　砂仁散咽喉浮热　牛蒡子利咽喉　山豆根治喉痛喉风　射干治喉痹咽痛为要药，古方射干麻黄汤、乌扇膏　谷精

草治阳明风热喉痹　马勃治喉痹咽痛　硼砂治喉痹。含之咽汁，初觉喉中肿痛，便含化咽津，则无喉痹之患　胆矾醋调，咽吐痰涎，立愈，甚验　白矾、百草霜疗咽喉疮　青鱼胆咽津，吐喉痹痰涎。喉痹将死者，以乌鱼胆点入即瘥。病深者，水化调灌之，立愈　僵蚕治喉痹咽喉肿，下咽立效，大能救人　商陆薄切，醋炒，涂喉外良。咽喉卒肿，食饮不通　黄柏捣末，苦酒和，敷肿上佳　胡桐泪治咽喉热痛，磨扫取涎　柿干与霜治喉疮痛　五倍子咽喉要药　紫菀能开喉痹，取恶涎　蚕蜕纸烧存性，蜜丸芡实大，含化咽津，治缠喉风杏仁治喉痹。火炎乘金则为喉痹，杏仁润利而下行，苦温而滞散冰片治积聚喉痹，乳蛾舌肿

咽喉不利　风热上壅。

白药三两　黑牵牛五钱

同炒香，去牵牛一半，为末，防风末三两，和匀，每一钱，水调服。

喉痹咽痛　以酽醋探吐之。

咽喉肿痛　百药煎去黑皮　硼砂　甘草　白矾

等分为细末。每服一钱，食后米饮调，细细缓缓呷咽。

咽喉肿痛　白药末一两，龙脑香二分半，生蜜和丸芡实大，每含咽一丸。

胆矾、明矾，等分为细末，点患处，喉蛾立愈，神效果验。酽音验，厚也。

附别本方。

硫黄不二散　治毒发于咽喉，肉腐烂疼痛，汤水难入。

硫黄一钱　靛花一钱

为细末，凉水一大酒杯，调服立效。

开关散 治喉痹肿痛。

蜂房灰　白僵蚕

等分为末，吹入喉内，或用乳香煎服五分。

又方

白僵蚕炒　白矾半生半烧

等分为末。每以一钱，用竹沥加姜汁调灌，得吐顽痰立效。小儿加薄荷。一方用白梅和丸，绵裹含之。

神奇极验方

大路旁小便处，或缸边，或石上溺黄刮起，阴阳瓦焙干。用壁上喜喜窠五七个，将纹银一块，喜窠包裹，钳夹在灯火上烧少顷，去银存灰。溺黄末一钱，冰片、麝香各一分，喜喜灰和匀，用磁瓶藏固，喉痹、喉蛾等症立愈。

诸骨哽及谷芒　误吞诸物

谷贼尸咽喉中毒痛痒，此因误吞谷芒戟刺痒痛，用脂麻炒，研白汤调下，一方白饧频食，效。诸骨哽，威灵仙、砂仁、砂糖、醋煮服，立效。　硼砂含化，咽津。　虎骨为末，水调服。骨哽喉中，六七日不得出，取鲤鱼鳞皮烧作屑，以化服之即出，未出再服。　青鱼胆疗骨哽。　蝼蛄俗名土狗。治骨哽。　贯众化骨哽，能软坚。橄榄嚼汁咽之。无，即觅核研末，急流水调服。如无急流水，用箸顺搅少顷，服下亦效。《千金方》食发成瘕：喉中如有虫上下者，白马尿饮之佳。　砂仁化铜钱铁器并骨哽。　磁石研末服，治误吞针铁，误吞铜铁。　羊胫骨三钱，为末，米饮下。羊头骨可消铁。《积善堂》方：言一女子误吞一针入腹，诸医不能治，一人教令煮蚕豆同韭菜食之，针自大便同出。今人有误吞金银物者，用之皆效，实救急之良方也。　荸荠汪机用治误吞铜物。《经疏》云：合胡桃食一二斤许，即消。

《本草备要》止渴生津主治注释

人参生津，津生则渴止　天冬、麦冬治嗌干，止渴生津　干葛同上　木通化津液，肺为水源，肺热清则津液化　苦参、黑参、白术、黄精、五味子、木瓜、乌梅并生津　栀子治津枯　桑椹、枸杞、枣仁、花粉、瓜蒌并生津

附《外科正宗》治法看法以及论方

夫喉痹虽属于肺，然所致有不同者，自有①虚火、实火之分，紧喉、慢喉之别。又咽为心、肺、肝、肾呼吸之门，饮食、声音吐纳之道，此关系一身，害人迅速，故曰走马看咽喉，不待少顷也。假如虚火者，色淡微肿，脉亦微细，小便清白，大便自利，此因思虑过多、中气不足，脾气不能中护，虚火易致上炎。此恙先从咽嗌干燥、饮食妨碍、咳吐痰涎、呼吸不利，斑生苔藓，垒若虾皮，有如茅②草常刺喉中，又如硬物嗌于咽下，呕吐酸水，哕出甜涎，甚则舌上白苔，唇生矾石，声音雌哑，喘急多痰，以上等症皆出于虚火，元气不足中来，治此不可误投凉药。上午痛者属气虚，补中益气汤加麦冬、五味、旁子、玄参；午后痛者属阴虚，四物汤加黄柏、知母、桔梗、玄参。如服不效者，必加姜、附以为引导，亦为佐治之法也。实火者，过饮醇酒、纵食膏粱、叠褥重衾、饱餐辛烈，多致积热于中，久则火动痰生，发为咽肿，甚者风痰上壅，咽门闭塞，少顷汤水不入，声音不出，此为咽闭，紧喉风也。用药不及，事先用针刺喉间发泄毒血，随用桐油伐鸡翎探吐稠涎，务使痰毒出尽，咽门得松，汤药可入，语声得出乃止。内服清咽利膈汤疏利余毒，如牙关紧闭难入，必当尖刺少商出血，其闭自开。如针刺、探吐无痰，声如拽锯，鼻掀痰喘，真死候也。又有喉痈、喉痹、乳蛾、上颚痈等症，咽门半塞半开，其病

---

① 有：原作"由"，据《外科正宗》卷之二改。
② 茅：原作"毛"，据《外科正宗》卷之二改。

虽凶，犹属标症，当用金锁匙吐出痰涎，利痛汤推荡积热。脓胀痛者开之，损而痛者益之，其患自安。凡喉痹不刺血，喉风不倒痰，痛不放脓，喉痹、乳蛾不刺灸针烙，此皆非法。又有痰火劳瘦，伤咽痛者，无法可治。少商穴在手掌外侧，去爪甲角二分是穴，棱针刺血。

咽喉看法

初起红色肿痛，语声清朗，亦无表里之症相兼者轻。已成肿痛，咽喉半闭半开，咯血、痰涎，饮食稍进者顺；咽喉肿闭，牙关紧闭，言语不清，痰壅气急，声小者险；咽喉骤闭，痰涎壅塞，口噤不开，探吐不出，声喘者死；时疮之后，毒结咽间，肿痛腐烂，吐纳不堪，声哑者重；久嗽痰火，虚阳上攻，咳伤咽痛，但见声嘶面红者死。

治　法

初起肿痛，寒热交作，头眩拘急者，邪在表也，宜发散；初起肿痛发热，脉有力而便秘者，邪在内也，宜下之；肿痛寒热，口干作渴，脉洪大而有力者，宜发表攻里；肿痛痰涎壅甚，面红口干，邪在上也，宜探吐之；痰涎壅塞，气急口噤，先刺少商，后行吐法。已成胀痛，咽喉涂塞，汤水不入，脓已成也，宜急刺之；肿痛微红，脉虚无力，午后甚者，属阴虚，宜滋阴降火；肿痛色白，咯吐多涎，上午甚者，属阳虚，宜补中益气。

清咽利膈汤　治积热咽喉肿痛，痰涎壅盛，及乳蛾喉痹喉痛，重舌木舌，或胸膈不利，烦躁饮冷，大便秘结等症。

连翘　黄芩　甘草　桔梗　荆芥　防风　山栀　薄荷　金银花　黄连　蒡子　玄参各一钱　大黄　朴硝各二钱

玄参解毒汤　治咽喉肿痛，已经吐下，饮食不利，及余肿不消。

玄参　山栀　甘草　黄芩　桔梗　葛根　生地　荆芥各一钱
加淡竹叶、灯心各二十件。

理中汤 治中气不足，虚火上攻，以致咽间干燥作痛，吐咽妨碍，及脾胃不健等症。

治喉乌龙散 治咽喉肿痛，喉风、喉痛、乳蛾等症并效。惟缠喉风牙关紧闭者不可与，虚火久病咽痛者不可与。

猪牙皂角七条去皮弦。

为粗末，水一钟，煎五分，入乳三匙，冷服，即时非吐即泻。

金锁匙 治喉痹缠喉，风痰壅塞，口噤不开，汤水难入。

焰硝一两五钱 硼砂五钱 龙脑香一字 白僵蚕一钱 雄黄二钱

各另研为末，和匀，以筒吹患处，痰涎即出。如痛肿仍不消，急针患处去恶血，服前药。

桐油钱 治喉风喉痹，其症先两日胸膈气急，呼吸短促，蓦然咽喉肿痛，手足厥冷，气闭不通，顷刻不治。

先用温汤半碗，加入桐油三四匙搅匀，用硬鸡翎蘸油探入喉中，连探四五次，其痰涌出，再探再吐，以人苏声高为度。后服清咽利膈之剂。

神效吹喉散 治缠喉风闭塞，及乳蛾喉痹，重舌木舌等症。

薄荷 僵蚕 青黛 朴硝 白矾 火硝 黄连 硼砂各五钱

上药各为细末，腊月初一日，取雄猪胆七八个，倒出胆汁小半，和上药拌匀，复灌胆壳，以线扎头，胆外用青缸纸包裹。将地掘一孔，阔、深一尺，上用竹竿悬空横钓上，上用板铺，用土密盖，候至立春日取出，挂风处阴干，去胆皮、青纸，磁罐密收。每药一两加冰片三分，同研极细，吹，神效。

冰硼散 治咽喉、口齿新久肿痛，及久嗽痰火，咽哑作痛。

冰片五分 玄明粉 硼砂各五钱

研极细，吹搽患上，甚者日五六次，最效。

治喉疮、喉痹等症经验方

五倍子一个

入明矾半满，入银罐内，湿纸盖封其口，缓火烧存性，连倍子研极细，加入儿茶、硼砂、青黛、甘草，各为细末，入冰片一分，吹，极效。

经验方　治喉口肿痛，不能进水。

用鼓槌草捣汁，和乳灌入鼻中，立愈。

又方

射干　山豆根　甘草　银花　苏薄荷叶

共研细末，用土牛膝根捣汁，和丸如弹子大，泡水含漱，去涎。

又方

杜牛膝根汁　糯米九粒

煎汁和入，咽下立愈。

喉中疮胞经验方

用手指甲括屑，吹入，疮胞立消。

方侍郎咽喉肿痛方

百药煎去黑皮　硼砂　甘草　生白矾

等分为细末，每服一钱，食后米饮调，细细呷咽。

声　音

肺属金，声之所从出也。有物实之，则金不鸣，燥湿除痰，则金清而声自开矣。有久病声嘶而哑者，是肺气已绝而损也，难治。又有声哑，属肺热甚。

清音噙化丸　治肺气受伤，声音雌哑，或久咳嗽。伤声致哑亦宜。

诃子 真阿胶 天门冬_{盐水炮,炒} 知母_{同上,各五钱} 麦门冬 白茯苓 黄柏_{蜜炒} 当归 生地 熟地_{各一两} 人参_{三钱} 乌梅 人乳 牛乳 梨汁_{各一碗,共熬稠膏}

共为细末，和入前药，和炼蜜，捣成丸，如鸡头实大。每用一丸，仰卧噙化，日用三丸。如改作小丸，每服一钱，诃子煎汤，或萝卜汤送下。

甘桔汤加诃子治失音，加半夏治声不出。

出声音方

诃子_{炮,去核} 木通_{各一两} 甘遂_{五钱}

咬咀，用水三升，煎至升半，入生地汁一合，再煎数沸，放温，分六服，食后，日作半料。

六味地黄丸 治失音。

诃子清音汤_{中风门}

《本草备要》主治注释

薄荷_{治失音} 木通_{治失音,能清肺金} 通草_{治失音,淡通窍,寒降火,利肺气} 马勃_{治失音,清肺解热} 僵蚕、蝉蜕_{并治中风、失音} 桔梗、半夏_{发声音} 荆芥、细辛_{俱治失音} 诃子_{开音,肺敛则音开} 石菖蒲_{出声音} 荆沥、竹沥_{并治中风、失音}

《本草经疏》暴瘖忌宜_{瘖音因,瘖痖不语也。}

忌：补敛，升发，闭气，辛燥，温热。

宜：降气，发声音。苦，甘寒，辛凉，咸寒。

苏子、枇杷叶、贝母、桔梗、百部、竹沥、梨汁、天冬、麦冬、甘草、薄荷、玄参、桑白皮、童便。

郁_{兼气}

六郁，气郁、血郁、痰郁、火郁、湿郁、食郁也。六者之中，以气为主，气行则郁散矣。吞酸呕吐，由于痰火；饮食不消，由气不运行。丹溪曰：气升则食自降。六郁不言风寒者，风寒郁则为热也。郁者，结聚而不得发越，当升者不得升，当降者不得降，当变化者不得变化，则所以传化失常而病见矣。气郁者胸膈痛；湿郁者周身痛，或关节痛，遇阴寒即发；痰郁者动则气喘，寸口沉滑；热郁者昏瞀便赤，脉沉数；血郁者四肢无力，能食；食郁者嗳酸、腹饱、不能食，寸口紧盛。经曰：木郁达之，火郁发之，土郁夺之，金郁泄之，水郁折之。达之乃吐之，令其条达也；发之乃汗之，令其疏散也；夺之乃下之，令其无壅凝也；泄之乃渗泄，解表利小便也；折之谓制其冲逆也。目门济生羊肝丸，后河间论解气血诸郁，药味甚详，宜参看。

经曰：郁为燥淫。燥乃阳明秋金之位，金属于肺。又郁病多在中焦。中焦脾胃也，水谷之海，五脏六腑之主，四脏一有不平，则中气不得其和而先郁矣。越鞠丸兼升降者，将欲升之，必先降之，将欲降之，必先升之。内苍术雄壮辛烈，固胃强脾，能径入诸经，疏泄阳明之湿，通行敛涩；香附宽中快气之药，下气最速，一升一降，故郁散而平。川芎足厥阴药，直达三焦，上行头目，下行血海，为通阴阳血气之使，不但开中焦而已。胃主行气于三阳，脾主行气于三阴，脾胃既布，水谷之气得行，则阴阳脏腑不受燥金之郁，皆由胃气而得通利矣。

或问丹溪曰：《脉诀》云，热则生气，冷则生气。吾子引仲景之言而斥其非，然则诸气、诸饮、呕吐、吞酸、反胃诸病将无寒症耶？曰：五脏各有火，五志激之，其火随起。若诸寒为病，必须身犯寒气，口食寒物，非若诸火病自内作，所以气病寒者无一二。人身以气为主，气盛则强，虚则衰，逆则病，绝则死矣。经曰：怒则气上，恐则气下，喜则气缓，悲则气消，惊则气乱，思则气结，劳则气耗，此七情之气也。香附为君，随症而加升降消补之药。瞀音茂，目不明也。

越鞠丸 统治六郁，胸膈痞闷，吞酸呕吐，饮食不消。

香附醋炒　苍术泔浸,炒　川芎　神曲炒　栀子炒黑

等分,曲糊为丸。

如湿郁加茯苓、白芷,火郁加青黛,痰郁加南星、半夏、瓜蒌、海石,血郁加桃仁、红花,气郁加木香、槟榔,食郁加山楂、砂仁,挟寒加吴茱萸。又或春加防风,夏加苦参,冬加吴萸。经所谓升降浮沉则顺之,寒热温凉则逆之也。吴鹤皋曰:越鞠者,发越鞠郁之谓也。香附开气郁,苍术燥湿郁,川芎调血郁,栀子解火郁,神曲消食郁,皆理气药也,气畅而郁舒矣。

七气汤　治七情气郁,痰涎结聚,咯不出,咽不下,胸满喘急,或咳或呕,或攻冲作痛。七气者,寒、热、喜、怒、忧、愁、恚也。七情之病,令人气结痰聚,阴阳不得升降,故有痞满、喘咳、冲痛等症。恚音惠,怒恨也。

半夏姜汁炒,五钱　厚朴姜汁炒,三钱　茯苓四钱　紫苏二钱

加姜、枣煎。

气郁则痰聚,故散郁必以行气化痰为先。气行痰去,则结郁解而诸症自平矣。

白芍、陈皮、人参、桂心,亦名七气汤,治七情郁结,阴阳反戾,吐利交作。

四七汤　治七情气郁,痰涎结聚,虚冷上气,或心腹绞痛,或膨胀喘急。

人参　官桂　半夏一钱　甘草五分

加姜、葱,心腹痛加延胡索。延胡索能行血中气滞,气中血滞。

李士材曰:夫七情过极,皆伤其气,丹溪以越鞠丸主之,而此独异者,盖郁久则浊气闭塞,而清气日薄矣。故虽痛虽膨,而不用木香、枳壳,用人参以壮主之脏,官桂以制谋虑之官,郁久肝火必盛,桂能平肝,其性辛温,疏气甚捷。汤名四七者,以四味治七情也。经

云：寒则气收，宜辛散之，甘缓之，此治气虚寒郁药①也。

妙香散梦遗门　治郁结。忧思气滞，则成郁结。

四磨汤　治七情郁结，上气喘急。此方降中兼升，泻中带补。

人参　乌药　沉香　槟榔

各磨浓汁七分，合煎。

健脾丸脾胃门　去人参、山楂、麦芽，加神曲、川芎、香附，曲糊丸，名舒郁健脾丸，治脾气郁滞，饮食不消。

木香槟榔丸痢门　散郁破结。

保和丸合越鞠丸　扶脾开郁。

苏子降气汤吐血门　散郁和中。

正气天香散方论见经门　治一切诸气，气上凑心，心胸攻筑，胁肋刺痛。

《本草备要》主治注释

姜黄理血中之气，下气破血，治气胀，功烈于郁金　川芎助清阳，开诸郁，气升则郁降，为通阴阳血气之使　泽兰辛散郁，香舒脾　兰花叶开胃解郁　艾叶温中开郁　郁金散肝郁　干葛散火郁　升麻升发火郁　苏子温中、开郁　青黛散五脏郁火　益智仁能开发郁结，使气宣通　草蔻开郁　香附解六郁　木香能升降诸气，治一切气痛、气结　甘松理诸气，开诸郁　姜解诸郁　栀子解三焦之郁火　吴茱萸解郁　竹茹开胃土之郁　香附得苍术则解六郁　贝母辛散肺郁，心火降则肺气宁，功专散郁解结　夏枯草散结气，有疏通之力　益母子顺气　莪蒁行血散结，散中有补　三棱散一切气结　威灵仙行气　连翘散结气　半夏开郁　白蔲散结气　葱通上下阴阳之气　蓇子泄下焦大肠气滞　僵蚕散结气　琥珀、志肉并散结气

---

① 药：原作"气"，据《医方集解·理气之剂》改。

沉香、檀香并治气壅　醋下气　厚朴、诃子同陈皮则下气

肩背胸膈兼腹与少腹

经云：西风生于秋，病①在肺，腧②在肩背。又云：肺病者，喘咳逆气，肩背痛，汗出。又云：肺气有余则肩背痛，风寒汗出。虚则肩背痛而寒，少气不足以息。又云：少阴司天，热淫所胜，病肩背、缺盆痛。又云：邪在肾则肩背痛，是肾气逆上也。

肩背痛不可回顾，此小肠气郁，以风药散之。当肩背一片冷痛，是有积也，当消之。膀胱肾间冷气攻冲，背脊亦致作痛。凡胸中满、心下满者，皆气也。腹中满者，或燥粪，或宿食。清③阳出上窍，故上满者乃气也而非物；浊阴出下窍，故下满者是物也而非气，俱是热病。惟冷结膀胱，少腹满一症为寒，有手足厥冷为可辨。痰满亦有在上焦者。胸胁逆满，由中气不足，作胀者，宜补之而胀自除，经所谓塞因塞用也。俗医泥于作饱不敢用参，不知少用反滋壅，多服则宣通，补之正所以导之也。

讱庵曰：胀满症多不同，清补贵得其宜。气虚宜补气，血虚宜补血，食积宜消导，痰滞宜行痰，挟热宜清热，湿盛宜利湿，寒郁者散寒，怒郁者行气，蓄血者行血，不宜专用行散药。然亦有服参、芪而反甚者，以挟火、挟食，不能概作脾虚气弱治也。

胁者，肝胆二经往来之道，其火上冲则胃脘痛，横行则两胁痛，官桂、桂枝能横行两胁以开之而痛方止。大抵痰入肝则胁病痛，青皮同枳壳、肉桂、川芎，治左胁痛。

戴氏曰：房劳之人胸胁多有隐痛，此肾虚不能纳气，气虚不能生血之故。气与血犹水也，盛则流通畅达，弱则鲜有不阻滞壅塞者，所

---

① 病：原作"痛"，据《素问·金匮真言论》改。
② 腧：通"俞"。《素问·金匮真言论》中作"俞"。
③ 清：原作"青"，据《医方集解·理血之剂》改。

以作痛。宜补骨脂之类补肾，芎、归之类补血，若作寻常胁痛治则殆矣。

李士材曰：肝舍于胠胁，故胁痛①多属于肝。然经筋所过，挟邪而痛者，自有多端，不可执也。且左右者，阴阳之道路也。故肝主阴血，而属于左胁；肺主阳气，而隶于右胁。左胁多怒伤，或留血作痛；右胁多痰积，或气郁作痛。其间七情、六淫之犯，饮食、劳动之伤，皆足以致痰凝、气聚、血聚，虽然痰气亦有流于左者，积必与血相搏而痛，不似右胁之痛，无关于血也。

肩背风热乘肺而痛者，宜荆芥、防风、牛蒡、枳壳、桔梗、花粉、黄芩；如短气、小便自遗者，补中益气汤；挟湿热者，当归拈痛汤，用羌活、防风、升麻、干葛、人参、白术、当归、甘草、泽泻、肉桂、知母、黄芩、茵陈、苦参、苍术；痰饮者，导痰汤；肾气逆上者，沉香、肉桂、茯苓、牛膝、小茴香、川椒、青盐。

伤寒少阳胁痛，合用小柴胡汤，不大便者加枳壳。若不因伤寒而胁痛，身体微热，枳壳、桔梗、细辛、川芎、防风、干葛、甘草。盖枳壳为胁痛的剂，所以诸方皆用之。胁痛而气喘，分气紫苏饮，紫苏、桑皮、五味、桔梗、草果、腹皮、茯苓、陈皮、甘草、生姜，食盐煎服。怒伤肝气，柴胡疏肝散，柴胡、陈皮、川芎、香附、白芍、枳壳、甘草煎服。悲伤肝气，宜推气散，姜黄、枳壳、桂心、甘草为末，姜枣汤送下。死血痛者，日轻夜重，或午后热，脉短涩，桃仁承气汤加白芥子、鳖甲、青皮。如跌伤胁，亦宜上方。痰饮脉沉弦滑，导痰汤加白芥子，甚者控涎汤下之。食积胁痛，必有一条扛起，香砂、枳壳、白术、神曲、厚朴、山楂、麦芽。结痰癖而痛，煮黄丸，雄黄一两，巴豆五钱，去皮心，研如泥，入白面二两，水丸梧桐子大，滚浆煮十二丸，入冷浆汤，沉冷，即用冷浆下一丸，一日十二时

---

① 痛：原缺，据《张氏医通》卷五补。

尽十二丸，微利为度，不必尽剂。

李士材验案：一人受暑胁痛，皮黄发泡，清肝破气之剂俱不效，用大瓜蒌一个，捣烂，加粉草、红花少许，药入而病随止。

腧音恕，五脏腧也。胠音区，腋下胁右曰胠。

瓜蒌薤白白酒汤　治胸痹，喘息咳唾，胸背痛，短气。胸中者，心肺之分，故喘息而咳唾。诸阳受气于胸中，转行于背，气痹不行，故胸背为痛而短气。

瓜蒌一枚　薤白三两　白酒四升

此上焦膻中药也。膻中，两乳中间。经曰：膻中者，臣使之官，喜乐出焉。

喻嘉言曰：胸中阳气，如离照当空，旷然无外，设地气一上，则窒塞有加。故知胸痹者，阴气上逆之候也。仲景微则薤白、白酒以益其阳，甚则用附子、干姜以消其阴。世医不知胸痹为何病，习用草蔻、木香、诃子、三棱、神曲、麦芽等药，坐耗其胸中之阳，亦相悬矣。

本方加半夏，名瓜蒌薤白半夏汤，治胸痹不得卧，心痛彻背。不得卧，故加半夏。

本方除白酒，加枳实、厚朴、桂枝，名枳实薤白桂枝汤，治胸痹气结在胸，胸满，胁下逆抢心。

木香顺气汤　治阴阳壅滞，气不宣通，胸膈痞闷，腹胁胀满，大便不利。胸胁痞闷者，脾胃受伤，中气不运，不能升降，浊气在上，则生膜胀也。腹胁胀满者，肝火盛也。大便不利者，阳不升，阴不降也。

木香　草蔻炒　益智仁　苍术三分　厚朴四分　青皮　陈皮半夏　茯苓　泽泻二分　升麻　柴胡一分　当归五分。此皆气药，恐其过燥，故重用当归以濡其血，共成益脾消胀之功也。

肥气丸癥瘕痃癖门　治肝积在左胁下，有头足，令人发咳，疟疟不已。

息贲丸癥瘕痃癖门　治肺积在右胁下，令人洒淅寒热，喘咳发肺痈。秋冬黄连减半。

大黄附子汤　治胁下偏痛发热，脉弦紧。此寒也，以温药下之。阳中有阴，当以温药下其寒，后人罕识其指①。

大黄　细辛各二两　附子一枚，炮

左金丸　又名萸连丸。治肝火燥盛，左胁作痛。

黄连六两，姜汁炒　吴茱萸一两，盐水炮

水丸。

肝实则作痛。心者，肝之子，实则泻其子，故用黄连泻心清火，为君，使不克金，金能制木，则肝平矣。吴茱辛热能入肝，行气解郁，又能引热下行，故以反佐。一寒一热，寒者正治，热者从治，故能相济以立功也。肝居于左，肺居于右，左金者，谓使金令得行于左而平肝也。

本方加炒芩、苍术、陈皮，亦名吴茱连丸，治同。本方用黄连一味，吴茱萸浸一宿为丸，名抑青丸，大泻肝火，治左胁痛。

顺气导痰汤　治痰结胸满，喘咳上气。

橘红　茯苓一钱　半夏姜制，二钱　甘草五分　胆星　枳实　木香　香附

二陈加胆星、枳实，名导痰汤，治顽痰胶固，非二陈所能除者。加木香、香附，名本汤。

温中化痰汤　二陈除甘草，加干姜，姜汁糊丸。治胸膈寒痰不快。

---

① 指：通"旨"。《说文假借义证》："《诗·鱼丽》：'物其旨矣。'《荀子·大略》篇作'物其旨矣'。注：'指与旨同。'是以指为旨之假借。"

龙胆泻肝汤<small>耳门</small>　治胁痛。<small>胁者，肝胆之部也，火盛故作痛。</small>

七气汤<small>郁门</small>　治胸满喘急，或咳，或呕，或攻冲作痛。

正气天香散<small>经门</small>　治一切诸气，气上凑心，心胸攻筑，胁肋刺痛。

逍遥散　治胸胁痛。

越鞠丸<small>郁门</small>　治胸膈痞闷。

当归龙荟丸<small>变现门</small>　治两胁痛引少腹。

桂苓甘术汤　治心下有痰饮，胸胁支满。<small>痰饮积于厥阴心包，则两胁支满。</small>

茯苓<small>四两</small>　桂枝　白术<small>三两</small>　甘草<small>二两</small>

干姜粥　治寒症，胸腹胀满。

白米四合，入干姜、良姜各<small>一两</small>，煮食。

茱萸粥　治腹胁冷寒，胀满。

吴茱萸二分，和米粥食之。

川椒茶　治同前。

细茶、川椒少许，同煎。

丁香熟水　治同前。用丁香一二粒，搥碎入壶，倾上滚水，其香郁然，大能快脾利气，定痛辟寒。

《本草备要》主治注释

白术、苍术、苏梗、子、麦芽俱除胀　甘草得茯苓则不滋满而反泄满，故云下气除满　桔梗治胸膈刺痛，乃火郁上焦　白前①治胸膈逆满　半夏下逆气，除痞满　川芎治腹痛、胁风　白芍止胁痛　姜黄治气胀　神曲治胀满，心膈气痰逆　黄芩利胸中气　芫花治痛引胸胁　牛蒡子利胸膈　姜治胸壅　桂心治胸腹满　地骨皮清

---

① 白前：原作"白全"，据《本草备要》卷之一改。

肝，平胸胁痛　枳壳、实消痞胀。脾无积血，心下不痞满，浊气在上则生䐜胀。并治胁胀痛。䐜音嗔，肉胀起也　厚朴与枳实、大黄同用则清实满与橘皮、苍术同用则泻湿满　槟榔、大腹皮、丁香均治壅胀　乌药能疏胸腹邪逆之气　吴茱萸亦治胀满。东垣曰：浊阴不降，甚而胀满，非吴茱不可治也　花椒、卜子并除胀　陈皮利胸膈滞气　青皮治左胁胀痛　姜皮治胀满　百合治心下满痛　薤治胸痹刺痛　柴胡治胁痛　薹子治胸痹刺痛　鳖甲以柴胡引之，去胁下坚硬　桂枝治胁风。胁风属肝，桂能平肝，又横行手臂　青皮同枳壳、肉桂、川芎治左胁痛　槐角治心胸烦闷　牡蛎以柴胡引之，去胁下硬

心腹胃脘痛并虫啮心腹痛　肠鸣雷鸣少腹

李士材曰：经脉者，天真流行之道路也。水谷之精，散为营卫，行于脉之内外，调和五脏，洒陈六腑，法四时升降浮沉之气，以成生化收藏，皆天真之妙用也。故曰：气血者，人之神，不可不谨养。养之则邪弗能伤，失之则营气解散，诸邪乘虚客入矣，于是气停液聚为积，为痰、血瘀、血蓄，当邪正相搏，故作痛也。

李士材曰：脾胃内舍心腹，心肺内舍胸膺两胁，肝内舍胠胁小腹，肾内舍小腹腰脊，大小肠冲任皆在小腹，此脏腑所舍之部位也。

《难经》曰：脐上痛，心症也；脐下痛，肾症也；脐右动，肺症也；脐左动，肝症也。至若厥心痛，五邪相乘。腹痛，岂无五邪相乘者乎？更有五脏之疝，不干睾丸，止在腹痛者，各种察之，病无遁情矣。

讱庵曰：腹痛，有寒、有热、有虚、有实、有食积、有湿痰、有死血、有虫。寒痛者，痛无增减，或兼吐利；热痛者，时痛时止，腹满坚结；实痛者，痛甚胀满，手不可按；虚痛者，按之即止；食痛者，痛甚则利，利后痛减；死血痛者，痛有常处；湿痰痛者，脉滑，

痰气阻碍，不得升降；虫痛者，时作时止，面白唇红；大抵胃脘下大腹痛者，多属食积外邪；绕脐痛者，属痰火积热；脐下少腹痛者，属寒，或瘀血，或溺涩。

痛属胃脘，曰寒痛、热痛、湿痛、痰痛、气痛、血痛、食痛、蛔痛、悸痛。盖心君不易受邪，真心痛者，手足青过腕节，朝发夕死。凡心口一点痛，俗言心气痛，非也，乃胃脘有滞，或有虫，及因怒、因寒而起，以良姜酒洗七次，香附醋洗七次，焙研。因寒者，姜二钱，附一钱。寒怒兼者，每一钱五分，米饮加姜汁一匙，盐少许服。

丹溪曰：有食热物及郁怒，致血留胃口作痛者，宜加韭汁和五苓散为丸，空心茴香汤下。丹溪曰：治心痛，当分新久，若初起因寒、因食，宜当温散；久则郁而成热，若用温剂，不助痛添病乎？古方用山栀为君，热药为之向导，则邪易伏。此病虽日久不食不死，若痛止恣食，必再作也。

古人治心痛，恒用栀子，此为火气上逆，气不得下者设也，若虚寒者禁用，纵当用者，必炒透方用。阴毒腹痛，阴症厥逆，用葱白安绕脐上，以缓火熨之。

心下满、胸中满、少腹满，论载肩背胸胁门。

小建中治腹痛者，以木来克土，取白芍为君，土中泻木也；理中汤治腹痛者，以水来侮土，取干姜为君，土中泻水也。平胃散治腹痛自利者，取苍术为君，泻土除湿也。

心气躁急，怫郁多忧，皆因脾虚所致。土为万物之母，主养五脏，心为君主之官，本自调和，脾虚则五脏不安，心气躁急，则遇事怫郁多忧。合欢味甘平无毒，主安五脏利心志，令人欢乐无忧，久服轻身明目，得所欲。甘主益脾，脾实则五脏自安，甘可以缓心气而不躁急，神明自畅而欢乐无忧，神明畅达则觉照圆通，所欲咸遂矣。

平胃散 加藿香、半夏，名金不换正气散，治胃寒腹痛呕吐。本方合二陈加藿香，名除湿汤，治伤湿，腹痛身重足软，大便溏泻。本方一两，加桑白皮一两，名对金饮子，治脾胃受湿，腹胀身重，饮食不进，肢酸肤肿。本方除苍术，加木香、草蔻、干姜、茯苓，名厚朴温中汤，治脾胃虚寒，心腹胀满，及秋冬客寒犯胃，时作疼痛。散以辛热，佐以苦甘，渗以甘淡，气温胃和，痛自止矣。

四七汤 治虚冷上气，心腹绞痛，或膨胀喘急。

人参　官桂　半夏一钱　甘草五分

加姜煎。心腹痛加延胡索。能行血中气滞，气中血滞。

连附六一汤 治胃脘痛。寒因热用也。

黄连六两　附子一两

泻心汤 治心热。

单黄连，煎服。

枳实导滞丸积聚门　治伤湿热之物不得施化。痞闷不安，腹内硬痛，积滞泄泻。

木香槟榔丸痢门　治胸腹积滞，痞满结痛，二便不通。

五积散表里门　治胸满恶食，呕吐腹痛。

麻黄白术汤大便门　治脐有动气，少腹急痛。

木香顺气汤方论见胸胁门　治腹胁胀满。

逍遥散 治心腹膨胀。

香苏饮 加延胡索酒一杯。治心中卒痛。

肾着丸腰肾门　治伤湿身重腹痛。病在下焦。

小建中汤虚损门　治腹中急痛，并里急腹痛。

五苓散 加韭汁和丸，空心茴香汤下。治肾气上攻心痛。

蠲痛散 治心腹上下及胃脘，并妇人血气痛。至效至验。

荔枝核煅，存性，五钱　香附醋炒，一两

为末，每服二钱，盐汤或米饮下。

古方 治心腹痛。

白芍四钱　甘草二钱

又，用等分，名芍药甘草汤，治同。切庵曰：腹痛，因营气不从，逆于肉里。白芍能行营气，甘草能敛逆气，又痛为肝木克脾土，白芍能伐肝故也。

《本草备要》主治注释

芫荑治心腹冷积癥痛。和面炒黄，为末，米饮下，治虫痛　桔梗治腹痛肠鸣，由肺火郁于大肠　附子治阴毒腹痛　紫草治心腹邪气，邪气即热也　蒲黄祛心腹、膀胱之热。同五灵脂治心腹血气一切诸痛　郁金、莪术、丹参皆治心腹痛　藁本治心腹中急痛，乃太阳经寒湿为痛　黄连得黄芩、厚朴治腹痛　草蔻治客寒胃痛　木香治九种心痛　良姜治胃脘冷痛　罂粟壳、茯苓治心腹结痛　桂心治腹内冷痛，九种心痛。热痛忌用　诃子治腹胀冷痛　威灵仙治心腹冷痛　山楂治腹冷痛　甘松治心腹卒满急痛　荜茇治腹痛肠鸣，冷痛恶心　鹤虱治蛔啮心腹痛。肥肉汁调末服　山豆根治腹痛　卜子止腹痛　白芥子止痛。气行则痛止　姜治寒痛　百合治心下满痛地浆治腹内热毒绞痛，及虫蜮入腹　夜明砂治血气腹痛　香附治一切诸痛　海螵蛸治环脐腹痛　蜜止心腹诸痛。甘缓可以去急　厚朴治冷痛　诃子得陈皮砂仁治冷气腹痛　丁香治冷痛　乳香治心腹痛　蕤仁治心腹邪热　沉香治心腹痛　吴茱萸治阴毒少腹痛　花椒治心腹冷痛，又治蛔虫啮痛　胡椒治阴毒少腹痛　核桃治心腹诸痛荔枝核散滞气，辟寒邪　巴戟天治小腹痛引阴中　胡荽通小腹气茴香治腹痛　生地止心腹急痛　赤芍、艾叶、川芎、当归皆止心腹诸痛　仙茅温胃。治心腹冷气痛、不能食　牛膝治心腹诸痛　韭除胃中热，瘀血作痛，论详胃门　罂粟壳治心腹痛　白芷肠有败脓血淋露腥秽，致脐腹冷痛，须此排之

卷之三

身体 四肢肩背 并诸痛麻木<small>遍身诸痛详论载前郁门</small>

时珍曰：痰涎为物，随气升降，无处不到。入心则迷成癫痫，入肺则塞窍为喘咳背冷，入肝则膈痛干呕、寒热往来，入经络则麻痹疼痛，入筋骨则牵引钓痛，入皮肉则瘰疬、痈肿。陈无择《三因方》并以控涎丹主之，殊有奇效。

风则上先受之，湿则下先受之，殆至两相搏激，注经络，流关节，入肌骨，无处不到，则无处不病。风胜则卫不固，故汗出而恶风；湿胜则水道不行，故小便不利而微肿。

湿之为邪，着而不移。着于太阳则头项腰脊痛，着于太阴则肩背痛，着于阴阳之经则一身尽痛，惟着故痛而且重也，羌活胜湿汤主之。痰饮流入四肢，令人肩背酸痛，两手疲软，误以为风则非其治，宜导痰汤加木香、姜黄各五分，轻者茯苓丸，重者控涎丹。外有血虚不能营筋而致臂痛，宜蠲痹四物汤各半贴和服。

遍身隐热疼痛拘急足冷，皆伏热伤血。血属于心，宜木通以通心窍，则经络流行也。十指麻木，气血不足，或有湿痰、死血在胃中也。

胸膈痛者气郁。周身痛或关节痛，遇阴寒即发者，湿郁也。能食而四肢无力者，血郁也。

甘草附子汤 治风湿相搏，一身烦痛，汗出恶风，小便不利，或身微肿。

白术<small>二两</small> 甘草<small>一两</small> 附子<small>一枚，炮</small>

每服五钱，姜五片，枣一枚。

茯苓丸<small>停痰臂痛</small> 治痰停中脘，两臂疼痛。饮伏于内，痰滞中脘。脾主四肢，脾湿而气不下，故上行攻臂，其脉沉细者是也。

半夏曲二两　茯苓一两，乳拌　枳壳五钱，麸炒　风化硝二钱半。

如一时未易成，但以朴硝撒竹盘中，少时盛水，置当风处即干如芒硝，刮取亦可用

喻嘉言曰：痰药虽多，此方甚效。

控涎丹一名妙应丸，治痰涎　治人忽患胸背、手足、腰项、筋骨牵引钓痛，走易不定，或手足冷痹，气脉不通。此乃痰涎在胸膈上下，误认瘫痪，非也。

甘遂去心　大戟去皮　白芥子

等分为末，糊丸。临卧姜汤下五七丸至十丸，痰猛加丸数。

此乃治痰之本也。痰之本，水也，湿也，得气与火，则结为痰。大戟能泄脏腑水湿，甘遂能行经隧水湿，直达水气所结之处，以攻决为用。白芥子能散皮里膜外痰气，惟善用者，能收奇功也。

滋燥养荣汤血虚风燥　治火烁肺金，血虚外燥，皮肤皴揭，筋急爪枯，或大便风秘。肺主皮毛，肝主筋爪，肝血不足，风热盛而金燥，故外见皮毛枯槁、肌肤燥痒，内有筋急、便秘之症。

当归酒洗，二钱　生地　熟地　白芍炒　黄芩酒炒　秦艽一钱
防风五分　甘草五分

加味二陈汤　治酒家手臂重痛、麻木。

陈皮　半夏　苍术　枳壳　片子姜黄

羌活胜湿汤见头门　治湿气在表，头痛头重，或腰脊重痛，或一身尽痛，微热昏倦。

当归拈痛汤脚气门　治湿热相搏，肢节烦痛，肩背沉重，或偏身疼痛。

麻黄加术汤　治湿家身体烦痛宜发汗。

麻黄　杏仁　甘遂　石膏　加白术

六君子汤 加麦冬、竹沥，治四肢不举，脾主四肢。加柴胡、芩芍，名十味人参散，治身体倦怠①。

五苓散 治身痛身重，湿胜所致。合人参败毒散，名五积交加散，治寒湿身体重痛。

桂枝汤除甘草，加黄芪三两，治血痹身体不仁。如风痹状。

六君子汤加竹沥、姜汁，治半身不遂。在右者，属气虚。

升阳益胃汤脾胃门 治体肿节痛。湿胜而阴邪胜也。

肾着汤腰肾门 治伤湿，身重腹痛腰冷。病在下焦。

松节散 治一切筋挛疼痛。

茯神心木名黄松节，一两　乳香一钱，石器炒，研

每服二钱，木瓜酒下。乳香能伸筋，木瓜能舒筋。

麻黄白术汤大便门 治身体面俱肿，色黄麻木，身重如山，喘促无力，吐痰唾沫，发热时躁，躁已振寒。

十枣汤攻里门，加减名三花神佑丸翻胃门。治壮实人风痰郁热，肢体麻痹，走注疼痛，湿热肿满，气血壅滞，不得宣通，服二丸。后转加痛闷，此痰涎壅塞，顿攻不开，再加二丸，快利则止。加牵牛、大黄，大泻气血之湿；加轻粉，无窍不入，以去痰积。虚人不可轻用。

《本草备要》主治注释

丹参治骨节痛　南星治身强　蓖蔄子治腰膝骨节重痛　天麻通血脉，强筋骨　秦艽治通身拘挛，此血不营筋故也　茵芋同上　羌活利周身百节之痛，若血虚遍痛者忌用　防风治脊痛项强，周身尽痛　荆芥治身强项直，口面㖞斜，通行血脉　细辛治脊强　苍耳子上通项脑，下行足膝，外达皮肤，肢挛痛，通身瘙痒，作浴汤佳，善

---

① 怠：原作"忌"，据《医方集解·泻火之剂》改。

发汗　芜荑祛五脏、皮肤、肢节风湿　姜黄除风消肿。片子者能竟入手臂，治风寒湿痹痛　防己能行十二经，通腠理，利九窍，治水肿、风肿、阴虚、湿热，在上焦者禁用　木瓜舒利筋骨　乳香能伸筋　白鲜皮通关节，治痰入筋骨，牵引隐痛　附子治拘挛　草薢坚筋骨。风湿去，则筋骨坚　蛇床子治腰酸体痹，祛风燥湿，煎汤浴，去风痹　土茯苓治筋骨拘挛，除风湿，利筋骨　白头翁坚肾凉血，治骨痛　胡麻填精髓，坚筋骨，逐风湿气　白芥子治痰气阻滞，筋骨诸痛　磁石治羸弱周痹，骨节酸痛　石硫黄治足寒无力　阿胶治骨痛、血痛　虎骨追风健骨，定痛。头风用头骨，手足风用胫骨，腰脊风用脊骨，各从其类也　原蚕砂治风湿为痰，肢节不随，皮肤顽痹，腰脚冷痛，冷血瘀血，炒热熨患处亦良。用治风，炒黄浸酒　扁柏叶治历节风痛，肢节大痛，昼静夜剧，名白虎历节风，亦风湿所致　牛蒡子利腰膝凝滞之气，散结除风，行十二经　香附通行十二经、八脉气分。生则上行胸膈，外达皮肤。热则下走肝肾，旁彻腰膝　仙茅暖筋骨，治腰脚冷痹不能行　桑叶燥湿去风，煎洗手足，去风痹　枳实、枳壳通利关节，疗背膊倦闷，论详诸风本药后　五加皮疗筋骨拘挛　罂粟壳治筋骨诸痛

诸痿　痿痹　痛风　麻木　筋急　拘挛

朱丹溪曰：今世风病，大率与诸痿症混同论治。古圣论风痿，条目不同，治法亦异。夫风病外感，善行数变，其病多实，发表行滞，有何不可？诸痿起于肺热，传入五脏，散为诸症。其昏惑、瘛疭、瞀闷、暴病、郁冒、蒙昧、暴瘖，皆属于火；其四肢不举、足痿、舌强、痰涎有声，皆属于土。悉是湿热之病，当作诸痿论治，大抵只宜补养。若以外感风邪治之，能免实实虚虚之祸乎？或曰《内经》治痿，独取阳明，何也？曰：只诸痿生于肺热一语，已见大意。金体燥

而居上，土气畏火者也；土性湿而居中，主四肢，畏木者也。嗜欲不节，则水失所养，火寡于畏，而侮所不胜。肺得火邪而热矣，肺受热邪则金失所养。木寡于畏，而侮所不胜。脾得木邪而伤矣，肺热则不能管摄一身，脾伤则四肢不为人用，而诸痿之病作矣。泻南方，则肺金清而东方不实，何脾伤之有？补北方，则心火降而肺金不虚，何肺热之有？故阳明实则宗筋润，能束骨而机关利矣。治痿大法无过于此。

厥阴风木主筋，然治筋之病以阳明为本，阳明主润宗筋，主束骨而利机关者也。阳明虚则宗筋纵弛，故治痿独取阳明。经曰：肺热叶焦，发为痿躄。盖肺者傅相之官，治节出焉。阳明湿热上蒸于肺，则肺热叶焦，气无所主，而失其治节，故痿躄。

筋骨缓纵，足不任地曰痿，风寒湿客于肌肉、血脉曰痹。其风气胜者为行痹，寒气胜者为痛痹，湿气胜者为着痹。以冬遇此者为骨痹，以春遇此者为筋痹，以夏遇此者为脉痹，以至阴遇此者为肌痹，以秋遇此者为皮痹。痹在于骨则重，在于脉则血凝而不流，在于筋则屈不伸，在于肉则不仁。在皮则寒，痛者，寒气多也。其寒者，阳气少阴气多也。其热者，阳气多阴气少也，故为痹热。其多汗而濡者，湿也，阳气少，阴气盛，故汗出而濡也。湿流关节，痛而烦曰湿痹。周身痿痹曰周痹，由气血不足，七宝美髯丹主之。

《准绳》曰：凡风痹偏枯，未有不因真气不周而病者也。治之不用，黄芪为君，人参、归、芍为臣，防风、桂枝、钩藤、荆沥、竹沥、姜汁、葛汁、乳汁、韭汁之属为佐，而徒杂沓①于乌、附、羌、独，以涸营而耗卫。如此死者，实医杀之也。

风而兼湿，痿痹不仁，顽麻痿躄。冷痹者，阴邪胜也。风痿痹病多杂合，故世俗每言风痹有病风而不痛者，则为不仁，此气血两虚，

---

① 沓：原作"沓"，据《医方集解·祛风之剂》改。

其症为加重矣。

肝主筋血，不足则筋痿，故步履维艰也，虎潜丸主之。热胜则伤血，血不营筋，则软短而为拘；湿胜则伤筋，筋不束骨，则驰长而痿。二妙散为治痿要药，然亦有气虚、血虚、脾虚、湿痰、死血之不一，宜随症施治。二妙散加牛膝，为三妙散。思想无穷，入房太甚，发为筋痿，韭子、龙骨、桑螵蛸能治之。

痛风当分新久。新痛属寒，宜辛温药；久痛属热，宜清凉药。所谓暴病非热，久病非寒是也。大法宜顺气清痰、搜风散湿、养血去瘀为要。湿热流于肢节之间，肿属湿，痛属热，汗多属风，麻属气虚，木属湿痰、死血。十指麻木，亦是胃中有湿痰、死血，脾主四肢故也。痛风，有风热、风湿、湿痰、瘀血、血虚、气虚之异，桂枝用作引经。

痹在于骨则体重，在脉则血涩，在筋则拘挛，在肉则不仁，在皮则寒。

手足不随人用曰风痹，痰入经络则麻痹。疼痛、麻木为风，三尺童子皆知之。细核〔批：核，此音劾，考究也〕则有分别，如坐久亦麻木，绳缚亦麻木，非有风邪，乃气不行也。当补肺气，麻木自去矣。讱庵曰：因其气虚，故风邪入而踞之，所以风为虚象，气虚是其本也。

筋寒则急，热则缩，湿则纵。然寒湿久留亦变为热，又有热气熏蒸。水液不行，久而成湿者，薏仁去湿要药，因寒因热皆可用也。热胜则伤血，血不营筋，则软短而为拘。手足拘挛，风燥其筋而血不濡也。风、寒、湿三者，在筋则拘挛。项背拘急，风也；腰沉重，湿也。营卫虚而风湿干之，故或拘急挛、或顽麻、或重痛，而举动维艰也。经曰：营虚则不仁，卫虚则不用。不仁，皮肤不知痛痒也；不用，手足不为人用也。

岐伯曰：中风大法有四，一曰偏枯，半身不遂也；二曰风痱身，无疼痛，四肢不收也；三曰风癔，奄忽不知人也；四曰风痹，诸痹类风状也。

痹者血病，行血软坚则痹自愈。

清燥汤 治肺金受湿热之邪，痿躄喘促，胸满少食，色白毛败，头眩体重，身痛肢倦，口渴便秘。火盛克金，肺失治节，故肢体或纵，或缩而成痿躄也。火上逆肺故喘促，肺主皮毛故色白毛败。湿热填于膈中故胸满，壅于阳明则食少，上升于头则眩，注于身则体重，流于四节则身痛。肺受火伤，天气不能下降，膀胱绝其化源，故口渴、便赤。嘉言曰：燥与湿相反者也，方名清燥，而以去湿为首务，非东垣具过人之识不及此。

黄芪钱半　苍术炒，一钱　白术炒　陈皮　泽泻五分　人参升麻三分　茯苓　当归　生地　麦冬　甘草炙　神曲　黄柏酒炒猪苓二分　柴胡　黄连炒，一分　五味子九粒

每服五钱。

贲豚丸　痞气丸痞满门　除吴萸、白术、砂仁、人参、干姜、川椒、黄芩、茵陈，加石菖蒲、丁香、附子、苦楝、延胡、独活、全蝎，淡盐汤下。治肾积发于小腹，上至心下，若豚状上下无时，令人喘咳、骨痿。

龙胆泻肝汤见耳门　治筋痿阴汗。肝主筋，湿热胜，故筋痿。一方除当归生地、木通、泽泻、车前，加人参、五味、天冬、麦冬、黄连、知母，亦名龙胆泻肝汤，治筋痿挛急，口苦爪枯。

泻青丸 治筋痿不起。肝主筋，逢热则纵，故痿。

龙胆草　山栀炒黑　大黄酒蒸　川芎　当归酒洗　防风

等分蜜丸，竹叶汤下。

补肝汤 治阴汗如水，阴冷如冰，脚痿无力。清暑益气汤

除白术、青皮、麦冬、五味，加茯苓、猪苓、羌活、防风、连翘、知母、柴胡。

肾著汤腰肾门　湿伤腰肾。治胞痹，膀胱热痛，涩于小便，上为清涕。风寒湿邪客于胞中，气不能化故水道不通。足太阳上额络脑，太阳经气不得下行，上入脑而流于鼻，则为清涕。

《传信方》腰肾门　治风躄顽痹，腰膝疼痛。

蠲痹汤风痹　治中风身体烦痛，项背拘急，手足冷痹，腰膝沉重，举动维艰。

黄芪蜜炙　当归酒洗　赤芍酒炒　羌活　防风　片子姜黄酒炒　甘草炙

加姜、枣煎。

独活寄生汤风寒湿痹　治肝肾虚热，风湿内攻，腰膝作痛，冷痹无力，屈伸不便。肾，水脏也。虚则寒湿之气凑之，故腰膝作实而痛。冷痹者，阴邪胜也。肝主筋，肾主骨。《灵枢》曰：能屈而不能伸者，病在筋；能伸而不能屈者，病在骨。

独活　桑寄生如无真者，以续断代之　秦艽　防风　细辛　当归酒洗　白芍酒炒　川芎酒洗　熟地　杜仲姜汁炒丝　牛膝　人参　茯苓　甘草　桂心

等分，每服四钱。本方除独活、寄生，加羌活、续断，名羌活续断汤，治同。

上中下通用痛风方丹溪　痛风有寒、有湿、有热、有痰、有血之不同，此为通治。讱庵曰：此即《内经》所谓行痹、痛痹也。经曰：风寒湿三者合而为痹也，盖风痹、痿厥病多杂合。

黄柏酒炒　苍术泔浸　南星姜制，二两　神曲炒　川芎　桃仁去皮、尖，捣　龙胆草下行　防己下行　白芷一两　羌活　威灵仙酒拌，上下行　桂枝三钱，横行　红花二钱五分

面糊丸。

丹溪曰：大法痛风用苍术、南星、川芎、当归、白芷、酒芩，在上者加羌活、灵仙、桂枝，在下者加牛膝、防己、木通、黄柏。薄桂能横行手臂，领南星、苍术诸药至痛处。

三痹汤风寒湿痹　治气血凝滞，手足拘挛，风寒湿三痹。

人参　黄芪　茯苓　甘草　当归　川芎　白芍　生地　杜仲　川牛膝　川续断　桂心　细辛　秦艽　川独活　防风

等分，加姜、枣煎。

喻嘉言曰：此方参、芪、四物一派补药内，加防风、秦艽以胜风湿，桂心以胜寒，细辛、独活以通肾气。凡治三气袭虚而成痹患者，宜准诸此。讱庵曰：风痹诸方，大约祛风、胜湿、泻热之药多，而养血、补气、固本之药少，惟此方专以补气为主，而以治三气之药从之，散药得补药以行，其势辅正驱邪，尤易于见功，故喻氏取之。

史国公药酒方风痹　治中风语言謇涩，手足拘挛，半身不遂，痿痹不仁。语言謇涩，风中舌本也。半身不遂，邪并于虚也。手足拘挛，风燥其筋而血不濡也。痿痹不仁，风而兼湿，顽麻痿躄也。

羌活　防风　白术土炒　当归酒洗　川牛膝酒浸　川萆薢　杜仲姜汁炒断丝　松节杵　虎胫骨酥炙　鳖甲酥炙　晚蚕砂炒，二两　秦艽　苍耳子炒，捶碎，四两　枸杞五两　茄根八两，蒸熟

为粗末，绢袋盛，浸无灰酒三十斤，煮熟，退火毒服，每日数次，常令醺醺不断。

此足厥阴药也。防风、羌活、苍耳、秦艽、松节、茄根、蚕砂、萆薢，既以祛风，兼以燥湿。松节能除骨节间之风，茄根散血消肿，能疗冻疮，亦散寒之品。当归、杜仲、牛膝补阴润燥、养血营筋。白术健脾，脾主四肢。虎胫祛风而壮骨。鳖甲亦厥阴血分之药，能益阴血而去肝风，湿去气血旺，则百病俱除矣。

防己黄芪汤肿满门　治诸风诸湿麻木身痛。论解详前。

松节散　治一切筋挛疼痛。

黄松节即伏神心木，一两　乳香一钱

石器炒研，每服二钱，木瓜酒下，或加入亦可。乳香伸筋，木瓜舒筋。

《本草备要》主治注释

夏枯草治瘰痹　苍耳子治痛痹　茜草除风痹　姜黄除风寒湿痹痛　薏仁治痿痹要药　土茯苓利筋骨，治筋骨拘挛　麦冬治痿躄，手足缓纵曰痿躄　虎骨治风痹拘挛疼痛　羚羊角治筋脉挛急，祛风舒筋　蔓荆子治拘挛　天麻治四肢拘挛　仙茅治挛痹不能行要药　秦艽养血营筋，理肢节痛及通身拘急不遂　白鲜皮通关节、利风痹之要药　萆薢治风寒湿痹，坚筋骨　何首乌养血祛风，强筋骨　麻黄治麻木不仁　淫羊藿治四肢不仁　原蚕砂治风湿为疾，肢节不随，皮肤顽痹，腰脚冷痛　沉香治冷风麻痹　车前子治湿痹　浮麦散血止痛。熨风湿痹痛，互易，至汗出良　姜汁和黄明胶熨贴风湿痹痛　百沸汤患风冷气痹，人以汤淋脚至膝，用物厚覆取汗。然别有药，特假阳气而行耳　桑木火拔引风寒湿痹，其法取桑木片，扎成小把，燃火吹息，灸患处，内服祛风寒湿药，甚良　桑叶煎汤洗手足，去风痹　茵芋治拘急痹痛，古方有茵芋酒　麻黄、附子治风痹　硫黄治寒痹　天雄治风寒湿痹，风家主药　王不留行去痹疾　葱治风痹　阳起石治腰膝冷痹　急流水风痹之药宜之　阿胶治一切风病　蠡鱼主湿痹　鳗鱼治湿痹　川山甲去湿冷痹　扁柏去冷风湿痹　枣仁治酸痹　山萸肉治风寒湿痹，温肝故逐风　地骨皮治风湿周痹　海桐皮治风躄顽痹　枳实、壳辛散风，去痹　石南叶风痹要药　皂荚熬膏，贴一切痹痛　吴萸治血痹　丹参治诸痿痹，手足受血而能握履　石菖蒲疗风痹，壮筋骨　兰叶消诸痹。东垣常用，屡验　荧

实主湿痹 五加皮疗筋骨之拘挛。肾得其养则妄水去而骨壮，肝得其养则邪风去而筋强 得牛膝、木瓜、黄柏、麦冬、生地、苡仁、石斛、虎胫骨、山药治湿热痿痹，腰以下不能行动 同二术、萆薢、石菖蒲、苡仁、白蒺藜、甘菊花、防风、羌活、独活、白鲜皮、石斛治风寒湿成痹。加皮一味酿酒饮之，治风痹四肢拘挛 荸荠治痹热

腰膝肾① 水火命门阴阳论附小肠气痛 鹤膝风

腰者，肾之府，转移不能，肾将惫矣；膝者，筋之府，屈伸不能，筋将惫矣。切庵曰：腰痛不已者属肾虚，痛有定处属死血，往来走痛属痰积，腰冷身重、遇寒便发属寒湿，或痛或止属湿热。而其原多本于肾虚，以腰者，肾之府也。

李士材曰：肾有两枚，皆属于水，初无水火之别。《仙经》曰：两肾一般无两样，中间一点是阳精，两肾中间穴名命门，相火所居也。一阳生于二阴之间，所以成乎坎而位乎北也。

李时珍曰：命门为藏精、系胞之物，其体非脂非肉，白膜裹之，在脊骨第七节，两肾中央，系着于脊，下通两肾，上通心肺贯脑，为生命之原，相火之主，精气之府，人物皆有之，生人生物皆由此出。《内经》所谓七节之旁，中有小心是也。以相火能代心君行事，故曰小心。切庵曰：男女媾精，皆禀此命火以结胎。人之穷通寿夭，皆根于此，乃先天无形之火，所以主云为而应万事，蒸糟粕而化精微者也。无此真阳之火，则神机灭息，生气消亡矣。惟附子、肉桂能入肾命之间而补之，故加入六味丸中，为补火之剂。

有肾虚火不归经，大热烦渴、目赤唇裂、舌上生刺、喉如烟火、足心如烙，脉洪大无伦，按之微弱者，宜十全大补汤，吞八味丸。或

---

① 腰膝肾：原缺，据目录补。

问燥热如此，复投桂、附，不以火济火乎？曰：心胞相火，附于命门，男以藏精，女以系胞。因嗜欲竭乏，火无所附，故厥而上炎。且火从肾出，是水中之火也。火可以水折，水中之火不可以水折。桂、附与火同气而味辛，能开腠理，致津液，通气道，据其窟宅而招之，同气相求，火必下降矣。然则桂、附者，固治相火之正药欤。朱丹溪曰：君火者，心也，人火也，可以水灭，可以直折，黄连之属可以制之；相火者，天火也，龙雷之火也，阴火也，不可以水湿折之，当从其类而伏之，惟黄柏之属可以降之。讱庵曰：知柏八味丸与桂附八味丸寒热相反，而服之者皆能有功，缘人之气禀不同。故补阴补阳，各有攸当。药者，原为补偏救弊而设也。《医贯》曰：左尺脉虚细数者，是肾之真阴不足，宜六味丸以补阴；右尺脉沉细数者，是命门之相火不足，宜八味丸以补阳。至于两尺微弱，是阴阳俱虚，宜十补丸。此皆滋先天化源，自世之补阴者，率用知、柏，反残脾胃，多致不起，不能无憾，故特表而出之。又曰：王节斋云，凡酒色过度，损伤肺肾真阴者，不可过服参、芪，服多者死，盖恐阳旺而阴消也。自此说行，而世之治阴虚咳嗽者，视参、芪如砒鸩，以知、柏为灵丹，使患此症者，百无一生，良可悲也。盖病起房劳，真阴亏损，阴虚火上故咳，当先以六味丸之类补其真阴，使水升火降，随以参、芪救肺之品，补肾之母，使金水相生，则病易愈矣。世之用寒凉者，固不足齿，间有知用参、芪者，不知先用水以制火，而遽投参、芪以补阳，反使阳火旺而金益受伤，此不知先后之着者也。

凡阳胜者不必泻阳，只补其阴以配阳，使水火均平，自无偏胜之患也。人之一身，阳常有余，阴常不足。人身水火原自均平，偏者病也。火偏多者，补水配火，不必去火；水偏多者，补火配水，不必去水。譬之天平，此重则彼轻，一边重者，只补足轻者之一边，决不凿去法马。今之欲泻水降火者，凿法马者也。《难经》曰：阳气不足，阴气有余，当先补其阳而后泻其阴；阴气不足，阳气有余，当先补其阴而后泻其阳。营卫通行，此其要也。

滋肾丸又名通关丸，补水　治肾虚蒸热，脚膝无力，阴痿阴汗，冲脉上冲而喘，及下焦邪热，口不渴而小便秘。肾中有水有火，水不足则火独治，故虚热。肝肾虚而湿热壅于下焦，故脚膝无力，阴痿阴汗，冲脉起于二阴之交，直冲而上至胸，水不制火故气逆而上喘。

黄柏酒炒，二两　知母酒炒，二两　桂一钱

蜜丸。

水不胜火，法当壮水以制阳光。黄柏苦寒微辛，泻膀胱相火，补肾水不足，入肾经血分；知母辛苦寒滑，上清肺金而降火，下润肾燥而滋阴，入肾经气分。故二味每相须而行，为补水之良剂。肉桂辛热，假之反佐，为少阴引经，寒因热用也。

本方去桂加黄连名黄柏滋肾丸，治上热下冷，水衰心烦。上热下冷，阳极似阴也。单黄柏一味名大补丸，治肾膀胱虚热。气虚者用四君子汤下，血虚者用四物汤下。腰股痛而足心热，为末，姜汁酒调服，名潜行散，治痛风，腰以下湿热流注。

六味地黄丸　加杜仲姜炒　牛膝酒洗，各二两　治肾虚腰膝酸痛。

郑相国方　治腰脚酸痛。

补骨脂十两，酒蒸为末　胡桃肉二十两，研烂

蜜调如饴，每晨酒服一大匙，不能饮者，热水调。忌羊血、油菜。久服利益甚多，不独下强腰膝而已也。本方加杜仲一斤、生姜炒蒜，四两，名青娥丸，治肾虚腰痛。再加牛膝酒浸、黄柏盐水炒、川萆薢童便浸，蜜丸，治同本方。加杜仲、胡芦巴、小茴香、萆薢，名喝起丸，治小肠气痛引腰。

核桃、补骨脂，一木一火，大补下焦，腰脚虚痛俱愈。肾命相

通，藏精而恶燥，胡桃状颇相类，皮汁青黑，故入北方。佐补骨脂润燥而调血，使精气内充，血脉通利，诸疾自除矣。

《传信方》治风躄顽痹，腰膝疼痛。

海桐皮 薏苡各二两 牛膝 川芎 羌活 地骨皮 五加皮各一两 甘草五钱 生地十两

酒二斗浸，此方不得增减，早中晚常令醺醺。

天真丹东垣 补下焦阳虚。

牵牛盐水炒黑 佐沉香、杜仲、补骨脂、肉桂，深得补泻兼施之妙。

十全大补汤加防风为君，再加羌活、附子、杜仲、牛膝，名大防风汤，治鹤膝风。

五积交加散 治腰脚酸痛。

仙茅大益丸 助命火，益阳道，明耳目，补虚劳，治失溺无子，心腹冷气不能食，温胃，腰脚冷痹不能行，暖筋骨。相火盛者忌服。唐婆罗门始进此方，当时盛传，服之多效。

竹刀去皮，切，糯米泔浸，去赤汁，出毒用，忌铁。阴干，蜜丸，酒服。禁食牛乳、牛肉。许真君书云：甘能养肉，辛能养节，苦能养气，咸能养骨，酸能养肤，和苦酒服之，必效也。传云：十斤乳石，不及一斤仙茅。

《本草备要》主治注释

五加皮坚骨益精，治虚赢 黄柏补肾水不足，坚肾润燥，非真能补也。肾苦燥，急食辛以润之；肾欲坚，急食苦以坚之也。相火退而肾固，则无狂荡之患矣。切庵曰：肾本属水，虚则热矣；心本属火，虚则寒矣 五加皮同续断、杜仲、牛膝、萸肉、巴戟、补骨脂治肾虚，寒湿客之作腰痛 蛇床子久服令人驻颜，令人有子，强阳补肾 孙真人金樱子煎去刺、核，煎似稀糖，每服一匙，暖酒调服，活血驻颜，其功不可备述　**水陆丹**益气补真，金樱子去刺、核，和芡实粉为丸　**芡实**甘涩，固肾涩精，补脾去湿，治腰膝痛痹。吴子野曰：人之食芡，必枚啮而细嚼之，使华液流通，转相灌溉，其功过于乳石也　**沉香**入右肾命门，暖精壮阳　**桑椹**入肾补水　**萆薢**益精。史信国云：若欲兴阳，先滋筋骨。萆薢，坚筋骨，祛风湿，补下焦　**白头翁**苦坚肾　**旱莲草**补肾益精，功效甚速　**决明子**益肾精　**黑大豆**补肾益精　**阳起石**补右肾命门，治阴痿精乏　**钟乳**强阴、益阳　**石硫黄**大热纯阳，补命门真火不足　**阿胶**滋肾　**鹿茸**生精补髓，养血助阳　**鹿角**滋补。鹿一名班①龙，西蜀道士尝货班龙丸。歌曰：尾闾不禁沧海竭，九转灵丹都漫说，惟有班龙顶上珠，能补玉堂关下穴。盖指鹿茸与胶霜也　**龟板**滋阴益肾，治腰膝酸痛。龟鹿二仙膏，一阴一阳，其功甚妙　**肉苁蓉**补命门相火不足，益精强阳　**桑螵蛸**益精固肾　**沙参**益肾　**玄参**益精　**黄精**填精益髓　**石斛**益精　**志肉**补精壮阳　**牛膝**益精　**五味子**滋肾水　**天冬**滋肾润燥　**麦冬**强阴益精　**熟地**填髓生精　**何首乌**添精益髓，令人有子　**骨碎补**补肾　**益母子**益精　**知母**润肾燥而滋阴　**苦参**补阴益精　**锁阳**益精与阳　**巴戟**强阴益精　**胡芦巴**壮元阳，治肾冷　**菟丝子**强阴益精，去腰膝酸软　**覆盆子**益肾固精，起阳痿，泽肌肤，女子多孕。李士材曰：强肾无燥热之偏，固精无凝涩之害，金玉之品也　**沙苑蒺藜**补肾益精　**淫羊藿**补命门，益精气，起阳绝　**益智仁**涩精　**香附**盐水浸炒，补肾气　**茴香**补命门不足　**地肤子**强阴益精　**石韦**益精气　**车前子**强阴益精。肾有二窍，车前子利水窍而固精窍，精盛则有子，故五子衍宗丸用之　**柏子仁**润肾燥　**肉桂**气厚纯阳，入肝肾血分，平肝补肾，补命门相火之不足。两肾中间，先天祖气乃真火也。人非

---

① 班：通"斑"。清代段玉裁《说文解字注·文部》："斑者，辬之俗……又或假班为之。"

此火，不能有生，无此真阳之火则无以蒸糟粕而化精微。脾胃衰败，气尽而亡矣　山萸补肾固精，强阴助阳　枸杞滋肾生精，助阳　狗脊苦坚肾，甘益血，或熬膏用甚妙　女贞子补肾妙品　莲肉涩精气　莲须固精益血　杜仲补肾强骨，治腰膝酸痛　牛蒡子利腰膝凝滞之气　韭子补肾暖腰膝　龙骨益肾固精，利腰膝　鳖甲、海螵蛸均治腰痛，肝肾不足　桂心暖腰膝　锁阳腰膝软弱，珍为要品　芡实去腰膝酸软　秦皮益肾气，令人有子　海桐皮治腰膝疼痛　石南叶苦养肾，补内伤阴衰，利筋骨，肾弱要药　牛膝治腰膝骨痛　肉苁蓉治腰膝冷痛　补骨脂治腰膝冷痛，肾冷精流　山萸暖腰膝　枸骨皮浸酒，补腰膝强健　楮实入肾经，主补虚劳，壮阴痿，助腰膝　蒲公英东垣曰：苦寒入肾，肾经必用之药　菴䕡子治阳痿，腰膝骨节重痛　蚶起阳

癀疝　小肠气腹痛曰疝　丸病曰癀　附疳
阴囊并妇人阴蚀阴痒癀音颓

丹溪曰：疝病自《素问》而下，皆以为寒。世有寒而无疝者，必有说以通之可也。因思此病始于湿热在经，郁遏至久，又感外寒，湿热被郁而作痛，只作寒论，恐有未尽。古方以乌头、栀子等分作汤，其效亦速，后因此方随症加减，无有不应，须分湿热多少而治之。又有挟虚而发者，当以参、术为君，而佐以疏导，其脉沉紧而滑大者是也。讱庵曰：疏导药即山楂、桃仁、枳实、黑栀子、川楝、吴萸、延胡、丁香、木香之类。山栀、附子酒煎加盐，名栀附汤。丹溪曰：乌头治外束之寒，栀子治内郁之热。讱庵曰：寒气积于内，复为寒邪所袭，营卫不调，则成疝病。囊冷结硬如石，或引睾丸而痛，名寒疝。疝有七种，寒疝、水疝、筋疝、血疝、气疝、狐疝、癀疝也。疝虽见于肾，病实本于肝，以厥阴肝脉络于阴器故也。导气汤乃治疝之通剂，以疝病多因寒湿所致也，女子阴菌亦同此类。张子和曰：凡遗尿

癃秘，阴痿胞痹，精滑白淫，皆男子之疝也。血涸不月，足躄，咽干，癃秘，小腹有块，前阴突出，后阴痔核，皆女子之疝也。但女子不名疝，而名瘕。

一曰寒疝，阴囊冰冷，结硬如石，阴茎不举，控睾而痛，得于坐卧冷湿之处，或冬月涉水，或值雨当风霜，使内过劳，久而无子，宜温剂下之；二曰水疝，肾囊肿痛，阴汗如流，囊如水晶，或出黄水，或小腹之内按之如水声，得于饮酒、饮水，醉而使内过劳汗出，而遇风寒湿邪，聚于囊中，宜逐水之剂下之；三曰筋疝，阴茎肿胀，或溃或痛，里急筋挛，或茎中作痛，痛极则痒，或挺纵不收，或白物如精，随溲而下，得于房室劳伤，及邪术所使，宜清心之药下之；四曰血疝，小腹两旁，状如黄瓜，得于春夏重感天燠，劳于使内气血流溢，沁入胞囊，结成痈脓，宜和血之剂下之；五曰气疝，上连肾区，下及阴囊，得于忿怒号啼，则气郁而胀，怒号即疲，气亦随消，宜散气之剂下之。小儿亦有此疾，得父衰阴痿强力入房，因而有子，胎中病也，法在不治；六曰狐疝，卧则入于小腹，行立则出腹入囊，与狐之昼出夜入相类，故名狐疝，宜逐气流经之药下之；七曰㿗疝，阴囊肿大，如升如斗，不痛不痒，得于地气卑湿，宜去湿之药下之。诸疝下后，或调或补，须量病势。更有阴胜而腹胀不通者，㿗癃疝也。

丹溪云：睾丸连小腹急痛，或有形，或无形，或有声，或无声，皆以为经络得寒，收引而痛。不知其始于湿热壅遏，又感外寒①，湿热被郁，故作痛也，宜枳实、桃仁、山栀、吴萸、山楂、生姜。湿胜成㿗疝加荔核，痛甚加炒盐大茴香，痛处可按者加桂枝，此亦前人未备之旨也。

士材曰：大抵疝之为疝，受热则挺纵而不收，受寒则牵引而作痛，受湿则肿胀而累垂。三者之间，分其热多热少而为施治，此亦一

① 寒：原脱，据《类证治裁》卷之七补。

法也。

肾有二枚，左肾属水，水生肝木，木生心火，三部皆司血分，而统纳左之血者，肝木之脏也；右属龙火，火生脾土，上生肺金，三部皆司气分，而统纳右之气者，肺金之职也。故诸寒收引则血液迎泣，下注于左丸；诸愤郁则淫积聚，下注于右丸。此睾所络之筋，非尽由厥阴，而太阴、阳明之筋，亦入络也。往往见偏患左丸者则痛多肿少，偏患右丸者则痛少肿多，此非气之明验乎？

《发明》云：男子疝痛，女人瘕带，皆任脉所生也，乃肾、肝受病，治相同，宜丁香，炼蜜丸。归尾、附子、茴香、川楝子各一两，酒二钟，同煮干，为末，每末药一两，入丁香、木香各二钱，全蝎十三个，玄胡索五钱。同为末，入前项药，拌匀，酒糊为丸。每服一钱，酒送下。

凡疝气带下，皆属于风，全蝎乃治风之圣药也。川楝、茴香皆入小肠，当归、延胡活血止痛。疝气带下，皆寒邪积聚入于大肠，故附子佐之。丁香、木香为引导也。脐下撮急，周身皆痛，小便数而清，诸脉洪缓，独肾脉不急而无力，名曰肾疝，宜丁香疝气丸，当归、延胡、甘草梢、麻黄根节、丁香、椒、羌活、肉桂，同全蝎、茴香、防风、乌药，酒糊丸，盐汤送下。

导气汤　治寒疝疼痛。

川楝子四钱　木香三钱　茴香二钱　吴茱萸一钱，汤泡

长流水煮。川楝苦寒，能入肝舒筋，使无挛急之苦，又能导小肠、膀胱之热，从小水下行，为治疝之主药。

天台乌药散　治小肠疝气，牵引脐腹疼痛。厥阴肝脉络于阴器，上入少腹。疝病乃肝邪也，肝主筋故牵引疼痛。小肠经络并于厥阴，寒邪客于小肠，少腹牵引睾丸，上而不下，痛入脐腹，甚则上冲心胸，故俗亦名小肠气，古人治法往往相类。

乌药　木香　茴香盐炒　良姜炒　青盐五钱　槟榔二个　川

棟子十个　巴豆七十粒

先以巴豆微打破，同川楝麸炒黑，去麸及巴豆，同余药为末，酒下一钱。士材曰：用巴豆炒药，此惟初起而实者宜之，不可施于虚证。

禹功散　治寒湿水疝，阴囊肿胀，大小便不利。囊如水晶，注见前。大小便不利，湿郁为热而胀秘也。

黑牵牛四两　茴香一两，炒　荔核①

为末，每一钱，姜汁调下，或加木香一两。

牵牛辛烈，能达右肾命门，走精隧，行水泄湿，兼通大肠风秘；茴香辛热温散，能暖丹田，祛小肠冷气，同入下焦以泄阴邪；荔核似睾丸，故治癫疝。卵肿，有述类象形之义。

橘核丸　治四种癫疝。肠癫、卵癫、水癫、气癫，皆寒湿为病。

橘核　川楝子　海藻　海带　昆布　桃仁二两　延胡索　厚朴　枳实　木通　桂心　木香五钱

酒糊丸，盐汤或酒下。

橘核、木香入厥阴气分而行气；桃仁、延胡入厥阴血分而活血；川楝、木通能导小肠膀胱之热由小便下行，所以去湿；官桂平肝暖肾，补肾命之火，所以祛寒；厚朴、枳实并能行结水而破宿血；昆布、藻、带咸润下而软坚，寒行水以泄热。

丹溪曰：癫疝不痛，非坚断房事与厚味不可。若苍术、神曲、山楂、白芷、川芎、枳实、半夏皆要药，又宜随时月寒热加减，有热加栀子，坚硬加朴硝，秋冬加吴茱萸。

疝气方　治疝气疼痛。

吴茱萸　枳壳　栀子　唐球子即山楂，俱炒　荔枝核煅

等分为末。空心长流水下二钱。

---

① 荔核：《医方集解·利湿之剂》中无。

经验方　治阴疝。

大小茴各一两，为末　猪胞一个

连尿入药，扎定，酒煮烂，为丸。每服五十丸。

四逆汤祛寒门　加当归、木通，治男妇寒疝，脐下冷，引腰胯而痛。

吴茱萸汤祛寒门　加附子，治寒疝腰痛，牵引睾丸，尺脉沉迟。

喝起丸腰膝门　治小肠气。

五积散表里门　治冷秘，寒疝。

甘草黑豆汤　治筋疝。详见前。

甘草梢二两　黑豆半升

逍遥散　治疝气。

贲豚丸痿痹门　治男子七疝。

龙胆泻肝汤耳门　治阴肿阴痛。东垣无黄芩、栀子，亦名龙胆泻肝汤，治前阴热痒臊臭。详论见淋门。

五苓散湿热门　加川楝子，治水疝。

分消汤肿满门　治寒疝，二便不通。

羌活胜湿汤湿热门　除川芎，加黄芪、当归、苍术、升麻名升阳除湿汤，治水疝肿大、阴汗不绝。

左金丸胸胁门　治肝火燥盛，筋疝痞结。肝木过盛，克制脾土，则成痞结。

当归生姜羊肉汤妊娠门　治寒疝腹痛。

经验方　治囊风疮痛痒。

川椒七粒　葱头七根

煎水熏洗。

《本草备要》主治注释

茴香治小肠冷气，癫疝阴痛　葫芦巴同茴香、巴戟、川乌、楝实、吴茱萸。治瘕疝冷气　海藻治阴癫、阴蚀肿痛　防风、苡仁、萆薢治阴疝　射干治瘕疝　白头翁同上，又治偏坠，捣敷患处　五灵脂、牡蛎均治疝丸。疝气皆属风，蝎乃治风要药，宜加之　五加皮治阴痒囊湿，并疝气　苦楝子治疝要药　吴茱萸治阴疝　干漆治瘕疝　皂荚治囊结，寒客于肝则为囊结，涂之则肿散毒消　青皮治疝痛　丹参同上　泽泻同上　赤芍治瘕疝。邪聚腹内为瘕，外肾为疝　藁本治妇人瘕疝，阴寒肿痛　甘遂治疝瘕　商陆治瘕疝　木贼止疝痛　蛇床子治阴痿囊湿　荷叶煎汤，熏洗囊风　干苋菜同上　昆布治阴癀腹痛　杜仲治阴下湿痒　白附子治阴下湿痒　胆矾治阴蚀　白矾治阴蚀、阴挺。阴肉挺出，肝经之火。　石灰收阴挺，亦名阴菌　鳗鱼治阴户蚀疮，皆有虫作痒　蛇床子治女子阴肿、阴痒，湿生虫　白鲜皮治女子阴中肿痛，湿热乘虚客肾与膀胱所致　海螵蛸治阴蚀肿痛　槐实治阴疮湿痒　乌药主膀胱、肾间冷气，攻冲背膂　蛤粉丹溪云治疝气

案：赵氏曰：子一日患阴丸，一个肿如鸭卵，发热，以湿热证治不效。细思数日，前有湿布风帆在坐下，彼上岸始觉，以意逆之，此感寒湿在肾丸也，乃用六味地黄丸加柴胡、吴茱萸、肉桂各一钱，独活五分，一服热退，再服肿消。后有患偏坠者，此方多效。吕晚村曰：六味地黄，此洁净府，例独活五分，此味妙。

附下疳

孩儿茶一钱　真珠一分　片脑半分　为末傅之。

孩儿茶、硼砂等分，为末敷之。

真珠、人中白、黄柏、青黛、硼砂和冰片少许，加鸡内黄金腻粉、鸡肫黄皮（不落水者五枚，焙存性），枯矾一钱，研

细搽。

治阴头疳蚀，灯草炒灰傅，甚效。

脚　脚气　脚臭　脚跟肿痛　脚冻疮　趾甲恶肉突出

脚气自外感得者，山岚雨水，或履湿热之地；自内伤得者，生冷、茶、酒、油面。湿热之毒，有湿有热，湿又生热。湿性下流，故注于足。湿热分争，湿胜则增①寒，热胜则壮热，有兼头痛诸症者，状类伤寒。亦有六经传变，但胫肿、掣痛为异耳。此病忌用补剂及淋洗，以湿热得补增剧也，然亦不宜大泻，治之喜通而恶塞。若脚气冲心，喘急不止，呕吐不休者死，水凌火故也。

先痛而后肿者，气伤血也；先肿而后痛者，血伤气也。筋脉弛长痛肿者，名湿脚气，宜利湿疏风；踡缩、枯细不肿而痛者，名干脚气，即热也，宜养血润燥。湿则肿，热则痛，足膝疮肿，湿热下注也。脚气多主水湿，亦有夹风、夹寒之异。湿热胜而为病，或成水疱疮，或成赤肿赤毒，或如疝气攻上引下，均可用后当归拈痛汤，损益为治。

足伤寒湿为脚气，防己为主药。湿加苡仁、苍术、木瓜、木通，热加芩、柏，风加羌活、萆薢，痰加竹沥、南星，痛加香附、木香，活血加四物，大便秘加桃仁、红花，小便秘加牛膝、泽泻，病连臂加威灵仙、桂枝，连胁加胆草。又有足跟痛者，肾属虚，不与脚气同论。

《千金》云：有阴阳之分，阴脚气胫肿而不红，阳脚气肿而红者也。

士材曰：脚气之名，前古未闻，起于后也。其顽麻肿痛者，经所

---

①　增：通"憎"。《墨子·非命下》："《仲虺之诰》曰：'我闻有夏人矫天命，于下帝式是增，用爽厥师。'"孙诒让闲诂引江声云："增，当读为憎。"

谓痹厥也；其冲心者，经所谓厥逆也；其痿软不收者，经所谓痿厥也。东垣曰：脚气实由水湿，然亦有二焉：一则南方卑湿，经日清湿袭虚，则病起于下，此自外而感者也；北方常食牛乳，又饮酒太过，脾胃有伤，不能运化，水湿下流，此自内而致者也。杨大受云：脚气为壅症，治宜宣通，不使壅也。壅既成者，砭去恶血，然后服药。南方脚气外感寒湿，北方脚气内伤湿热，此前人所未发者。

脚气为壅疾，皆当疏下。然太过则损脾，不及则病不去。初发时，一身尽痛，便溺阻隔，先以羌活导气汤导之，羌、独活、防己、大黄、当归、枳实，后用当归拈痛汤除之。饮食不消，心下痞闷，开结导饮丸，陈皮、白术、泽泻、茯苓、半夏、神曲、麦芽、枳实、青皮、干姜。脚气冲心，火气逆上也，丹溪以四物汤加炒柏，以附子末津调，敷涌泉。虚热，金匮肾气丸，已上治虚。槟榔为末，童便调服，槟榔、木通、牛膝、沉香为末，姜汤下，已上治实。养正丹导气，下降甚捷。脚气膝浮，用甘松煎汤淋洗。

当归拈痛汤 治脚气肿痛，脚膝生疮，脓水不绝，脉沉实紧数动滑者。

茵陈酒炒 苦参酒炒 知母酒炒 当归 猪苓 泽泻

空心服。一方加人参、羌活、防风、升麻、葛根、苍术、白术、甘草、黄芩。

原文曰：羌活透关节，防风散留湿，为君。升麻味薄引而上行，苦以发之，白术甘温和平，苍术辛温雄壮，健脾燥湿为臣。湿热相合，肢节烦痛，苦参、芩、柏、知母、茵陈苦寒以泄之，酒炒以为因用。血壅不流则为痛，当归辛温以散之。参、草甘温补养正气，使苦寒不伤脾胃。治湿不利小便非其治也，苓、泽甘温咸平，导其流饮为佐。上下分消其湿，使壅滞得以宣通也。

金匮风引汤 巢氏用治脚气。

大黄 干姜 龙骨各四两 栀子三两 甘草 牡蛎各二两 滑

石　寒水石　赤石脂　紫石英各六两

杵筛。取三指撮，煎三沸，温服。

防己饮　治脚气，足胫肿痛，憎寒壮热。

防己　木通　槟榔　生地酒炒　川芎　白术　苍术盐炒　黄柏酒炒　甘草梢　犀角

食前服。热加黄芩，时令热加石膏，肥人有痰加姜汁、竹沥或南星，大便秘加桃仁、红花，小便赤涩或加牛膝、苡仁。

乌药顺气散中风门　加牛膝、五加皮、独活，治脚气。

四物汤　加羌活、天麻，蜜丸，名神应养真丹，治血虚脚气。

紫雪伤寒变现门　治脚气。

控涎丹身体门　加槟榔、木瓜、松枝、卷柏，治脚气。

补肝汤暑门，清暑益气汤后　治脚痿无力。

六味地黄丸　治足跟作痛。

五积散表里门　治脚气肿痛。

人参败毒散感冒门　加大黄，治湿毒流注，肿痛脚气。湿热之气下流则肿痛。

《本草备要》主治注释

葫芦巴治寒湿脚气　苡仁、龙胆草、川乌、楝实、三奈并治寒湿脚气　茴香治干脚气　槟榔、大腹皮并治水肿、脚气　木瓜舒筋去湿，治脚气　麦冬、黄柏、石菖蒲、木通治脚气　仙茅治冷痹不能行　泽泻治脚气　五加皮治小儿脚软不能行　狗脊、石斛治脚软　蓖麻子叶捣蒸，敷脚气、风肿不仁。或煎汤，薰洗亦妙　百沸汤见痿门。治脚气　麸熨脚气，互易，至汗出良　原蚕砂同上茄根煎汤薰洗淋，极效　吴茱萸、香附、地骨皮、草薢并治脚气　赤小豆同鲫鱼煮食，治脚气　白芥子治痹木脚气　巴戟、夏枯草治

脚气　白蚯蚓苏颂曰：脚气必用之，为使　海藻治脚气浮肿之湿热 枇杷叶治脚气上冲　香薷单煮服，治脚气效　滑石治脚气　樟脑着鞋中，去气臭　疮甲方趾甲内恶肉突出，蜈蚣焙研，傅之，以南星末，醋调敷四围　脚冻疮方白蔹、黄柏为末，由①调傅　茄根煎汤洗，冻疮　松叶炙窨冻疮

案：有一宦游京师，病腿痛发热，不能履地，众以肿痛治不效。以补中益气汤加羌活、防风各一钱，一服如失。

又案：一少年新娶，得脚软病且痛甚，作脚气治，不效。孙琳曰：此乃肾虚，非脚气也。用杜仲一两半，酒半，水煎服，三日能行，六日全愈。

补遗：**桑枝煎**　治风气，脚气。

桑枝一升　细剉，炒香，水三升，熬至二升，一日服尽。

---

① 由：疑为"油"，麻油。

卷之四

脾 胃

李东垣曰：胃乃脾之刚，脾乃胃之柔。饮食不节，则胃先病，脾无所禀而后病。劳倦则脾先病，不能为胃行气而后病。胃为十二经之海，脾胃既虚，十二经之邪不一而出。假令不能食而肌肉削，此本病也。右关脉缓而弱，本脉也。或本脉中兼见弦脉，症中或见四肢满闭、淋溺、便难、转筋一二症，此肝之脾胃病也，当加风药以泻之；脉中兼见洪大，症中或见肌热、面赤、烦热、肉消一二症，此心之脾胃病也，当加泻心火之药；脉中兼见浮涩，症中或见短气、气上喘咳、痰盛、皮涩一二症，此肺之脾胃病也，当加泻肺及补气之药；脉中兼见沉细，症中或见善欠，善恐一二症，此肾之脾胃病也，当加泻肾水之浮，及泻阴火之药；所以言此者，欲人知百病皆从脾胃生也。处方者，当从此法，加时令药。人之一身无非脏腑，而脏腑以脾胃为主。然脾胃之化物，实由于水、火二气，非脾胃之能也。补命火以强脾。

经曰：四时百病者，胃气为本。又曰：得谷者昌，绝谷者亡。脾胃一虚，土不能生金，则肺气先绝。脾胃缓和，土能生金，生生不已，百病不生。土为万物之母，脾土受伤，则失其健运之职，故饮食不消，兼寒则呕吐，兼湿则濡泄，饮食既少，众脏无以禀气，则虚羸日甚，诸病丛生矣。

补脾胃泻阴火升阳汤 治饮食伤胃，劳倦伤脾，火邪乘之而生大热，右关脉缓弱，或弦，或浮数。右关缓弱，脾虚也。弦，木克土也。浮数，热也。东垣曰：湿热相合，阳气日虚，不能上升，脾胃之气下流肝肾，是有秋冬而无春夏也。惟泻阴火、伸阳气，用味薄风药升发，则阴不病，阳气生矣。

黄芪　苍术泔浸，炒　甘草炙　羌活一两　升麻八钱　柴胡两半　黄连酒炒，五钱　黄芩炒　人参七钱　石膏少许，长夏微用，过时去之

每服三钱，或五钱。

此足太阴、阳明、少阳药也。柴胡、升麻、羌活助阳益胃，以升清气。人参、苍术、黄芪、甘草益气除湿，以补脾胃。黄连、黄芩、石膏凉心清胃，以泻阴火。

调中益气汤补中益气除归、术，加木香、苍术　治脾胃不调，胸满肢倦，食少短气，口不知味，及食入反出。

参术益胃汤补中益气加苍术倍分，半夏、黄芩、益智各三分　治内伤劳倦，燥热短气，口渴无味，大便溏黄。

升阳顺气汤补中益气去白术，加草蔻、神曲、半夏、黄柏　治饮食劳倦所伤，满闷短气，不思食，不知味，时恶寒。

保和丸饮食门　加白术、白芍，去半夏、卜子、连翘，名小保和丸，助脾进食。

健脾丸去山楂、麦芽，加茯苓、炙甘草，名益气健脾丸，治脾虚食少。本方去山楂、麦芽、陈皮，加当归、川芎、白芍、柏子仁、麦冬，名养营健脾丸。治脾阴不足，饮食不为肌肤。血充然后肉长。本方去人参、山楂、麦芽，加半夏、栀子、黄连，水丸，名**清火健脾丸**，治脾虚有火。本方去人参、山楂、麦芽，加木香、槟榔、厚朴、半夏、甘草，名和中健脾丸，治胃虚饥不欲食。再加人参，名妙应丸，治胃虚不能食，脏腑或结或泻。本方去山楂，加半夏、青皮、砂仁、草蔻、干姜、炙甘草、茯苓、猪苓、泽泻，蒸饼丸，名**宽中进食丸**，补脾胃，进饮食。

胃风汤　治风冷乘虚客于肠胃，飧泄注下，完谷不化。又

治风虚能食，牙关紧闭，手足瘛疭。肉眴而肿，名曰胃风。瘛疭，手足抽掣也。眴，音纯也，动也。

人参　白术土炒　茯苓　当归酒洗　川芎　芍药酒炒　桂炒

等分，加粟米百余粒煎。

胃风者，胃虚而风邪乘之也。风属肝木，能克脾土，故用参、术、茯苓以补脾气而益卫。当归、川芎以养肝血而调营，白芍泻肝而能和脾，肉桂散风而能平木，故能住泄泻而疗风湿也，川芎、肉桂入血而祛风。此方名治风，而实非治风，乃补血和血益胃之药。

东垣胃气汤

升麻　白芷一钱二分　麻黄不去节　葛根各一钱　柴胡　羌活
藁本　苍术　蔓荆　草蔻　黄柏　当归　炙草各五分

加姜、枣煎。亦治胃风症。嘉言曰：风入胃中，何以反能食？盖风能生热，即《内经》痹成为消中之理也。是方但去其风，不去其热，以热必随风而解耳。又曰：必加竹沥、花粉、石膏、葳蕤、生地、梨汁甘寒之药，入升麻、葛根、甘草为剂，始为克当。或问二药补散不同，而所治共一症，何欤？嘉言曰：按风成为寒热，乃风入胃中而酿营卫之偏胜。此方乃驱胃风，使从外解之药。若夫久风为飧泻，则风已入里，又当用人参为君，桂枝、白术为臣，茯苓、甘草为佐，而祛风于内，此表里之权衡，《内经》之要旨也。

升阳益胃汤　治脾胃虚弱，怠惰嗜卧，时值秋燥令行，湿热方退，体重节痛，口苦舌干，心不思食，食①不知味，大便不调，小便频数。兼见肺病，洒淅恶寒、惨惨不乐，乃阳气不升也。阳受气于胸中。经曰：阳气者，若天与日。清阳失位，则浊阴上干。脾虚不运，而怠惰嗜卧也；体重节痛，湿盛而阴邪胜也；口苦舌干，阴火上炎也；不嗜食，不知味，胃气虚衰也；大便不调，湿盛

① 食：原脱，据《内外伤辨惑论》卷中补。

也；小便频数，膀胱有热也；洒淅恶寒，阳虚也；惨惨不乐，膻中阳气不舒也。

黄芪二两　人参　甘草炙　半夏一两，脉涩者用　白芍炒　羌活　独活　防风五钱，以其秋旺，故以辛温泻之　陈皮四钱，留白　白术土炒　茯苓小便利，不渴者勿用　泽泻不淋勿用　柴胡三钱　黄连二钱

每三钱，姜、枣煎。

又，补中益气汤加炒曲、黄芩，亦名益胃升阳汤。

六君子助阳益胃补脾之上药也，加黄芪以补肺而固卫，芍药以敛阴而调营，羌、独活、防风、柴胡以除湿痛而升清阳，茯苓、泽泻以泻湿热而降浊阴，少佐黄连以退阴火。补中有散，发中有收，使气足阳升，自正旺而邪服矣。东垣曰：此治肺之脾胃虚也。何故？秋旺用参、术、芍药之类反补脾，为脾胃虚则肺俱受病，故因时而补，易为力也。又曰：余病脾胃久衰，一日体重、肢节疼痛、大便泄下、小便秘塞，因寒湿客邪，自外入里而甚暴，若用淡渗以利之，病纵即已，是降之又降，复益其阴而重竭其阳也。治以升阳之药，是其宜耳。羌活、独活、柴胡、升麻各一钱，防风、炙甘草各五分，一剂而愈。大法寒湿之胜，风以平之，又曰下者举之。《灵枢经》曰：头有疾，取之足，谓阳病取阴也；足有疾，取之上，是阴病取阳也。中有疾，旁取之，中者脾胃也，旁者，少阳甲胆①也，甲胆风木也，东方春也。胃中谷气者，便是风化也。胃中湿胜而成泄泻，宜助甲胆风胜以克之，又是升阳助清气上行之一法也。

参苓白术散　治脾胃虚弱，饮食不消，或吐或泻。

人参　白术土炒　茯苓　甘草炙　山药炒　扁豆炒　苡仁炒

---

① 甲胆：以五行配五脏。肝、胆均属木，甲木为胆，乙木为肝，故称胆为甲胆。

莲肉去心、炒　陈皮　砂仁　桔梗

为末，每三钱，枣汤或米饮调服。

治脾胃者，补其虚，除其湿，行其滞，调其气而已。人参、白术、茯苓、甘草、山药、苡仁、扁豆、莲肉，皆补脾之药也。然茯苓、山药、苡仁理脾而兼能渗湿，砂仁、陈皮调气行滞之品也，然合参、术、苓、草暖胃而又能补中，且入补药则补。桔梗苦甘入肺，能载诸药上浮，又能通天气于地道，使气得升降而益和，且以保肺，防燥药之上僭也，肺和则天气下降。

枳术丸见饮食门　消痞除痰，健脾进食。一消一补。

李东垣曰：白术甘温，健脾胃之元气，其苦味除胃中之湿热，利腰脐间血，过于枳实克伐之药一倍。枳实苦寒，泄胃中痞闷，化胃中所伤，是先补其虚，而后化其伤，则不峻矣。荷叶中空色青，形仰象震，在人为少阳胆生化之根蒂也。饮食入胃，营气上行，即少阳甲胆之气也，胃气、元气、谷气、甲胆上升之气一也，食药感此气，化胃气，何由不上升乎。烧饭与白术协力滋养谷气，补令胃厚，不至再伤，其利广矣。

本方加陈皮、半夏，名橘皮半枳术丸，健脾。本方加木香一两，名木香枳术丸。再加砂仁，名香砂枳术丸，消饮食，强脾胃。如加干姜五钱，兼治气寒。再加人参、陈皮，名木香人参干姜枳术丸，开胃进食。

二神丸见泄泻门　许学士曰：有全不进食者，服补脾药，皆不效。予授以二神丸，顿能进食，此病不可全在脾治。盖肾气怯弱，真元衰削，是以不能化食，如鼎釜之下无火，物不能熟也。

中满分消汤见蛊胀门　原文曰：或多食寒凉，及脾胃久虚之人，胃中寒则胀满，此汤主之。

异功散　四君子加陈皮，调理脾胃。再加半夏名六君子，治气虚有痰，脾虚鼓胀。经所谓塞因塞用。再加香附、砂仁，名香砂六君子汤，治虚寒胃痛。

健脾丸 治脾虚气弱，饮食不消。

人参　白术土炒，二两　陈皮　麦芽炒，一两　山楂半两　枳实三两　神曲

糊丸，米饮下。脾胃者，仓廪之官，胃虚则不能容受，故不嗜食；脾虚则不能运化，故有积滞。

《本草备要》主治注释

犀角解一切毒。时珍曰：五脏六腑皆禀气于胃，风邪热毒，必先干之。饮食药物，必先入胃。角乃犀之精灵所聚，足阳明胃药也，故能入胃，解诸毒，清胃中大热　石膏清胃火　知母清胃火　大麻仁治胃热　草薢善清胃家湿热，故能去浊分清　秦艽去肠胃之热　玄明粉去胃中实热　白鲜皮入脾胃，除湿热　肉桂治脾虚恶食，乃命火不足　丁香治胃冷　荜茇治胃冷　良姜散寒暖胃　干姜除胃冷　花椒暖胃　胡椒暖胃快膈，胃寒吐水　肉豆蔻理脾暖胃　白豆蔻温暖脾胃　草蔻健脾暖胃，治客寒胃痛　韭益胃，除胃热　蒜开胃健脾　白芥子温中开胃　醋开胃　神曲开胃　紫苏开胃益脾，子同　黄芪壮脾胃　甘草补脾胃不足　白术燥胃强脾　苍术同上，能升发胃中阳气　黄精益脾胃　石斛平胃气　石菖蒲开胃　半夏和胃健脾　莪术开胃　粳米和胃　糯米补脾　谷芽助胃气上行　白扁豆脾药也，调脾暖胃　苡仁胃药也，益胃健脾　姜畅胃　山药补脾固肠胃　白芍安脾　滑石补脾胃　炉甘石温胃　茯苓益脾　柏子仁助脾　枣仁醒脾　枳壳开胃健脾　厚朴平胃，厚肠胃　黄连、胡连皆厚肠胃　诃子开胃　辛夷入肺胃气分，能助胃中清阳上行　檀香引胃气上行，进饮食　沉香香气入脾　枇杷叶和胃　圆眼益脾　莲子脾之果也，厚肠胃　荷叶助脾胃　芡实补脾　土茯苓健脾胃　使君子健脾胃　大枣发脾胃升腾之气　木香和脾　防风欲补脾胃，非此引

用不能行，健脾药中不可少　**荆芥**助脾消食　**益智仁**治客寒犯胃　**砂仁**和胃醒脾　**藿香、茴香**皆开胃　**荸荠**开胃消食，食后宜食　**芜荑**和面炒黄为末，米饮下，治胃中有虫，食即作痛　**鲫鱼**和胃，合专作羹，主胃弱不下食。鲫鱼禀土气以生，故其味甘，其气温，无毒，是以能入胃治胃弱。孟诜曰：调中益五脏，表其益脾和胃之功也。调胃实肠，与病无碍，诸鱼之中，惟此可常食　**神曲**开胃健脾，消食止泄，同山楂、麦芽、谷芽、砂仁、陈皮、草果、藿香、白术、干葛、莲肉等用效　**黑芝麻**一味九蒸九曝，加茅山苍术乳拌蒸晒三次，作丸，能健脾燥湿、益气延年。

饮食　中食　不思食

食填太阴，抑遏肝胆之气不得上升，两实相搏，故痛连胸膈。阳气不舒，故手足逆冷。下焦隔绝，故尺脉不至。讱庵曰：中食之症，有忽然逆厥，口不能言，肢不能举者，名曰食厥。若作中风、中气治之，死可立待。宜先以盐吐之，再行消食、导气之药。经曰：上部有脉，下部无脉，其人当吐，不吐者死。或曰食填太阴，胸中痞乱，两寸脉当用事，今反尺脉不见，其理安在？东垣曰：独阳不生，独阴不长。天之用，在于地下，则万物生长；地之用，在于天上，则万物收藏，此乃天地交而万物通也。故阳火之根本于地下，阴水之源本于天上。五脏主有形之物，物者，阴者，水也，食塞于上，是绝五脏之源，源绝则水不下流，两尺脉之绝，此其理也。元戎曰：酒湿之病，亦能作痹症，口眼歪斜、半身不遂、舌强不正，浑似中风，当泻湿毒，不可作风治之而汗也。

烧盐探吐法　治伤食，痛连胸膈，痞闷不通，手足厥冷，尺脉全无。单用烧盐，热水调饮，此法大胜用药。凡有此疾，宜先用之，三饮三吐。讱庵曰：咸润下而软坚，能破积聚，又能宣涌，使不化之食从上而出，则塞者通矣，亦木郁达之也。

顺气消食化痰丸　治酒食生痰，胸膈膨闷，五更咳嗽。过饮则脾湿，多食辛热油腻之物，皆能生痰。壅于胸膈，故满闷，五更咳嗽。由胃有食积，至此时火气流入肺中，故咳嗽。

半夏姜制　胆星一斤　青皮　陈皮去白　卜子生用　苏子沉水者，炒　山楂炒　麦芽炒　神曲炒　葛根　杏仁去皮、尖，炒　香附制，各一两

姜汁和，蒸饼糊丸。

一方半夏、南星各一斤，白矾、皂角、生姜各一斤同煮，至南星无白点为度，去皂角，姜切，同晒干用。痰由湿生，半夏、南星所以燥湿；痰由气升，苏子、卜子、杏仁所以降气；痰由气滞，青皮、陈皮、香附所以导滞；痰因于酒食，葛根、神曲所以解酒，楂、芽所以化食，湿去食消，则痰不生。气顺则咳嗽止，痰滞既去，满闷自除也。

枳术丸　健脾进食。

白术二两，土炒　枳实一两，麸炒

为末，荷叶包陈米饭煨干为丸。痞闷加陈皮，气滞加木香，伤食加麦芽、神曲。

王安道曰：劳倦饮食，虽俱为内伤，然劳倦伤诚不足矣。饮食伤，又当于不足之中，分其有余。夫饥饿不饮食者，胃气空虚，此为不足而伤也。饮食自倍，肠胃乃伤者，此不足之中兼有余而伤也。惟其不足，故补益；惟其有余，故消导。亦有物滞气伤，消补兼行者；亦有物滞气不伤，但须消导者；亦有不须消导，但须补益者。枳术丸之类，虽曰消导，固有补益之意。若所滞之物，非枳术丸之力所能去者，备急丸、煮黄丸、瓜蒂散等，洁古、东垣亦未尝委之而勿用也。

本方加半夏一两，治脾湿停痰及伤冷食。本方加橘皮一两，治饮食不消，气滞痞闷。本方加神曲、麦芽各一两，名曲糵枳术丸，治内伤饮食或泄泻。本方加酒炒黄连、黄芩、大黄、炒

神曲、橘红各一两，名三黄枳术丸，治伤肉食湿面，辛热味厚之物，填塞闷乱不快。本方加茯苓五钱、干姜七钱，名消饮丸，治停饮，胸满呕逆。本方作汤名枳术汤，治水饮，心下坚，大如盘。心下，上焦阳分也，属气分之水。

保和丸伤食、伤饮　治食积停饮，腹满泄泻，积滞恶食。伤于饮食，脾不运化，滞于肠胃，故有泄泻、恶食等症。伤而未甚，不欲攻以厉剂，惟以平和之品消而化之，故曰保和。东垣曰：伤饮者，无形之气也，宜发汗、利小便以导其湿。伤食者，有形之物也，轻则消化，或损其谷，重则方可吐下。《脉经》云：大肠有宿食，寒慄发热，有时如疟，轻则消导，重则下之，当求之伤食门。

山楂三两，炒　神曲炒　茯苓　半夏一两　陈皮　卜子微炒连翘五钱

曲糊丸，麦芽汤下。或加入药亦可。积久必郁为热，连翘散结而清热。

此内伤而气未病者，但当消导，不须补益。大安丸，加白术则消补兼施也。本方加白术二两，名大安丸，或加人参，治饮食不消，气虚邪微。

葛花解酲汤　专治酒积，或呕吐，或泄泻，痞塞头痛，小便不利。酒大热有毒，又水所酿成，故热而兼湿，湿热积于肠胃，故见诸症。

葛花　豆蔻　砂仁一钱　木香一分　青皮　陈皮　人参　白术炒　茯苓四分　干姜　猪苓　泽泻三分

过饮无度，湿热之毒积于肠胃。葛花独入阳明，令湿热从肌肉而解。豆蔻、砂仁皆辛散解酒，故以为君，诸味解酒而兼化食，调气温中，除痰泻热，乃内外分消之剂。饮多则中气伤，故又加参、术以补其气也，人参补气，又能解酒。东垣曰：酒大热有毒，无形之物也，伤之只当发汗，次利小便，上下分消其湿气。或用酒癥丸大热之药下

之，或用大黄、牵牛下之，是无形元气受伤，反损有形阴血。阴血愈虚，阳毒太旺，元气消亡，而虚损之病成矣。或曰：葛花解酒，而发散不及枳椇。枳椇一名鸡距，一名水蜜，经霜黄赤而味甘，其叶入酒，酒化为水，门外植此木者，屋内酿酒多不佳。

启脾进食谷神丸

谷芽四两

为末，入姜汁、盐少许，和作饼，焙干。入炙甘草、砂仁、白术麸炒各一两，为末，白汤点服，或丸服。

越鞠丸见郁门　治饮食不消。

六一散　解酒食毒。

缩脾饮见暑暍门　治暑月酒食所伤。

二陈汤　加苍术、枳壳、片子姜黄，治酒家手臂重痛麻木。

感冒　寒热内外伤辨　瘟疫暑暍约略末附伤风解表发表论

《内经》曰：卑下之地，春气常在。故东南卑湿之区，风气柔弱，易伤风寒，俗称感冒，受邪肤浅之名也。由鼻而入，在于上部，客于皮肤，故无六经形症，惟发热头痛而已。胸满、呕气、恶食，则兼内伤也。

东垣内伤外感辨：伤于饮食劳役、七情六欲为内伤，伤于风、寒、暑、湿为外感。内伤发热，时热时止；外感发热，热甚不休。内伤恶寒，得暖便解；外感恶寒，虽厚衣、烈火不除。内伤恶风，不畏甚风，反畏隙风；外感恶风，见风便恶。内伤头痛，乍痛乍止；外感头痛，连痛无休，直待表邪传里方罢。内伤有湿，或不作渴，或心火乘肺，亦作燥渴。外感须二三日①，外表热传里，口方作渴。内伤则热伤气，四肢沉困无力，倦怠嗜卧；外感则风伤筋，寒伤骨，一身筋骨疼痛。内伤则短气不足以息；外感则喘壅，气盛有余。内伤则手心热，外感则手背热。天气通于肺，鼻者，肺外之候，外感伤寒则鼻塞，伤风则流涕，然能饮食，口知味，腹中和，二便如常。地气通于脾，口者，脾之外候，内伤则懒言恶食，口不知味，小便黄赤，大便或闭或溏。左人迎脉主表，外感则人迎大于气口；右气口脉主里，内伤则气口大于人迎。内伤症属不足，宜温、宜补、宜和；外感症属有余，宜汗、宜吐、宜下。若内伤之症，误作外感，妄发其表，重虚元气，祸如反掌，故立补中益气汤主之。又有内伤外感兼病者，若内伤重者，宜补养为先；外感重者，宜发散为急。此汤惟上焦痰呕，中焦湿热，伤食膈满者不宜服。李士材曰：虚人感冒，不任发散者，此方可以代之。东垣曰：肌热者，表热也，服此汤一二服，得微汗则已，非正发汗，乃阴阳气和，自然汗出也。《准绳》曰：凡四时伤寒，通宜补散。故丹溪治伤寒，多用补中益气汤。气虚者，四君子加发散药；血虚者，四物汤加发散药。东垣治风湿，用补中益气加羌活、防风、升麻、藁本、苍术。海藏治寒湿，无汗者用神术汤见时气门，有汗者用白术汤。治刚痉，神术汤加羌活、麻黄；治柔痉，白术汤加芪、术、桂心。治中暍，脉弦细芤迟者，用黄芪汤。此皆仲景所谓辛苦之人，触冒之病，伤寒是也。《明医杂著》云：发热有数种，治各不同。仲景论伤寒伤风，此外感也，故宜用发表以解散之，此麻黄、桂枝之义也。感于寒冷之月，即时发病，故用辛热以胜寒，如春温之月则当变以辛凉之药，

---

① 日：原脱，据《医方集解·理气之剂》补。

夏暑之月则当变以甘苦寒之剂。又有冬温，此天时不正，阳气反泄，用药不可温热；又有寒疫，却在温热之时，此阴气反逆，用药不可寒凉。又有瘟疫，沿门盍境相似者，此天地之疠气，当随时令、参气运而治，宜辛凉甘苦寒之药以清热解毒。若夫饮食劳倦，为内伤元气，则真阳下陷，内生虚热，故东垣发补中益气汤之论，用甘温之药大补其气而提其下陷，此用气药以补气之不足也。又有劳心好色，内伤真阴，阴血既伤，则阳气偏胜而变为火，是谓阴虚火旺劳瘵之症，故丹溪发阳有余阴不足之论，用四物汤加黄柏、知母补其阴而火自降，此用血药以补血之不足者也。又有夏月伤暑之病，虽属外感，却类内伤，东垣所谓清暑益气汤是也。又有因暑热而过食冷物以伤其内，或过取风凉以伤其外，此则非暑伤人，乃因暑而致之病，治宜辛热解表、辛温理中之药，却与伤寒治法相类者也。外感之与内伤，寒病之与热病，气虚之与血虚，如冰炭相反，治之若差，则轻病必重，重病必死矣。《医贯》曰：读《伤寒》书而不读东垣书，则内伤不明，而杀人多矣。东垣《脾胃论》深明饥饱、劳役、发热等症俱是内伤，悉类伤寒，切戒汗下。以为内伤多而外感少，只须温补，不必发散；如外感多内伤少，温补中少加发散，以补中益气为主。如内伤兼寒者加麻黄，兼风者加桂枝，兼暑者加黄连，兼湿者加羌活，实万世无疆之利，此东垣特发阳虚发热之一门也。然阴虚发热者，十之六七亦类伤寒。今人一见发热，则曰伤寒，须用发散，发散而毙，则曰伤寒之法已穷。予尝于阴虚发热者，见其大热面赤，口渴烦躁，与六味地黄汤，一大剂即愈。如下部恶寒足冷，上部渴甚躁极，或饮而反吐，即加肉桂、五味，甚则加附子冷饮，以此活人多矣。此丹溪发明阴虚发热之外，尚遗未尽之旨也。

凡伤风寒、酒食，初起无药，便饮太和汤，即百沸汤，或酸齑水，揉肚探吐，汗出即已。讱庵曰：感冒风寒，而以热汤澡浴，亦发散之一法。故《内经》亦有可汤熨，可浴及摩之浴之。

三拗汤 治感冒风寒，咳嗽鼻塞。

麻黄留节，发中有收；杏仁留尖，取其发，连皮，取其涩；甘草生用，补中有发也。

四逆汤祛寒门 加当归、木通，治感寒手足厥冷，脉细欲死。

香苏饮 治四时感冒，头痛发热，或兼内伤，胸膈满闷，嗳气恶食。

香附姜汁炒　紫苏二钱　陈皮去白，一钱　甘草七分

头痛加川芎、白芷、麻黄，咳嗽加杏仁、桑皮，有痰加半夏，伤风自汗加桂枝，伤寒无汗加麻黄、干姜，鼻塞头昏加羌活、荆芥，加姜、葱煎，伤食加消导药，心中卒痛加延胡索酒一杯。橘红利气，兼能发表散寒，盖气行则寒散而食亦消。

平胃散见痞满门 治伤寒头痛，加葱、豉，取微汗。本方加藿香、半夏、人参、茯苓、草果、生姜、乌梅，名人参养胃汤，治外感风寒，内伤生冷。本方加藁本、枳壳、桔梗，名和解散，治四时伤寒，头痛，烦躁自汗，咳嗽吐利。

羌活胜湿汤见头部解论俱详 讱庵曰：此汤虽名胜湿，实伤风头痛散表通用之方。

四君子加木香、藿香、干葛，除人参，加五味子、柴胡、白芍，名三白汤。又加白术、白茯、白芍各二钱、甘草一钱、姜三片、枣二枚，亦名三白汤。均为调理内伤外感之奇方。

二妙散 治外感内伤，身热腹胀。伤寒邪在上焦则满，在中

焦则胀，胃实则潮热。讱庵曰：伤寒潮热无虚症。

香薷　扁豆　厚朴　木瓜　甘草　香附　陈皮　苍术
紫苏

黄芪汤

黄芪炙　防风　白术

等分。

洁古用代桂枝汤治春夏发热有汗，脉微弱，恶风寒者，恶
风甚，加桂枝。又用川芎、苍术、羌活等分，名川芎汤，以代
麻黄汤，治秋冬发热无汗，恶风寒者。恶寒甚加麻黄。

连理汤　治伤暑泻而作渴。讱庵曰：若外感盛暑，内伤生冷，
非此不可。

人参　干姜　甘草炙　白术等分　白茯苓　黄连

防风通圣散　治一切风寒暑湿，饥饱劳役内外诸邪所伤，
气血怫郁，表里三焦俱实。憎寒壮热，头目昏运，目赤睛痛，
耳鸣鼻塞，口苦舌干，咽喉不利，唾涕稠黏，咳嗽上气，大便
秘结，小便赤涩。憎寒壮热，邪在表也。头眩目赤，风热上
攻也。

防风　荆芥　连翘　麻黄　薄荷　川芎　当归　白芍炒
白术　山栀炒黑　大黄酒蒸　芒硝五钱　黄芩　石膏　桔梗一两
甘草二两　滑石三两

加生姜、葱白煎。自利去硝黄，自汗去麻黄加桂枝，涎嗽
加姜制半夏。

此足太阳、阳明表里气血药也。防风、荆芥、薄荷、麻黄
轻浮升散，解表散寒，使风热从汗出而散之于上。大黄、芒硝
破结通幽，栀子、滑石降火利水，使风热从便出而泄之于下。
风淫于内，肺胃受邪，桔梗、石膏清肺泻胃；风之为患，肝木

受之，川芎、归、芍和血补肝。黄芩清中、上之火，连翘散气聚血凝，甘草缓峻而和中。重用甘草、滑石，亦犹六一利水、泻火之意。白术健脾而燥湿，上下分消，表里交治。散泻之中，犹寓温养之意，所以汗不伤表，下不伤里也。

本方再加人参补气，熟地益血，黄连、黄柏除热，羌活、独活、天麻、细辛、全蝎祛风。蜜丸，弹子大，每服一丸，茶酒任下，名祛风至宝丹。喻嘉言曰：此中风门中不易之专方也。本方除大黄、芒硝，名双解散。麻黄、防风、荆芥、薄荷、川芎以解表，黄芩、栀子、连翘、石膏、滑石以解里，复有当归、芍药以和血，桔梗、甘草、白术以调气，故曰双解。

九味羌活汤 见伤寒表门　治伤寒伤风，憎寒壮热，头痛身痛，项痛脊强，呕吐口渴，太阳无汗及感冒四时不正之气。

神术散 见伤寒表门　治内伤生冷，外感寒邪而无汗者。

本方除苍术，加白术、姜三片，不用葱，治前症有汗者。

讱庵曰：神曲、白术二汤，乃海藏所制，以代桂枝、麻黄二汤者也。

嘉言曰：此海藏得意之方，盖不欲无识者，轻以麻黄、桂枝之热伤人也。

人参败毒散 论解详载伤寒表门　治伤寒头痛，憎寒壮热，项强睛暗，鼻塞声重，风痰咳嗽，及感冒时行疫疠等症。

人参　羌活　独活　柴胡　前胡　川芎　枳壳　桔梗　茯苓一两　甘草五钱

每服一两，加姜三片，薄荷少许煎，口干舌燥加黄芩。风寒在表，则恶寒发热，头痛项强；在肺，则鼻塞声重，痰多咳嗽。

葱豉汤　治伤寒初觉头痛，身热脉洪，便当服此。非真伤寒，感冒亦可服。

葱白一握　豉一升

煎服，取汗出，如无汗加干葛三两。邪初在表，宜先服此以解散之，免用麻黄汤者之多所顾忌，用代麻黄汤者之多所纷更也。本方去淡豉，加生姜，治同，名连须葱白汤。

十神汤 治风寒两感，头痛发热，恶寒无汗，咳嗽声重。

麻黄 葛根 升麻 川芎 白芷 紫苏 甘草 陈皮 香附 赤芍

等分，加姜、葱白煎。诸药以散表邪，陈、附以导里气，而又加芍药和阴气于发汗之中，加甘草和阳气于疏利之队也。升麻、葛根，若太阳伤寒发热，用之则引邪入阳明，传变发斑矣，慎之。

参苏饮 治外感内伤，发热头痛，呕逆咳嗽，痰塞中焦，眩晕嘈烦，伤风泄泻，及伤寒已汗，发热不止。发热头痛，外感也。咳嗽痰壅，呕逆泄泻，内伤也。已汗而热不止，阴虚也。

人参 紫苏 干葛 前胡 半夏 茯苓七钱半 橘红 甘草 枳壳 桔梗 杏仁二钱

每五钱，加姜、枣煎。外感多者，去枣加葱白。肺中有火，去人参，加杏仁、桑白皮泻肺。泄泻加白术、扁豆、莲肉炒，燥湿健脾。

此手、足太阴药也。风寒宜解表，故用苏、葛、前胡；劳伤宜补中，故用参、苓、甘草。橘、半除痰止呕，枳、桔利膈宽肠，木香行气破滞，使内外俱和，则邪散矣。元戎谓此方治一切发热皆效，谓有风药解表，有气药和中，则外感风寒、内积痰饮并可用也。

本方去人参、前胡，加川芎、柴胡，姜、枣煎，名芎苏饮，治伤风寒，外有发热恶寒，内有咳嗽吐痰气涌，此或肺有实热，故去参，加芎，为通阴阳血气之使。

五积散见伤寒表里门 治外感风寒，内伤生冷，身热无汗，头痛身痛，项背拘急，胸满恶食，呕吐腹痛，寒热往来。

藿香正气散元气虚弱慎用 治外感风寒，内伤饮食，呕逆痞满，痰热内凝等症。

藿香　前胡　大腹皮　陈皮　桔梗　紫苏　甘草　茯苓
半夏曲　白芷　白术　厚朴

一方加木瓜。伤食者加消食药。

《本草备要》主治注释

葛根开腠发汗，解肌退热。若太阳初病，不可便服升葛汤发之，反引邪入阳明也，纵用须与黄芩同入　柴胡为足少阳胆表药。若病在太阳，服之太早，则引贼入门；若病入阴经，复服柴胡，则重虚其表。此味贻祸极多，最宜慎　升麻引葱白散手阳明风邪，同葛根能发阳明之汗，引石膏止阳明头痛，引甘温之药上行以补卫气之散而实其表。柴胡引少阳之清气上行，升麻引阳明之清气上行，故补中益气汤用为佐使　羌活气雄而散，散肌表八风之邪，利周身百节之痛，为却乱反正之主药，小无不入，大无不通　独活辛苦微温，气缓善搜，入足少阴气分，以理伏风，同细辛治本经伤风头痛　防风散上焦风邪，头痛，脊强项强，解表，周身尽痛　荆芥轻宣发表祛风，通行血脉，助脾消食　白芷通窍，表汗散风除湿　细辛散风邪，益肝胆，除头痛脊强　前胡解风寒，散邪热，下气降火消痰　猪苓开腠发汗　麻黄发汗解肌，去营中寒邪、卫中风热，通九窍、开毛孔，夏月禁用　紫苏发汗解肌，香温散寒　薄荷发汗散风，搜肝气而抑肺盛　木贼发汗解肌，升散火郁　浮萍能发扬邪汗。丹溪曰：浮萍发汗胜于麻黄，紫背者良　苍耳子善发汗，散风湿，通脑顶，行足膝　滑石开腠理，发表解肌，通治上下表里诸症　防己通腠理　巴戟辛散风邪　淡豆豉得酒散风　卜子、白芥子并发散　肉桂去营卫风寒，表虚自汗　桂枝发汗解肌。经曰：辛甘发散为阳　桔梗解表散寒　半夏发表开郁　当归辛温散内寒　川芎行气搜风，为通阴阳血气之使　泽兰辛散郁，通九窍，利关节　秦艽辛散风　香附辛散行气，气行而

风寒自散　**苍术**散风寒　**杏仁**除风散寒　**陈皮**调中快膈、宣通五脏，统治百病　**橘红**兼能除寒发表　**青皮**达表发汗，有汗及虚人禁用　**木通**通利九窍、血脉、关节　**吴茱萸**开腠理，逐风寒　**川椒**发汗散寒　**藿香**治肺虚有寒，正气通畅则邪逆自除　**葱**发汗解肌，和里通阳活血　**蒜**达诸窍，去寒湿　**姜**祛寒发表，开痰下食　**干姜**逐寒邪而发表，去脏腑沉寒锢冷，大燥回阳，通宣脉络，开五脏六腑，利四肢关节　**地骨皮**能除内热，散表里邪　**葱粥**治伤风鼻塞，用糯米煮，临熟入葱数茎，再略沸，食之　**苍耳粥**治目暗不明，及诸风鼻流清涕。用苍耳子五钱，取汁和米三合，煮食　**肉桂酒**治感寒，身体疼痛，用辛桂末二钱，温酒和服

诸热附解肌退热

　　发热因由及发热不休，详见表门人参败毒散后，五心烦热、虚热见劳瘵门。讱庵曰：面上热，身前热，一身尽热，狂而妄言妄见，皆足阳明；肩背热，及足外廉、胫踝后热，皆足太阳；口热舌干，中热而喘，足下热而痛，皆足少阴；肩上热，项似拔，耳前热，若寒，皆手太阳；身热肤痛，手少阴；洒淅寒热，手太阴；掌中热，手太阴、少阴、厥阴。热而筋纵不收，阴痿，足阳明、厥阴。又曰：胃居脐上，胃热则脐以上热；肠居脐下，肠热则脐以下热；肝胆居胁，肝胆热则胁亦热；肺居胸背，肺热则胸背亦热；肾居腰，肾热则腰亦热，可类推也。

　　脾主肌肉，故热在肉分，轻按重按皆不热，不轻不重乃得之。遇夜尤甚者为脾热，实热宜泻黄散及调胃承气，虚热宜补中益气汤。肝属风木，木盛火生则发热，多在于寅卯木旺之时，按之在肉之下，骨之上。轻手按至皮毛之下，肌肉之上，为肺热，以肺主皮肤故也。洒淅寒热，邪在肤腠也。日中大甚，是热在血脉，为心热；轻按即得，重按全无，是热在皮毛，日晡尤甚，为肺热。湿在经亦日晡发热，

鼻塞。

吴绶曰：小柴胡为半表半里之剂，太阳经之表热，阳明经之标热，皆不能解也。若夫阳气虚寒，面赤发热，脉沉足冷者，服之立见危殆，及内有虚寒，大便不实，妇人新产发热，皆不可用。

升阳散火汤　治肌热表热，四肢发热，骨髓中热，热如火燎，扪之烙手，此病多因血虚得之，及胃虚过食冷物，抑遏阳气于脾土，并宜服此。脾主四肢，四肢热即五心烦热也。火性上行，若郁而不达，则反以销铄真阴，而肌肤筋骨皆为之热矣。若饮食填塞至阴，则清阳不得上行，故不能传化也。经曰：火郁发之，至阴乃脾也。

柴胡八钱　防风二钱五分　葛根　升麻　羌活　独活　人参
白芍五钱　炙甘草三钱　生甘草二钱

每服五钱，加姜、枣煎。

吴鹤皋曰：经曰少火生气，天非此火不能生物，人非此火不能有生，扬之则光，遏之则灭。今为饮食抑遏，则生道几乎息矣。使清出上窍则浊阴自归下窍，而饮食传化无抑遏之患矣。东垣圣于脾胃，治之必主升阳，俗工知降而不知升，是扑其少火也，安望其卫生耶。又曰：古人用辛散，必用酸收，故桂枝汤中亦用芍药，犹兵家之节制也。

本方除人参、独活，加葱白，名火郁汤，治同。火郁者，内热外寒，脉沉而数，火郁无焰故外寒，沉为在里，沉而数，知为内热也。

泻白散　治肺火，皮肤蒸热，洒淅寒热，日晡尤甚，喘嗽气急。

桑白皮　地骨皮一钱　甘草五分　粳米百粒　易老加黄连。

肺主西方，故曰泻白。李时珍曰：此泻肺诸方之准绳也。泻白散泻肺经气分之火，黄芩一物汤、丹溪清金丸泻肺经血分之火。清金丸，即黄芩炒，为末，水丸。

三补丸　治湿痰夜热。

黄连　黄芩　栀子

等分，用粥丸。

泻黄散_{见三消门}　治脾胃伏火，以及诸热，_{诸热详前。}

白术除湿汤　治午后发热，背恶风，四肢沉困，小便色黄，又治汗后发热。午后发热，热在阴分，阳陷阴中也。背为阳，腹为阴，背恶风者，阳不足也。脾主四肢，四肢沉重，湿胜而脾不运也。小便黄，湿兼热也。汗后而热不退，阳虚也。

人参　赤茯苓　甘草_炙　柴胡_{五钱}　白术_{一两}　生地　地骨皮　知母　泽泻_{七钱}

每服五钱。如有刺痛，加当归七钱。小便利，减苓、泽一半。阳陷阴中，热在血分，故以生地滋其少阴，而以知母、地骨泻血中之伏火也。柴胡升阳以解其肌，阳陷阴中，故以柴胡提出其阳。苓、泻利湿兼清其热，参、术、甘草益气助脾，气足阳升，虚热自退，脾运而湿亦除矣。方名除湿，而治在退热，欲热从湿中而下降也。

人参清肌散　治午前潮热，气虚无汗。热发午前，阳虚而阴火乘之也，火燥热郁故无汗。经曰：阳气有余为身热无汗，阴气有余为多汗身寒，阴阳有余则无汗而寒。切庵曰：此有余，乃病邪有余，即不足也。阴阳合则无病，过中则皆病也。经又曰：阳盛生外热，阴盛生内寒。皆亢则为害，非真阴真阳盛也。

人参　白术　茯苓　甘草_炙　半夏曲　当归　赤芍　柴胡　干葛

加姜、枣煎。四君子以补阳虚，归芍以调阴血，半夏和胃而行痰，柴葛升阳而退热。盖以甘温泻火，_{甘温能退大热。}酸寒活血，汗即血也。**辛甘解肌**。有汗宜实表，无汗宜解肌。此之无汗，不同于伤寒，故但解其肌热而不必发出其汗也。

前药各一两，加黄芩五钱，每服三钱，加姜、枣煎，名人参散许叔微，治邪热客于经络，痰嗽、烦热。嘉言曰：此邪热浅在经络，未深入脏腑。虽用柴、葛之轻，全借参、术之力以达其邪。又恐邪入痰隧，用茯苓、半夏兼动其痰，合之当归、赤芍、黄芩，并治其血中之热。止用三钱为剂，盖方成知约，庶敢用柴、葛耳，此叔微一种苦心，特为发之。

四君子汤加山药、扁豆，姜、枣煎，名六神散，治小儿表热，去后又发热者。世医到此，尽不能晓，或再用凉药，或再解表，或谓不治。此表里俱虚，气不归元，而阳浮于外，所以再热，非热症也，宜用此汤加粳米和其胃气，则收阳归内而身凉矣。热甚者如升麻、知母，名银白汤。四君子加木香、藿香、干葛，名七味白术散，治虚热作渴。六君子加柴胡、干葛、黄芩、白芍，名十味人参散，治虚热潮热，身体倦怠。东垣治肺热，身如燎，不可近，烦躁，引饮而尽，盛者用一味黄芩汤，以泻肺经气盛之火。片芩一两，煎服。李士材曰：余冒犯戒，蒸热如火、吐痰、废食，遍服诸药，益剧。偶思东垣治肺热烦渴，依方而服，次日全愈。

参苏饮感冒门　治一切发热皆效。合四物，名茯苓补心汤，治虚热尤效。

《本草备要》主治注释

伤寒及时气天行诸热，见本门。

人参得黄芪、甘草退大热。东垣曰：参、芪、甘草退热之圣药。切庵曰：烦劳则虚而生热，得甘温以益元气，而虚热自退　**五味子、麦冬、菊花、贝母、白芍、生地**皆止血虚发热，阴虚生内热丹皮除发热，退无汗之骨蒸　地骨皮治有汗之骨蒸。讱庵曰：能退内潮，人所知也；能退外潮，人所不知。病或风寒散而未尽，作潮热往来，非柴胡所能治。用地骨皮走表又走里之药，消其浮游之邪，服之无有不愈者，故治表里无定之风邪　大、小蓟退热补虚　干葛解肌退热，脾主肌肉　秦艽治虚劳烦热，详悉虚劳类　前胡除实热痰热　柴胡退热不及黄芩　地肤子除虚热大热，利小便，此釜底抽薪之意也　龙胆草治骨间寒热，骨主肾　木通除烦退热，汗多者禁用　通草退热　香薷散皮肤之蒸热　滑石解肌　石膏体重泻热，气轻解肌　茯苓退热，脾虚肾燥而生内热　鳖甲补阴退热　地骨皮同青蒿退热屡有奇功　猪苓退大热。大热利小便，亦分消之意　花粉退热　栀子皮退表热　竹沥退热　胡荽散四肢热　谷芽开胃和中之要药，脾胃和则中自温，气自下，热自除　使君子收敛虚热　菟丝子治脾虚肾燥而生内热，益阴清热故治之　薄荷治小儿惊热骨蒸　鸡苏退邪热　紫苏解肌　黄芩除寒热往来　胡黄连治五心烦热　青黛治小儿疳热丹热　白芍补劳退热　生地治血虚发热

火

火者，气之不得其平者也。五脏六腑，各得其平则营卫冲和，经脉调畅，何火之有？一失其常度，则卫射搏击而为火矣，故丹溪曰气有余便是火也。

有本轻自病者，如忿怒生肝火，忧悲生肺火，焦思生心火，疲劳生脾火，妄想房劳生肾火是也；有子母相克者，如心火克肺金，肺火克肝木，肝火克脾土，脾火克肾水，肾水克心火是也。有脏腑相移者，如肺火咳嗽，久必移热于大肠则泄泻；脾火口渴，久必移热于胃则胀满；心火烦焦，久必移热于小肠则淋闷；肝火胁痛，久必移热于胆则口苦；肾火遗精，久必移热于膀胱则淋沥，水肿是也，又有他经相移者，有数经相合者。相火起于肝肾，虚火由于劳损，实火生于亢

害，燥火本乎血虚，湿火因乎湿热，郁火由于遏抑。又有无名之火，无经络可寻，无脉症可辨，致有暴病暴死者。诸病之中，火病为多，不可以不察，当从其重而治之。肾水受伤，真阴失守，孤阳无辅，发为火病。

朱二允曰：火在上则口燥目赤鼻干，在中则心烦呕哕，在下则淋闷足肿，必借木通甘平之性，泻诸经之火。火退则小便自利，便利则诸经火邪皆从小水而下降矣。君火宜木通，相火宜泽泻，利水虽同，所用各别。心热则火自生焰，肝热则木自生风，风火相搏，胶痰上壅，遂致中风不语。

有以泻为泻者，大黄、芒硝、芩、连、栀、柏之类是也；有以散为泻者，羌、防、柴、葛升阳散火之类是也；有以滋为泻者，地黄、天冬、元参、知母之类，壮水之主以制阳光是也；有以补为泻者，参、芪、甘草泻火之圣药是也。

时珍曰：枸杞、地骨，甘寒平补，使精气充足而邪火自退。世人多用苦寒，以芩、连降上焦，知、柏降下焦，致伤元气，惜哉。又曰：知母佐黄柏滋阴降火，有金水相生之义。黄柏无知母，犹水母之无虾也。盖黄柏能制命门膀胱阴中之火，知母能清肺金，滋肾水之化源。丹溪曰：君火者，人火也，心火也，可以水灭，可以直折，黄连之属可以制之。相火，天火也，龙雷之火也，阴火也，不可以水湿折之，当从其性而伏之，惟黄柏之属可以降之。讱庵曰：火有虚火、实火、燥火、湿火、郁火、相火之异。虚火宜补，实火宜泻，燥火宜滋润，郁火宜升发。湿火由湿郁为热，多病胕肿。经所谓诸腹胀大皆属于热，诸病胕肿皆属于火是也。宜利湿清热，而兼补脾。相火寄于肝肾，乃龙雷之火，非苦寒所能胜，宜滋阴养血，壮水之主以制阳光。

心属君火，是五脏六腑火之主，故有土中之火，有金中之火，有木中之火。阳火者，天上日月之火，生于寅而死于酉；阴火者，灯烛之火，生于酉而死于寅，此对待之火也。水中火者，霹雳火也，即龙雷之火，无形而有声，不焚草木，得雨而益炽，见于季春而伏于季秋。原夫龙雷之见者，以五月一阴生，水底冷而天上热，龙为阳物，故随阳而上升，至冬一阳来复，故龙亦随阳下伏，雷亦收声，人身肾中相火，亦犹是也。平日不能节欲，以至命门火衰，肾中阴盛，龙火无藏身之位，故游于上而不归，是以上焦烦热咳嗽等症。善治者以温肾之药八味丸，从其性而引之归原，使行秋东阳伏之令而龙归大海，此至理也。奈何今之治阴虚火衰者，以知、柏为君而愈寒，其肾益速其毙，良可悲哉。若有阴虚火旺者，此肾水干枯而火偏盛，宜补水以配火，亦不宜苦寒之品以灭火，壮水之主以制阳光，正谓此也。如灯烛火，亦阴火也，须以膏油养之。六味丸不得杂一滴寒水，得水即灭矣。独有天上火入于人身，如河间所论六气暑热之病，及伤暑中暑之疾，可以凉水沃之，可以苦寒解之。其余炉中火者，乃灰土中无焰之火，得木则烟，见湿则灭。须以灰培，实以温烬，补中益气、归脾、六君子、理中、建中，人身脾土中火，以甘温养其火而火自退。经曰：劳者温之，损者温之，甘能除大热，温能除大热，此之谓也。

空中之火，附于木中，以常有坎水滋养故。火不外见，惟干柴生火，燎原不可止遏，力穷方止。人身肝火内炽，郁闷烦燥，须以辛凉之品发达之，逍遥散。经曰：木郁则达之，火郁则发之，使之得遂其炎上之性。若以寒凉下之则愈郁矣，热药投之则愈炽矣。

金中火者，凡山中有金银之矿，或五金埋瘗①之处，夜必有火光，此金郁土中而不得越，故有光耀发见于外。人身皮毛空窍中，自觉针刺蚊咬，及巅顶如火炎者，此肺金气虚，火乘虚而现，肺主皮毛故也，补中益气合生脉散。经曰：东方木实，因西方金虚也。补北方之水，即所以泻南方之火。虽曰治金中之火，而通治五行之火，无余蕴矣。人火可以湿伏，可以水灭，可以直折，黄连之属可以制之。相火

---

① 瘗（yì意）：掩埋。

者，龙火也，雷火也，得湿则焫①，遇水则燔，不知其性而以水折之，以湿攻之，适足以光焰烛天，物穷方止矣。识其性者，以火逐之，则焰灼自消。惟太阳一照，火自消灭，此得水则炽，得火则灭之一验也。桂、附与相火同气，直入肾中，据其窟宅，安得不引之而归原耶。人皆曰灭火，而予独以桂、附温补天真之火，以消阴翳。焫与蓺同，焚也。

黄连解毒汤 治一切大热，表里俱盛，狂躁烦心，口躁咽干，大热干呕，错语不眠，吐血衄血，热甚发斑。毒即火邪是也。

黄连　黄芩　黄柏　栀子

等分。本方去栀子，名柏皮汤，治三焦实热。用粥丸，名三补丸，治三焦有火，二便闭结，及湿痰夜热。经曰：壮火食气，少火生气。故少火宜升，壮火宜降。今以黄芩泻上，黄连泻中，黄柏泻下，则壮火降而少火升，气得升而血得养，三焦皆受益矣。

凉膈散 治心火上盛，中焦躁实诸症。

紫雪伤寒变现门 治一切火热。治诸火方，散入各门。

《本草备要》主治注释

茯苓入肺泻热，热泻则火降　肉桂补命门相火。两肾中间，先天祖气，人非此火不能有生　地骨皮降肺中伏火　桑白皮泻肺火　黄柏泻膀胱相火　槐花泻大肠之火热　苦楝子引心包相火下行　川椒入右肾命门，补火　竹沥降火　竹茹清肺金之燥　淡竹叶甘寒凉心　天竹黄甘寒凉心　梨润肺凉心降火　枇杷叶清肺和胃降火　莲子能交水火而媾心肾，安靖上下君相火邪　黄芪泻阴火　甘草泻心火　人参泻火。得升麻补上焦、泻肺火，得茯苓补下焦、泻肾火，得

---

① 焫（ruò 弱）：点燃。

麦冬泻火而生脉　参、芪、甘草退火之圣药　玄参能壮水以制火，散无根浮游之火　牛膝能引火下行　菊花能益金水二脏，以制火而平木　天冬清金降火　麦冬泻肺火，益肾水　桔梗泻上①焦之火　贝母泻心火　瓜蒌仁清上焦之火　天花粉寒降火　夏枯草缓肝火　白芍泻肝火　赤芍泻肝火　丹皮泻血中伏火　紫草入心包、肝，凉血　凌霄花能去血中伏火　白茅根除伏热　芦根寒降火　连翘苦入心，故入手少阴、厥阴心包气分而泻火　柴胡平肝胆、三焦相火　前胡下气，气下则火降　升麻升发火郁　木贼升散火郁　知母上清肺金而泻火，泻肾命相火　黄芩泻中焦实火　黄连入心泻火，泻心实泻脾也　龙胆草益肝胆而泻火，相火寄于肝胆，有泻无补，泻邪热即所以补之也　青黛泻肝散，五脏郁火　大黄泻一切实热，血中伏火　木通降心火　泽泻泻肾经之火邪　灯草降心火，清肺热　瞿麦降心火　山豆根泻心火，以保金气　射干泻实火　石膏清热降火　滑石降心火　犀角凉心泻肝　童便能引肺火下行，降火甚速，至验　秋石为滋阴降火之圣药　浮石寒降火　香附得黄连、栀子则降火　黑铅烧酒、醋酿成铅水，降火神方，然亦禁久服　朱砂纳浮溜之火，安君主之火

润燥_{诸方散入各门}

经曰：诸涩枯涸，干劲皴揭，皆属于燥，乃肺与大肠阳明燥金之气也。金为生水之源，寒水生化之源绝，不能溉灌周身，营养百骸，故枯槁而不润泽也。或因汗下亡津，或因房劳虚竭，或因服饵金石，或因浓酒厚味，皆能助狂火而损真阴也。燥在外则皮肤皴揭，在内则津少烦渴，在上则咽焦鼻干，在下则肠枯便秘，在手足则痿弱无力，

---

① 上：原脱，据《本草备要》卷之一补。

在脉则细涩而微，皆阴血为火所伤也。治宜甘寒滋润之剂，甘能生血，寒能胜热，润能去燥，使金旺而水生，则火平而燥退矣。

燥乃阳明秋金之化。经曰：金水者，生成之终始。又曰：水位之下，金气承之。盖物之化，从于生；物之成，从于杀。造化之道，生杀之气；犹权衡之不可轻重也。生之重，杀之轻，则气殚散而不收；杀之重，生之轻，则气敛涩而不通。敛涩则伤其分布之政，不惟生气不得升，而收气亦不得降。经曰：逆秋气则太阴不收，肺气焦满。

盖肺为生水之源，上焦开发，如雾露氤氲，是之谓气，气即水也。火旺克金，则肺病而津液日枯。又曰：脾气散精，上归于肺，通调水道，下输膀胱。脾虚则土弱，不能生金，肺无所资，遂不能生水，故外则皮毛枯槁，内则二便闭结而为燥症。宜滋肺和脾，壮水养血。

《本草备要》主治注释

玄明粉润燥　白石英润以去燥　食盐润燥　阿胶润燥　柏子仁润肾燥，滋肝　郁李仁治大肠气滞，燥结不通　黄柏润燥，补肾水不足　槐实润肝燥　桃仁治血燥　牛蒡子润肺　锁阳润燥、养筋　肉苁蓉滋润五脏　知母下润肾燥　细辛润肾燥，水停心下则肾燥。细辛之辛，能行水气以润之。肾燥者，心亦燥，火屈于水，故燥也。经曰：肾苦燥，急食辛以润之　甘蔗润燥，利便　枳椇子润五脏　柿干润肺　杏仁润上焦风燥　桃仁润血燥　大枣润心肺　胡桃润肺　竹茹清肺金之燥　竹沥润燥　杜仲润肝燥　密蒙花润肝燥　胡麻润五脏　牛乳润肠胃　龟板、蜂蜜皆润燥　黄精润心肺　葳蕤润心肺　天冬滋肾润燥　麦冬清心润肺　款冬花泻热润肺　紫菀润肺　百部润肺　半夏润肾　花粉润燥　瓜蒌润肺　贝母润心肺　当归润肠胃　川芎润肝燥，补肝虚　红花润燥　苧根润燥　大黄、芒硝、玄明粉俱润燥

湿热中湿似中风　头重身痛　腰痛不能转侧　筋骨疼痛　拘酸跗肿等症

有在天之湿，雨露雾是也，在天者本乎气，故先中表之荣卫；有在地之湿，泥水是也，在地者本乎形，故先伤肌肉筋骨血脉；有饮食之湿，酒水乳酪是也，胃为水谷之海，故伤于脾胃；有汗液之湿，谓汗出沾衣，未经解汗者是也；有太阴脾土所化之湿，不从外入者也。阳盛则火胜，化为湿热；阴盛则水胜，化为寒湿。其症发热恶寒，身重自汗，筋骨疼痛，小便秘涩，大便溏泄，腰痛不能转侧，跗肿，肉如泥，按之不起。热上壅则下不通，下不通则热益上壅。又湿郁则为热，热蒸更为湿，湿热亦热气熏蒸，水液不行，久而成湿。寒湿久留，亦变为热。

经曰：因于湿，首如裹，湿气蒸于上故头重。又曰：湿伤筋，故大筋软短，小筋弛长，软短为拘，弛长为痿。湿胜则濡泄，故大便溏泄，大便泄故小便涩。湿从下受之故跗肿，诸湿肿满，皆属脾土，故腹胀肉如泥①。湿气入肾，肾主水，水流湿，各从其类，故腰肾痛。湿为阴邪。经曰：地之湿气，感则害皮肉筋脉。湿者，土之气；土者，火之子。故湿每能生热，热亦能生湿，如夏热则万物润溽也。湿有自外感得者，坐卧卑湿，身受水雨也；有自内伤得者，生冷酒面，纵恣无度，又脾虚肾虚不能防制也。有伤风湿者，有伤热湿者，有伤寒湿者，有伤暑湿者，有中湿而喎斜不遂、舌强语涩、昏不知人，状类中风者。湿在表在上宜发汗，在里宜下宜渗泄，里虚者宜实脾，挟风而外感者宜解肌，挟寒而在半表半里者宜温散。凡中湿者，不可作风治。治法，在上者当微汗，羌活胜湿汤；在下者当利小便，五苓散。夫脾者，五脏之至阴，其性恶湿，今湿气内客于脾，故不能腐熟水谷，致清浊不分。水入肠间，虚莫能制故濡泄，法当除湿利小便

① 泥：原作"沉"，据《医贯》卷之六改。

也。溽，音肉，湿热季夏之月，土润溽暑。

羌活胜湿汤见头门　通治湿症，如身重腰痛沉沉然，经中有寒也。

加酒防己五分、附子五分。阳微汗出恶风，故用黄芪、炙甘草以实表，防己、白术以胜湿。嘉言：经曰，湿上甚为热，表之则易，下之则难，故当变常法而为表散。鹤皋曰：脾弱伤湿者，二陈、平胃之类主之。今湿流关节，非前药所宜矣。无窍不入，惟风为能，故凡关节之病，非风药不能到也。本方除独活、蔓荆、川芎、甘草，加升麻、苍术，名羌活除湿汤，治风湿相搏，一身尽痛。

肾着汤湿伤腰肾　治伤湿身重腹痛腰冷，不渴，小便自利，饮食如故，病属下焦。肾主水湿，性下流，必舍于其所合而归于坎势也。腰为肾之府，冷湿之邪着而不移，故腰冷身重，是着痹也。此由身劳汗出，衣里冷湿，久久得之。《宣明》用治胞痹，膀胱热痛，涩于小便，上为清涕。风寒湿邪客于胞中，气不能化，故水道不通。

干姜炮　茯苓四两　甘草炙　白术炒，二两

有寒者加附子。《经心录》加肉桂、泽泻、杜仲、牛膝，治同。

此肾病而皆用脾药，益土正所以制水也。喻嘉言曰：腰冷如坐水中，非肾之精气冷也，故饮食如故，便利不渴。且与肠胃之府无预①，况肾脏乎？故但用甘温从阳、淡渗行水之药足矣。讱庵曰：此乃外感之湿邪，非肾虚也。

五苓散加羌活，名元戎五苓散，治中焦积热。本方加石膏、滑石、寒水石，名桂苓甘露饮，以清六腑之热。本方加苍术，名苍桂五苓散，治寒热。

---

① 无预：犹"无与"，无关联。

猪苓汤利湿泻热。见黄疸门　通治诸湿热，口渴溺赤。吴鹤皋曰：以猪苓、茯苓、泽泻、滑石诸药过燥，故又加阿胶，以存津液。

三黄丸头项门　统治三焦积热等症。

三黄金花丸　治中外诸热。

黄连酒炒　黄芩酒炒　大黄酒拌，九蒸　石膏　淡豉　麻黄

甘桔汤喉痹门　加防风、荆芥、连翘，名如圣汤，治上焦风热。

宋仁宗本方加连翘、薄荷、竹叶、栀子、黄芩，名桔梗汤，治上焦风热。

藿香正气散　治上焦壅热。藿香，治上焦壅热，能理脾肺之正气，正气通畅则邪逆自除。

《本草备要》主治注释

石菖蒲去湿　半夏、艾逐寒湿　秦艽、茵芋、防风均为胜湿之圣药　藁本下行去湿　羌活治风湿相搏　独活治湿痹　白芷、细辛散风湿　木瓜、厚朴、木贼、浮萍、苍耳子俱散风湿　木通、黄连、苦参俱燥湿　龙胆草去下焦之湿　甘遂能泻肾经及隧道水湿　大戟泻脏腑水湿　防己、泽泻、车前子俱利湿热　附子引温暖药达下焦，以祛在里之冷湿　萆薢、蛇床子、白蔻、草蔻、金银花、扁豆、赤小豆、胡麻、苡仁、蒜俱去寒湿　干姜燥脾湿　白矾、儿茶、海螵鞘祛寒湿　牡蛎、原蚕砂、茯苓去湿热　松节燥血中之湿　柏子仁、桑叶、猪苓、黄柏、五加皮、海桐皮、芜夷、皂荚、花椒、苍术、白术俱去湿　黄芩、商陆、白鲜皮、甜瓜蒂、椿樗皮、榆白皮、木瓜俱去湿热　滑石为荡热除湿之要剂。时珍曰：滑石利窍，不独小便。上开腠理而发表，是除上中之湿热；下利便溺而行水，是除中下之湿热。热去则三焦宁而表里和，湿

去则阑门通而阴阳利矣。河间益元散，通治上下表里诸病，盖是此意。燥可去湿，桑白皮、赤小豆之类是也。滑石为至燥之剂，盖皆以行水之药为燥，而不以燥热之药为燥也。五苓泻湿胜，故用桂、术、猪苓。泻热胜，故用滑石　**荜茇**治阳明之浮热　**青葙**除风热　**硼砂**去上焦之痰热　**辛夷**治风热　**蕤仁**消风散热　**槐实**疏导风热　**竹茹**去上焦烦热　**淡竹叶**除上焦烦热　**甘菊**去风热　**荆芥、白芷、细辛、麻黄、槐花、谷精草**俱除风热

噎膈　翻胃

戴云：噎膈有四，血虚、气虚、有热、有痰。血虚，脉必数而无力；气虚，必缓而无力；气血俱虚，则口中多出沫，但见大出者，必死。有热者，脉数而有力；有痰者，脉滑数。二者可治。血虚四物，气虚四君。热以解寒，痰以二陈。

《三因》有五噎：气、忧、劳、思、食也。气噎者，心悸，上下不通，噎哕不彻，胸背痛；忧噎者，遇天阴手足厥冷，不能自温；劳噎者，气上膈，胁下支满，胸中填塞；思噎者，心怔悸善忘，目视䀮〔批：䀮，音荒，目不明〕；食噎者，食无多少，胸中苦寒，痛不得喘息。五膈：忧、思、怒、喜、恐也。忧膈者，胸中气结，津液不通，羸瘦短气；思膈者，中脘食满，噎则酸心，饮食不消，大便不利；怒膈者，胸膈逆满，噎塞不通，呕则筋急，恶闻食臭；喜膈者，五心烦热，口舌生疮，四肢倦重，身常发热，胸痛引背，食少；恐膈者，心腹胀满，咳嗽气逆，腹中苦冷雷鸣，绕脐痛，不能食。

经论三阳结谓之膈，大肠、小肠、膀胱结热也。小肠结热则血脉燥，大肠结热则后不通，膀胱结热则津液涸。三阳结热，则前后闭，反而上行，此所以噎食不下，纵下而复出也。宜先润养，因而治下，或涎痰上阻，用苦酸微微涌之。

噎膈多由气血两虚、胃冷胃槁而成，饮可下而食不可下。槁在吸

门，即喉间之厌会，食下胃脘痛，须臾吐出；槁在贲门，胃之上口也，此上焦，名噎食，下良久吐出；槁在幽门，胃之下口也，此中焦，名膈，朝食暮吐；槁在阑门，在大小肠之交，分别清浊之处，小肠下口也，此下焦，名翻胃。又有痰饮、食积、瘀血壅塞胃口者，如寒痰胃冷，则宜姜、附、参、术。胃槁者当滋润，宜四物、牛羊乳，血瘀者加韭汁。

胃槁胃冷，脾不磨食，故气逆而成反胃。气血不足，其本也。曰痰饮，曰瘀血，曰食积，其标也。胃槁者，滋血生津；胃冷者，温中调气。丹溪曰：反胃噎膈，大便燥结，宜牛羊乳，时时咽之，兼服四物汤，不可服人乳。人乳有五味之毒，七情之火也。讱庵曰：膈噎不通，服香燥药，取快一时，破气而燥血，是速其死也。不如少服药，饮牛羊乳，加韭汁或姜汁或陈酒为佳。丹溪禁用香燥药，所言补血益阴润燥，和胃调中，却无其方可以意会。《医贯》曰：气滞膈塞，未必成噎也。服青皮、枳壳宽快之药不已，则噎成矣。

李士材曰：悲思过度，忧怒不节，则气机凝阻，清浊相干，违其运行之常，乃成噎塞。张鸡峰曰：噎塞是神思间病，当静观内养以宁其心。心君泰然，则五火退听，营卫安和矣。噎者，饮食入咽，阻碍不通，梗涩难下，噎症必兼塞症。故东垣云：堵塞咽喉，阳气不得上出者名曰塞。五脏之所生，阴也，血也，阴气不得下降者曰噎。六腑之所生，阳也，气也。夫咽塞于胸膈之间，令诸经不行，口开目瞪〔批：瞪音棖，直视貌〕，气闷欲绝，当先用辛甘气味，升阳之药，引胃气以治其本，益智、草豆蔻、人参、黄芪、当归、柴胡、升麻之类是也。加通塞药以治其标，木香、青皮、陈皮、麦芽之类是也。寒月阴盛，加吴茱萸以泻阴寒之气；暑月阳盛，加青皮、陈皮、益智、黄柏散寒气，泄阴火之上逆。

经曰：清浊相干，乱于胸中，是为大悗〔批：悗，门上声，废忘也〕，气不宣通，最为急症。不急治之，诸变生矣。噎与塞，皆由阴中伏阳而作也。

冬三月，阴气在外，阳气内藏，外助阳气，不得发汗，内消阴火，勿令泄泻，此闭藏固密之大要也。吴茱萸主之，吴茱萸、陈皮、益智、草豆蔻、黄芪、升麻、僵蚕、泽泻、姜黄、当归、人参、甘草、木香、青皮、半夏、麦芽，蒸饼为丸，汤送三钱。夏三月，阳气在外，阴气在内，噎病值此时，天助正气而挫其邪气，不治自愈。或不愈者，阴气极甚，正气不伸耳，以四君子汤送利膈丸，木香、槟榔各七钱五分，大黄、厚朴各二两，人参、当归、藿香、甘草、枳实各一两，水为丸。每饮食入胃，便吐涎沫如鸡子白，盖脾主涎，脾虚不能约束津液，故涎沫自出，非人参、白术、益智不能摄也。

古人指噎塞为津液枯干，故水液可行，干物便涩，为在上焦。愚窃疑之，若果津液，何以食才下咽，涎随上涌呼？故夫膈噎之间，交通之气不得表里者，皆冲脉上行，逆气所作也。惟气逆故水液不能居润下之常，随其气逆冷耳。若以为津枯而用滋润之剂，岂不反益其邪乎？贵深原其故，拟主一方，至于随症加减，在圆机者通变也。七情伤中，当多用辛味以横行而散，半夏、白豆蔻、益智、生姜、陈皮之类，少用苦味以直行而泄，木香、乌药之类。然中气即伤，徒与散泄，邪未获除，正反受困，必调养中宫，以全资生之本，人参、黄芪、白术、甘草之类。喉中如有物，食不下者，痰气也，俗名梅核，加昆布、诃子。膈间作痛，多是瘀血，归尾、桃仁、韭汁、童便，甚者加酒浸大黄微利之。噎而声不出者，竹茹、五味子、生姜。挟寒，脉沉迟者，肉桂、附子。挟热，脉洪数者，黄连、木通。噎而白沫大出，粪如羊屎，为不治之症。如饮食才下，痰涎聚住不得入者，虽入而涎沫随出者，先以来复丹控去其痰，更以半夏、枯矾、皂角少许，白茯苓、枳壳、竹沥、玄明粉，姜汁为丸。如大便燥结，块如羊屎，自制开关利膈丸，当归、枳壳、木香、槟榔、人参、大黄，滴水为丸，并服牛羊人乳、梨汁、松仁。脉紧而芤紧则为寒，芤则为虚，虚寒相搏，脉为阴结而迟，其人则噎。

呕吐哕皆属于胃，但以气血多少为异耳。呕者，阳明也，阳明多血多气，故有声有物，气血俱病也，气逆者散之，故以生姜为主；吐者，太阳也，太阳多血少气，故有物无声，乃血病也，以橘红主之；哕者，少阳也，少阳多气少血，故有声无物，乃气病也，以半夏主之。三者皆因脾虚，或寒气客胃，饮食所伤，以丁香、藿香、半夏、茯苓、陈皮、生姜之类，分其经络，察其虚实，不可混也。

邪在上脘之阳，则气停而水积，故饮之清浊混乱，则为痰、为饮、为涎、为唾，变而为呕；邪在下脘之阴，则血滞而谷不消，故食之清浊不分，则为噎塞、为痞满、为痛、为胀，变而为吐；邪在中脘之气交者，尽有二脘之病。

呕从气病，法天之阳，动而有声，与饮俱出，犹雷震必雨注也。吐从血病，法地之阴，静而无声，与食俱出，象万物之于地。呕吐则气血俱病，法阴阳①之气交，饮食皆出。然上脘非不吐食也，设阳中之阴亦病，则食入即吐，非若中脘之食已而吐，下脘之食久而吐也。下脘非不呕也，设阴中之阳亦病，则吐与呕齐作，然呕少于吐，不若上脘之呕多于吐也。

上脘食刹久则吐，生姜半夏汤，生姜、半夏各一钱；中脘食已即吐，橘红半夏汤，陈皮、半夏、生姜；下脘食久则吐为反胃，脉沉而无力，理中汤，脉滑而实，半夏生姜大黄汤下之。

仲景治呕，谷不得下，半夏一升，生姜八两，茯苓四两。生姜、半夏之辛，但治上焦气壅②表实。若胃虚者，惟宜益胃，推荡谷气而已，用参、术，忌用辛泻，故服小半夏汤。不愈者服大半夏立愈，即泔澜水也，半夏二升，人参三两，白蜜一升，水一斗三升，和蜜，扬二百四十遍，煮药取三升，三次服。寒吐者，喜热恶冷，肢冷，脉细

---

① 阴阳：原作"饮食"，据《证治准绳·杂病》改。
② 壅：原作"拥"，据《医方集解·利湿之剂》改。

而滑，用理中汤，冰冷服之，冷遇冷相入，不致吐出。如用理中汤，到口即吐，去白术、甘草之壅，加沉香、丁香立止。

热吐者，喜冷恶热，烦渴，小便赤涩，脉洪而数，二陈汤加山栀、黄连、竹茹、枇杷叶、干葛、姜汁、芦根汁。怒中饮食，呕吐，胸满膈胀，关格不通，二陈汤加青皮、木香；未效，丁香、沉香、木香、砂仁、豆蔻、厚朴、藿香、陈皮、半夏、神曲、姜、枣服。中脘素有痰积，遇寒即发，丁香、豆蔻、砂仁、干姜、陈皮、半夏，加姜汁、白芥汁，至盏许。痰满胸喉，粥药到口即吐，先以生姜汤下养正丹，俟药可进，则以二陈加枳实、砂仁、桔梗、厚朴、姜汁服之，虚者加人参。本因中寒，用热药太过，以致呕逆，二陈加白豆蔻、沉香。因七情而得者，理中加木香、沉香、乌药。阴虚而龙雷之火亢逆，宜姜汁炒熟地，加槟榔、黄柏、沉香导之使下。脾胃久伤，仓廪空虚因而呕吐，宜焦米、神曲、陈皮、人参、姜、枣和之则自止。

气者身热臂痛，食入则先呕而后泻，此上焦伤风，闭其腠理，经气失道，邪气内着，麦冬汤主之，麦冬、芦根、竹茹、人参、陈皮、白术、茯苓、甘草、葳蕤、生姜。走哺者，下焦实热，二便不通，气逆呕吐，人参汤主之，人参、白术、陈皮、茯苓、石膏及猪苓、葳蕤、知母、芦根汁。食已暴吐，脉浮而洪，此上焦火逆也，宜桔梗、枳壳、陈皮、厚朴、木香、槟榔、白术、半夏、茯苓。

气降则火自清，吐渐止，加人参、白芍补之。下闭上呕，亦因火在上焦，宜桔梗、陈皮、厚朴、木香、大黄，渐利之。干呕宜橘红煎汤，入甘蔗浆、生姜汁，细细呷之。恶心，心中央央欲吐，不吐多属胃虚，宜半夏、茯苓、陈皮、白术、生姜。

仲景云欲吐者不可下，又用大黄治食已即吐，何也？曰：欲吐者，病在上，因而越之可也。逆之使下，则必愦乱而益甚。若既吐矣，当吐折之，使其下行，故用大黄。丹溪云：凡病吐者，切不可下，近于困矣。

呕苦，邪在胆经，胆木善上乘于胃土，则逆而呕胆汁，故苦也，宜吴茱萸、黄连、生姜、黄芩、茯苓。吐酸，《内经》云：诸呕吐酸，皆属于热。东垣又以为寒，何也？若胃中湿气郁而成积，则湿中生热，故从木化而为酸味，法当清之。若久而不化，则肝木日盛，胃土日衰。经云：木欲实，金当平之。辛为肺经之味，故辛可胜酸。辛则必热，辛以制东方之实热，以扶中土之衰。倘浊气不降，而日以寒药投之，非其治矣。

吐酸一症，大抵宿食滞于胃脘，平胃散加香、砂、楂、曲。若停饮所致，苍术、半夏、茯苓、陈皮最效。呕清水，渴欲饮水，水入即吐，名曰水逆，五苓散主之。赤石脂捣筛，服方寸匕，渐益至三匕，服尽一斤，终身不吐痰水，亦可终身无泻症。吐涎沫，六君加益智、生姜，或以半夏与干姜，等分为散。吐脓，仲景云：呕家虽有痈脓，不必治，脓尽自愈，或地黄丸煎汤服。胃脘痛，黄芪三钱，白术三钱，葵根一两。呕虫与吐蛔为胃中冷，理中汤加川蜀、槟榔、黄连、乌梅，蛔见苦则安，见椒则伏，见酸则不能咬也。

反胃，真火衰微，胃寒脾弱，不能消谷，朝食则暮吐，暮食则朝吐。设饮食入胃，既抵于胃之下脘，复返而出也，宜理中汤为主，甚者加附子。若脉数，为邪热不杀谷，乃火性上炎，多升少降，应与异功散加黄连、沉香、当归、生地。此症至口吐白沫，粪如羊矢，便为危急，必须养正气，以培其阳，益血以滋其阴，则金无畏火之炎。肾有生水之渐，脾胃健运，饮食消磨矣。

咽喉闭塞，胸膈满闷，暂用香砂、朴、枳以开疏结滞。然破气过多，中气因而不运，当异功散加香砂，使气旺则能健运。

李绛治反胃久闭不通，攻补兼施，小青龙丸，渐次加之，开扃①自透，宜人参利膈丸，木香、槟榔、枳实、厚朴、当归、生地、人

---

① 扃（shǎng 赏）：门上环钮。《玉篇·户部》："扃，户耳也。"

参、甘草、大黄，水丸。然服通利之剂过多，血液耗竭，转加闭结，宜用杏仁（去皮尖，炒）四两、松仁四两、猪脂（熬净）一钟、生白蜜四两、蜜饯橘柚四两，打烂和匀，时时食之，大妙，更以人乳频投尤妙。

痰涎壅满胸膈，先用养正丹坠其痰涎，然后用涤痰丸，半夏曲二两，枯矾一两，牙皂炙、玄明粉、白茯苓、枳壳各一两五钱，竹沥、姜汁为丸。火衰不能生土，其脉沉迟，宜八味丸减熟地，加沉香、砂仁。瘀血阻滞者，代抵当汤作丸，如芥子大，每服三钱，去枕仰卧，细细咽之。有虫聚而反胃者，宜槟榔雄黄牵牛大黄丸，调治得宜。反胃新愈，切不可便与粥饭，每日用人参一两、陈皮三钱，陈米炒焦三钱，煎汤细啜之，可以小试陈米饮。若仓廪未固，不宜骤贮米谷，往往食早者，多不可救矣。

麻仁散子　治噎膈，血少闭结。

芝麻去壳取仁　真苏子

二味细研，水淘取汁数碗。再入白米多少得宜，煮成粥饮服之。大便结如羊屎者，立时通润。亦治老人风秘。

橘皮麻仁丸　治同上。

橘皮　杏仁　麻仁各三两　郁李仁五钱

上以橘皮为末，三仁俱捣，将枣煮取肉，同捣和丸。每服四五十丸，枳实汤下。

人参利膈丸　治噎膈翻胃。

人参　当归　甘草　枳实　藿香各一两　木香　槟榔各七钱半　大黄酒制　厚朴姜汁制

酒水丸。每服五十丸，温水下。

三白酒　治噎膈翻胃。祛痰养血。

火酒三斤　白糖　白萝卜　生梨各一斤半

将梨、卜捣汁，并糖入酒内，封固坛口，三日后，徐徐饮之。

延真膏 养胃宽中，治噎膈翻胃有奇功。补中生津。

人参四两 白术 白茯 山药 枸杞 莲肉各二两 何首乌三两，用竹刀刮去皮 山萸肉二两半 肉苁蓉五两 当归二两半 生地 熟地 天冬 麦冬各六两，俱用浸一宿 志肉去心，二两。甘草汁浸一夜，已上共捣如泥，取汁。

上药末、药汁，加白蜜一斤半，和匀入坛内，以箬皮封固入锅内，水煮一宿成膏，每服半酒钟。汪石山曰：翻胃与噎膈相似，治可相通。此方与三白酒胜于他方。

韭汁牛乳饮 治胃脘有死血，干燥枯槁，食下作痛，翻胃，便秘。

韭菜汁别本连根用佳 牛乳

等分，时时呷之。有痰阻者加姜汁。

本方去牛乳，加陈酒，治血膈。韭汁专清瘀血。韭汁辛温，益胃消瘀。牛乳甘温，润燥养血。瘀去则胃无阻，血润则大肠通而食得下矣。

四物汤 加橘红、红花酒噀、桃仁留尖、驴尿防其生虫，治噎膈翻胃秘结。

秘方 治噎膈。

童便 牛羊乳 韭汁 竹沥 蜜润燥 姜去秽 甘蔗汁解酒毒

气虚加四君子，血虚加四物。

胡荽丹 治反胃气结。

乌骨鸡一只，全净 胡荽入鸡腹，缝之

热食渐尽，再一只妙甚，甚效。

十枣汤攻里门 除大枣，加大黄、黑丑、轻粉，名三花神佑丸，治壮实人积痰翻胃。服法见身体门。

代赭旋覆汤呃逆门　周扬俊曰：此汤予每借之以治反胃气逆不降者，神效。

七气汤郁门后七气汤　治七情郁结，痞满噎塞。

人参养胃汤、五膈宽中散、三一承气汤均治噎膈、反胃。

《本草备要》主治注释

韭汁散瘀　竹沥、姜汁消痰　童便降火　人乳、牛羊乳润燥、补血　芦根止呕　茅根汁凉血　甘蔗汁和胃　荸荠消食　驴尿杀虫。或加烧酒、米醋、白蜜，和诸汁顿服，亦佳　硇砂治噎膈有殊功　韭汁、姜汁、牛乳各一杯，细细缓缓温服。姜汁下气，清痰和胃，牛乳解热、润燥、补虚　砂仁治噎膈　白豆蔻、草蔻并治吐逆反胃。肺胃火盛气虚者忌服　白芥子治反胃　吴萸治胃冷噎膈桂心治噎膈　诃子治气膈　硼砂含咽，治噎膈　百草霜治疸膈白水牛喉除两头，去脂膜，醋浸，炙末，治反胃吐食，肠结不通虎肚治反胃，取生者，存滓，秽勿洗，新瓦固煅存性，为末，治反胃吐食，肠结不通　大鲫鱼治噎嗝反胃。去肠留鳞，切大蒜填满腹，纸包十重，泥固晒半干，炭火煨熟，单取肉用，和平胃散一两，杵丸梧子大，密藏，每服三十丸，米饮下。一方用鲫鱼合蓴作羹，治胃弱不下食　蜗肉味甘平，能开胃气，止反胃，酒煮杀之　羚羊角为细末，饮服方寸匕，治噎塞不通　补骨脂、小茴、茨实、乌药、沉香治气膈，随食随吐，或食下未几，随变痰涎吐出。虚加人参　蔗浆七升、姜汁半升，和匀，日日细细呷　甘蔗汁、芦根汁、梨汁、藕汁、人乳、童便、竹沥和匀，时时饮之。人乳易牛乳，更妙　枇杷叶姜汁炙、竹茹、木瓜、芦根、石斛、人参、白茯苓治反胃，胃热呕吐。加童便、人乳、竹沥、苏子、白芍、甘蔗浆，治噎膈反胃

大腹皮治痰膈　乌药治反胃吐食　昆布含咽汁，治噎膈　乌梅治反胃　半夏治痰膈　芦根治呕逆反胃，火升胃热则呕，逆食不下　附子治胃寒而呕哕膈噎　枳实治五膈　厚朴治反胃　荸荠治五种膈气：忧、恚、气、热、寒　黑铅治噎膈反胃。镇坠之性，有反正之功，不可多服久服　水银镇坠痰气上逆，呕吐反胃　鸡肫皮不见水，男用雌，女用雄，治反胃

案：有人三世病反胃，得一方，干柿同干饭日日食，不饮水。此亦取其润燥、解热、散瘀之功。

华佗行道，见车载一人病咽塞，食不下，呻吟。佗视曰：饼店蒜、薤、大酢三升饮之，当自痊，果吐大蛇一枚而愈。

有一贫叟，病咽痛，食入即吐，胸中刺痛，或令取韭汁，入盐梅卤汁少许，细呷得入渐加，忽吐稠涎数升而愈。此亦仲景治胸痹痛，用薤白，取辛温能散胃脘痰饮、恶血之义也。

一人腊月饮酒三杯，自后食必屈曲下膈，哽涩微痛，右脉甚涩，关脉沉，此瘀血在胃脘之口，气郁而成痰，隘塞食道也。以韭汁半盏，细细冷呷，尽斤而愈。

有人血耗，便若羊屎，病反胃半年，脉涩而不匀，不大便者八九日，先与甘蔗汁，煎六君子汤加附子、大黄与之，伺便润，令以乳服之。

附《外科正宗》方

五膈翻胃散　治五膈，食不下，呕呃痰多，咽喉噎塞，胸膈满痛。

人参七分　桔梗一钱　沉香一分半　半夏二钱，姜汁炮　白术一钱五分，炒　甘草炙，八分　白豆蔻五分　杵头糠二钱　荜澄茄五分　枇杷叶一钱，姜汁炙　木香二分，不见火

加姜七片，陈老仓米一撮，煎至一钟，食前一服，食后一服，临卧一服。

五膈散　治胸膈痞闷，诸气倍聚，胁肋胀满，痰逆恶心，不进饮食。

枳壳麸炒　青皮醋炒　大腹子尖者　半夏曲炒，各一钱五钱①
木香二分　南星姜汁炮，一钱二分　麦芽炒，一钱　干姜炮，二钱　草果仁七分　白术壁土炒，一钱半

加姜七片，空心少服，食后多服。

瓜蒌实丸　治胸膈痞满，胸胁作疼，喘急烦闷，五膈，五噎，翻胃，服之皆效。

瓜蒌仁另研　枳壳　半夏姜汁煮七次，去皮尖　桔梗米泔浸，各一两

共为细末，用浓姜汁煮，神曲糊丸。每服五七十丸，食后姜汤下，日三服。

东坡家藏仙方

单用蓝靛，白汤化下数次，效。凡用药，内必用蓝靛，或青黛亦佳。此病多用热药，反燥津液，恐未合宜，惟有四物、二陈、四君子加减用。

太仓丸　治翻胃及饮食不进，脾胃弱者尤宜服之。

白豆蔻　砂仁各二两　陈仓米一升，用黄土炒熟，去土不用。

为细末，用生姜自然汁合和为丸。每服一百丸，食后姜汤下。

又方　用真阿胶五钱，取大路边行人抛下干粪，炒存性，作末，五钱，同阿胶末和匀，五更初，以姜片蘸食，能起死回生。

又方　以手巾裹杵头糠，时时拭齿，治卒噎膈，或括下杵头糠，口内含之，或煎汤细细呷嚼下，效。

---

① 钱：疑当作"分"。

卷之五

暑暍音谒　伤暑　吐衄方论附吐血门三黄泻心汤末

暑为阳邪，心属离火，故暑先入心，从其类也。巳月六阳尽出于地上，此气之浮也。经曰：夏气在经络，长夏气在肌肉，表实者，里必虚，又热则气泄。故经曰：脉虚身热，得之伤暑，外症头痛、口干面垢、自汗、呕逆泄泻、少气倦怠，其大较也。有余症者，皆后传变也。伤暑有兼伤风者，有兼伤寒者，有兼伤湿者，有兼伤食者，有冒暑饮酒，引暑入内者；有纳凉巨室，暑不得泄，反中入内者；有手足搐搦，名暑风者；有手足逆冷，名暑厥者；有昏不知人，为中暑者。洁古曰：中热为阳症，为有余；中暑为阴症，为不足。盖肺主气，夏月火盛灼金，则肺受伤而气虚，故多不足。凡中暑者，不可作中风治。

李时珍曰：有处高堂大厦而中暑者，缘纳凉太过，饮冷太多，阳气为阴邪所遏，反中入内，故见头痛、恶寒之症。用香薷以发越阳气，散暑和脾则愈。王履曰：此非中暑，盖亦伤寒之类耳。《玉机微义》曰：东垣论暑症，同冬月伤寒传变，为症不一，彼为寒邪伤形，此则暑热伤气。若元气虚甚，有一时不救者，与伤寒阴毒顷刻害人实同。启是病例大开后人聋聩。《活人书》云：脉虚身热，谓之中暑，乃不足之症，头痛恶寒、形面拘垢，宜用温散之剂；脉盛身热，谓之中热，乃有余之症，头痛壮热、大渴引饮，宜清凉之剂。薛氏曰：中暍乃阴寒之症，法当补阳气为主，少佐以解暑，先哲用干姜、附子，此推《内经》舍时从症之法也。香薷饮乃散阳气、导真阴之剂，若元气虚，犯房劳而用之者，适所以招暑也。

若饮食不节，劳役作丧之人伤暑，大热大渴，汗泄如雨，烦躁喘促，或泻或吐者，乃内伤之症，宜用清暑益气汤、人参白虎汤之类，以泻火益元可也。若用香薷，是重虚其表而济之热矣。盖香薷乃夏月解表之药，如冬月之用麻黄，气虚者尤不宜多服，今人谓能解暑，概用代茶，误矣。士材曰：香薷为夏月发汗之药，其性温热，只宜于中暑之人，若中热者误服之，反成大害，世所未知。香薷宜冷服，热服令人泻。

中暑为阴症，中热为阳症。经曰：气盛身寒得之伤寒，气虚身热得之伤暑。故中暑宜温散，中热宜清凉。身寒，寒字当热字看，伤寒必病热，泻热补劳。

张兼善曰：风、寒、湿皆地之气，系浊邪，所以俱中足经；暑乃天之气，系清邪，所以中手少阴心经，其症多与伤寒相似。但伤寒初病未至烦渴，暑初病即渴，伤寒脉必浮盛，暑脉虚弱为不同耳。讱庵曰：张氏之辨证是也，如风亦阳邪，属天气，常中于头，未可言浊。又伤寒中足六经，虽系《内经》原文，然麻黄、桂枝皆肺药，泻心数汤皆心药，未可执言伤足不伤手也。暑有伤、有冒、有中、有伏四者，轻重之分。

夏月暑湿邪伤脾胃，阳不升，阴不降，则挥霍撩乱，上吐下泻，甚则肝木乘脾而筋为之转也。时珍曰：肝虽主筋，而转筋则因风湿热袭伤脾胃所致。转筋必起于足腓，腓及宗筋皆属阳明。木瓜治转筋，取其理脾以伐肝也。土病则金衰而木旺，故用酸温以收脾肺之耗散，而借其走筋以平肝邪，乃土中泻木以助金也。陶弘景曰：凡转筋，呼木瓜名，写木瓜字，皆愈。

阴阳不和而交争，故上吐下泻而霍乱，饮阴阳水，一名生熟水。辄定者，分其阴阳使和平也。讱庵曰：霍乱有寒、热二症，药中能治此者甚多，仓卒患此，脉候未审，慎勿轻投偏寒、偏热之剂。曾见有霍乱饮姜汤而立毙者，惟饮阴阳水为最稳。霍乱邪在上焦则吐，邪在下焦则泻，邪在中焦则吐泻兼作，此湿霍乱症轻易治。又有心腹搅痛不得吐泻者，此名干霍乱，俗名绞肠痧①，其死甚速，古方并用盐熬热童便调饮，极为得治。勿与杀食，即米汤下咽亦死，以沸汤半钟、井水半钟和服。脾虚寒客中焦为霍乱，寒客下焦肝肾为转筋，附子治之。

暑必兼湿，治暑必兼用利湿药。霍乱由邪伤脾胃，治宜兼用脾胃药。暑湿皆阳邪，在表则发热，在里则泻痢霍乱。腓，音肥，足肚也。

四味香薷饮 治一切感冒暑气，皮肤蒸热，头痛头重，自汗肢倦，或烦渴，或吐泄。暑为阳邪，故蒸热；暑必兼湿，故自汗。暑湿干心则烦，干肺则渴，干脾则吐利，上蒸于头则重而痛。暑能伤气，故倦怠。

香薷—两 厚朴姜汁炒 扁豆炒，五钱 黄连姜炒，三钱

冷服。香薷辛热必冷服者。经所谓治温以清凉而行之也，热服作泻。本方除扁豆，名黄连香薷饮，治中暑热盛，口渴心烦，或下鲜血。本方除黄连，名三物香薷饮，治伤暑，呕逆泄泻。再加茯苓、甘草，名五物香薷饮，驱暑和中。再加木瓜，名六味香薷饮，治中暑湿盛。热盛则加黄连以泻心火，湿盛则加茯苓、木瓜以去脾湿。再加人参、黄芪、白术、陈皮，名十味香薷饮，治暑湿内伤，头重吐利，身倦神昏。此外感而兼内伤之症，故用香薷清暑解表，而以诸药专补中宫也。

三物香薷饮 加羌活、防风，治中暑兼中风，僵仆搐逆。或再加黄芪、白芍。暑月得病手足搐逆如惊风状，名暑风。三物香薷饮加干葛，名香薷葛根汤，治暑月伤风咳嗽。讱庵曰：此方当治伤暑泄泻。本方加茯神，治痹疟。独热不寒曰痹疟，当责之暑邪。暑先入心，故加茯苓以宁心。本方用香薷、扁豆、厚朴、木

---

① 痧：原作"沙"，据《医方集解·救急良方》改。

瓜、甘草，加香附、陈皮、苍术，名二香散。盖合香薷饮、香苏饮为一方也。治外感内伤，身热腹胀。

清暑益气汤 治长夏湿热炎蒸，四肢困倦，精神减少，胸满气促，身热心烦，口渴恶食，自汗身重，肢体疼痛，小便赤涩，大便溏黄，而脉虚者。暑湿蒸人，脾土受伤，故肢倦便溏。暑热伤肺，故气促心烦，口渴便赤。浊气在上，则生膜胀，故胸满恶食。暑先入心，汗为心液，故自汗。湿盛，故身痛身重。寒伤形，表邪外盛，故脉大而有余。暑伤气，元气耗伤，故脉虚而不足。

黄芪 人参 白术炒 苍术 神曲炒 青皮炒 陈皮留白 甘草炙 麦冬 五味 当归酒洗 黄柏酒炒 泽泻 升麻 葛根 姜、枣煎。

东垣曰：脾虚，肺气先绝，故用黄芪闭腠理，止汗益气。脾胃既虚，阴火伤其升发之气，营卫大伤。血虚以人参补之，阳旺自能生阴血也，更加当归和血，又加黄柏以救肾水。盖甘寒泻火，火减则心气得平而安也。心火乘脾，故用炙草泻火而补脾。少用恐滋满也，中满者去之，若腹中急痛急缩者，却宜多用。咳者去人参，为清浊相干，故以橘皮理之。长夏湿胜，故加二术、泽泻，上下分消其湿热也。湿胜则食不化，炒曲辛甘，青皮辛温，消食快气。五味、麦冬、人参，甘微酸寒，泻火热而益肺气，救庚金也。《医贯》曰：有伤暑吐衄者，暑伤心，心虚不能生血，不宜过用寒凉以泻心，宜清暑益气加丹皮、生地、犀角之类。盖暑伤心，亦伤气，其脉必虚，以参、芪补气，使能摄血，斯无弊也。

本方除青皮、泽泻、干葛，名黄芪人参汤东垣。治暑伤元气，注夏倦怠，胸满自汗，时作头痛。时痛时止，为内伤症。本方除白术、青皮、麦冬、五味，加茯苓、猪苓、柴胡、羌活、防风、连翘、知母，名补肝汤，治阴汗如水，阴冷如冰，脚痿无力。

生脉散　治热伤元气，气短倦怠，口渴多汗，肺虚而咳。

肺主气，火热伤肺，故气短；金为火制，不能生水，故口渴；气少，故倦怠；肺主皮毛，虚故汗出；虚火乘肺，故咳。东垣曰：津者，庚大肠所主。三伏之时，为庚金受囚。若亡津液，汗大泄，湿热亢甚，燥金受囚，风木无制，故风湿相搏，骨节烦痛，一身尽痛也。

人参　麦冬五分　五味子七粒

肺主气，肺气旺则四脏之气皆旺，虚故脉绝气短也。心主脉，肺朝百脉，百脉皆朝于肺。补肺清心，则气充而脉复，故曰生脉也。人有将死脉绝者，服此能复生之，其功甚大。夏月炎暑，火旺克金，当以保肺为主。清晨服此，能益气而祛暑也。东垣曰：夏月加黄芪、甘草，服之令人气力涌出。

消暑丸　治伏暑烦渴，发热头痛，脾胃不利。

半夏一斤，醋五斤，煮干　茯苓　甘草半斤，生用

姜汁糊丸，勿见生水，热汤下。有痰，生姜汤下。长夏炎蒸，湿土司令，故暑必兼湿，症见便秘烦渴，或吐或利者，以湿胜则气不得施化。此方不治其暑，专治其湿，用半夏、茯苓行水之药，少佐甘草以和其中。半夏用醋煮者，醋能开胃散水、敛热解毒也，使暑湿二气俱从小便下降，则脾胃和而烦渴自止矣。《局方》取此名为消暑丸，意甚深远。伤暑而发热头痛者，服此尤良。

五苓散见湿门　治暑毒入心，发热大渴，小便不利，及暑湿相搏，自汗身重。渴者，去桂加黄连。朱丹溪、滑伯仁每疑暑病不当发汗，盖暑伤心，热伤气，汗为心液，汗多必致亡阳。惟用香薷饮、五苓散利水之药，使暑气从小肠、膀胱下降，则病易愈，而元气无损矣。

本方合黄连香薷饮名薷苓汤，治伤暑泄泻，加姜、枣煎。本方合平胃散名胃苓汤，治中暑伤湿停饮夹食，腹痛泄泻。

桂苓丸　治冒暑烦渴，引饮过多，腹胀便赤。

肉桂、茯苓，等分蜜丸。

桂苓甘露饮 治中暑受湿，引饮过多，头痛烦渴，湿热便闭。

滑石四两 石膏 寒水石 甘草各二两 白术 茯苓 泽泻各一两 猪苓 肉桂各五钱

每服五钱。张子和去猪苓，减三石一半，加人参、干葛各一两，藿香五钱，木香一分，亦名桂苓甘露饮，每服三钱。治伏暑，烦渴脉虚，水逆。渴欲饮水，水入即吐，名水逆。

人参白虎汤见火门

本方加人参三两，治太阳中暍，身热汗出，恶寒足冷，脉微而渴。身热恶寒为在表，足冷脉微又不可表。

本方加苍术，名白虎加苍术汤，治湿温，脉沉细者。沉细属湿，先受暑后受湿，暑湿相搏，名湿温。其症胫冷腹满，头痛身痛，多汗而谵语。东垣曰：动而伤暑，火热伤气，辛苦之人多得之，宜人参白虎汤。静而伤暑，湿胜身重，安乐之人多得之，宜白虎苍术汤。

本方加柴胡、黄芩、半夏，名柴胡石膏汤，治暑嗽喘渴。

竹叶石膏汤方见火门 治伤暑，发渴，脉虚。

理中汤加黄连、茯苓，名连理汤，治伤暑泻而作渴。若外感盛暑，内伤生冷者，非此不可。

六一散 治伤寒中暑，表里俱热，烦躁口渴，小便不通，泻痢热疟，霍乱吐泻，解酒食毒。暑热皆阳邪，在表则发热，在里则泻痢、霍乱、发疟，在上则烦渴，在下则便闭或热泻。

滑石六两 甘草一两

冷水或灯心汤下。丹溪曰：泄泻及呕吐，生姜汤下。

本方加辰砂少许清心，名益元散；加薄荷少许清肺，名鸡苏散；加青黛少许清肝，名碧玉散，治同。

独圣散 治太阳中暍，身重痛而脉微弱。夏月伤冷水，水渍皮肤中，郁遏其外出之阳，反中入内，故身热重痛，以瓜蒂撸去胸中之水，则皮中之水自行。

干霍乱吐方 治干霍乱，欲吐不得吐，欲泻不得泻，腹中大痛者。

烧盐　热童便

三饮而三吐之。吐泻不得，邪结中焦，咸能软坚，可破顽痰宿食，炒之则苦，故能涌吐。童便本人身下降之气，引火下行，乃其旧路，味又咸寒，故降火甚速。此由脾土郁极而不得发，以致火热内扰，阴阳不交而然。盐涌于上，溺泄于下则中通矣。方极简易而有回生之功，不可忽视。二味非独降阴之不通也，阴既不通，血亦不行，兼用行血药也。

二气丹 治伏暑伤冷，二气交错，中脘痞结，或呕或泻，霍乱厥逆。

硝石　硫黄

等分为末，石器炒成砂，再研，糯米糊丸梧子大。每服四十丸，井水下。

藿香正气散感冒门 治伤冷伤湿，中暑，霍乱吐泻。宜增减用之，虚弱人慎用。

六和汤调和六气 治夏月饮食不调，内伤生冷，外伤暑气，寒热交作，霍乱吐泻，及伏暑烦闷，倦怠嗜卧，口渴便赤。六和者，和风、寒、暑、湿、燥、火之六气，夏月感之为多，故用诸药匡正脾胃，以拒诸邪。

砂仁　藿香　厚朴　杏仁　半夏　扁豆　木瓜　人参　白术　赤茯苓　甘草

加姜、枣煎。

伤暑加香薷，伤冷加紫苏，一方无白术，一方有苍术。

七气汤郁门后七气汤　治阴阳反戾，吐利交作，寒热眩晕，痞满噎塞。

缩脾饮理脾、清暑　清暑气，除烦渴，止吐泻霍乱，及暑月酒食所伤。

砂仁　草果煨，去皮　乌梅　甘草炙，四两　扁豆炒，研　干葛二两

理中汤　治霍乱。若阴寒所致者宜此汤。

大顺散温中散暑　治冒暑伏热，引饮过多，脾胃受湿，水谷不分，清浊相干，阴阳气逆，霍乱吐泻，脏腑不调。

干姜　桂　杏仁去皮、尖　甘草

等分。先将甘草用白砂炒，次入姜、杏，炒过去砂，合桂为末，每服二钱。夏月过于饮冷餐寒，阳气不得伸越，故气逆而霍乱吐泻也。脾胃喜燥而恶湿，喜温而恶寒，姜、桂散寒燥湿，杏、草利气调脾，皆辛甘发散之药，升伏阳于阴中，亦从治之法也。如伤暑无寒症者，不可执泥。中伤暑毒，阳外阴内，故多用暖剂，如大顺散、香薷饮之类。大蒜辛热通窍，故亦治之。然有阴阳二症，寒热不同，治当审慎，此方非治暑，乃治暑月饮冷受伤之脾胃耳。

霍乱绞肠痧，以针刺其手指近甲处一分半许，出血即安，仍先自两臂捋下，令恶血聚于指头，后刺之。刺，音七。

积聚　癥瘕　痃癖诸积积聚另门　伏梁　肥气　息奔　痞气　奔豚

积聚癥瘕，病名各异。积者，迹也，有形可据，五脏所生，痛有常处；聚者，注也，流注上下，六腑所成，或聚或散；癥者，徵也，亦犹积也，腹中有块，按之应手；瘕者，假也，亦犹聚也，虽云坚硬，或时无有，块之所因，气不成形；痰、食与血三者，以明欲知其物，何所依附，肠胃回泊，曲折之处，暂为栖驻，久成窠白，阻隔津

液，蒸熏脏腑，触动其根，故为痛矣。癖块积聚，患在心腹，多见于男子。癥瘕之疾，患在脐下，多见于女人。妇人有块，多是死血凝于血海，验症可决。治之之法，养正自除，骤用下药，徒损其气，化痰开郁，和中行气。

积久成形，谓之积，属阴；聚散无常，谓之聚，属阳。积多是血，或痰或食，聚多是气。《金匮》云：坚而不移者名积，推移不定者名聚。洁古曰：养正积自除。㓜庵曰：壮人无积，虚人则有之，皆由脾胃怯弱，气血两衰，四时有感，皆能成积。若遽以磨坚破结之药治之，病似去，而人已衰矣。故善治者当先补虚，使血气旺，积自消。如满座皆君子，则小人自无容地而退舍矣。不问何藏，先调其中，使善饮食，是其本也。

血凝气聚，按之坚硬，曰癥。虽坚①硬而聚散无常，曰瘕，尚未至癥也，皆血病。疝，小腹积癖，腹内积聚也，其病多见于男子。

积聚之原则一。其在脏者，终始不移；其在腑者，发痛转移随气，结束为聚。癥系于气，瘕系于血。日久成积块，在中为痰，积在右为食积，在左为血积。心积曰伏梁，起脐上至心下；肝积曰肥气，在左胁；肺积曰息奔，在右胁；脾积曰痞气，在胃脘右侧；肾积曰奔豚，在小腹上至心下。皆不宜专用下药，恐损其气。宜于破血行气药中加脾胃药，气旺方能磨积，正旺则邪自消也。经曰：大积大聚，其可犯也，衰其大半而止，过者死。东垣五积方，用三棱、莪术，皆兼人参赞助成功。奔豚、瘕疝，肾积为奔豚，风寒湿客于肾家所致，癥疝亦然。五积外贴攻剂，亦不可少。

散聚汤　治积聚癥瘕。

陈皮　半夏　茯苓　甘草　厚朴　槟榔　杏仁　附子　吴萸　桂　川芎　川归　枳壳

---

①　坚：原作"鞕"，据《本草备要》卷之一改。

大七气汤 治积聚癥瘕。

青皮　陈皮　藿香　甘草　香附　益智　肉桂　三棱　莪术

阿魏丸

阿魏二钱半　青皮　莪术　茴香　胡椒各一两　丁皮　白芷
砂仁　肉桂　川芎各五钱

醋阿魏打糊为丸，朱砂为衣。淡盐、姜汤下。

三圣膏

未化石灰半斤，为丸，瓦器炒，微红提出，候热稍减，入
大黄末一两，再炒热提出，入桂心末五钱，再略炒，入米醋，
熬成膏，摊贴患处。

琥珀膏

大黄二两　朴硝一两　麝香一钱

用蒜捣膏，摊贴，外以油纸覆缚。

千金硝石丸

大黄八两　硝石六两　人参　甘草各三两

用三年苦酒三升置器中，以竹片作准，每一升作一刻。先
入大黄末，不住手搅，微沸尽一刻，乃下余药，又尽一刻，微
熬为丸，梧桐子大，每服三十丸。服后下粪如鸡肝、米泔赤黑
等物，用粥饮调理。

痞气丸见痞门　本方除吴茱萸、白术、茯苓、泽泻、茵陈、
花椒、砂仁，加石菖蒲、茯神、丹参、红豆，名伏梁丸。治心
积，起脐上至心下，大如臂，令人心烦。本方除吴茱、砂仁、桂、
术、黄芩、泽泻，加柴胡、莪术、皂角、昆布、甘草，名肥气
丸。治肝积，在左胁下有头足令人发咳，痎疟不已。本方除吴茱、
白术、砂仁、黄芩、茵陈、泽泻，加紫菀、桔梗、天冬、白蔻、
陈皮、青皮、三棱，名息贲丸，淡姜汤下。治肺积，在右胁下，

令人洒淅寒热，喘咳，发肺痈。秋冬黄连减半。本方除吴茱、白术、砂仁、人参、干姜、川椒、黄芩、茵陈，加菖蒲、丁香、附子、苦楝、延胡、独活、全蝎，名奔豚丸，淡盐汤下。治肾积，发于小腹，上至心下，若豚状，上下无时，令人喘咳骨痿。此东垣五积方也，虽有破滞削坚之药，多借人参赞助成功。

牡丹皮散 治血瘕瘕者，瘀血凝聚而成也，伏于隐僻之处，盘结胶固，非攻伐之不易平也。

丹皮 桂心 归尾 延胡三分 牛膝 赤芍 莪术六分 三棱四分

水酒各半，煎。诸药调理气血，气血周流则结者散矣。

五积散感冒门 能散寒积、食积、气积、血积、痰积，故名五积。

玉屑无忧散喉门 治酒瘕。

《本草备要》主治注释

三棱、莪术、鳖甲积聚癥瘕良 威灵仙治积聚癥瘕 丹参、泽兰、凌霄花、莪术、大黄、葶苈、大戟、蒺藜、贯众、神曲、硇砂、阳起石、麝香、龟板、桂心、槟榔、车前草并治癥瘕 附子、木香治癥块 海螵蛸、鳖甲治血瘕，咸软坚 牡蛎消老血瘕气 琥珀破癥结 枳实同上 沉香同上 皂荚消坚癥 花椒治癥结 蒜破癥积，每日取三颗，截却两头吞之，名曰内灸，必效 牵牛、木香、丁香治痃癖 韭除痃癖 夏枯草破癥 马齿苋破癥结 蚶壳以米醋三度淬，后埋令坏，醋膏丸，治癥瘕痃癖 牛膝破癥结，血行则结散 独活治奔豚，风寒湿客于肾家所致 黄连治伏梁①、心积 砂仁治奔豚 丁香同上 大枣仲景用治奔豚者，滋脾土以平

---

① 伏梁：古病名。以腹痛、腹泻、右下腹包块为主要表现的积聚类疾病。

胃气也　石菖蒲治伏梁　白马尿用铜器盛饮，治伏梁

痞满　结胸杂病与伤寒辩论方　详伤寒火血门

切庵曰：痞满因阴伏阳蓄，气血不运而成，处心下，位中央，填塞痞满，皆土病也，与胀满有轻重之分。痞惟内觉满闷，胀满则外有胀急之形也，前人皆指误下所致。盖伤寒之病，由于误下则里气虚，表邪乘虚入于心下。若杂病，亦有中气虚衰不能运化精微而成痞者，有饮食积痰不能施化而成痞者，有湿热太甚上来心下而成痞者。古方用芩、连、枳实之苦以泄之，厚朴、半夏、生姜之辛以散之，人参、白术之甘苦温以补之，茯苓、泽泻之淡以渗之，惟宜上下分消其气。果有内实之症，庶可略施疏导。世人苦于痞塞，喜用利药，暂时通快，药过滋甚，皆不察下多亡阴之意也。东垣曰：酒积杂病，下之太过，亦作痞伤，盖下多亡阴。阴者，脾胃水谷之阴也。胸中之气，因虚下陷于心之分野，故致心下痞，宜升胃气以血药兼之。若全用气药导之，则痞益甚，甚而复下之，气愈下降，必变为中满膨胀，非其治也。切庵曰：脾无积血，心下不痞，故须兼血药。伤寒心下满硬而痛者，为结胸，为实；硬满而不痛者，为痞，为虚。经曰：伤寒大下后，复发汗，心下痞，恶寒者，表未解也，当先解表，乃可攻痞。解表，桂枝汤；攻里，大黄黄连泻心汤。病发于阳而反下之，则结胸，乃邪热陷入血分，亦在上脘。故大陷胸汤、丸，皆用大黄，亦泻脾胃血分之邪而降其浊气也。若结胸在气分，只用小陷胸汤。经曰：心下痞，按之濡，关脉浮者，大黄黄连泻心汤。大抵诸痞皆热，故攻之多寒剂，此加附子，恐三黄重损其阳，非补虚也。或下后复汗，或下后阳虚，故恶寒汗出。嘉言曰：此邪热既真阳复虚之症，故于三黄加附子汁，共成倾痞之功。

诸泻心汤，皆治伤寒，痞满在心胸，不在胃也。若杂病痞满，有寒热虚实之不同。《保命集》云：脾不能行气于四脏，结而不散则为

痞。伤寒之痞，从外而之内，故宜苦泄。杂病之痞，从内而之外，故宜辛散。讱庵曰：有用寒药而治热痞，大黄、黄连之类也；有阴阳不和而痞，用寒热药者，大黄、黄连加附子之类也；有阴盛阳虚而痞，用辛热多而寒药少者，半夏、生姜、甘草、细辛之类也。经曰：本以下之，故心下痞，与泻心汤。痞不解，口渴而烦躁，小便不利者，五苓散主之，此有停饮故也。

经曰：太阴所致，为积饮痞膈，皆阴胜阳也，受病之脏，心与脾也，因而郁塞而为痞者，火与湿也。盖心阳火也，主血；脾阴土也，主湿。凡伤其阳则火怫郁而血凝，伤其阴则土壅塞而湿聚。阴阳之分，施治之法，不可同也。凡治痞症，宜理脾胃而兼血药，世有用气药治痞而不效者，盖未明此理也。用大黄黄连泻心汤，亦泻脾胃之湿热，非泻心也。胃之上脘在心，故曰泻心。

痞气丸　治脾积在于胃脘，大如盘，久不愈，令人四肢不收。

黄连八钱　厚朴五钱　吴茱萸三钱　白术　黄芩二钱　茵陈酒炒　干姜炮　砂仁钱半　人参　茯苓　泽泻一钱　川乌炮　川椒炒，五分　桂　巴豆霜四分

蜜丸，灯草汤下。

枳实消痞丸东垣　治心下虚痞，恶食懒倦，右关脉弦。脾虚不运，故痞满恶食。脾主四肢，虚故懒倦。右关属脾，脉弦者，脾虚而木来侮之也。

枳实麸炒　黄连姜汁炒，五钱　厚朴姜汁炒，四钱　半夏曲　麦芽炒　人参　白术土炒　茯苓三钱　甘草炙　干姜二钱

蒸饼糊丸。

枳实苦酸，行气破血，脾无积血，心下不痞。黄连苦寒，泻热开郁，并治痞之君药。干姜去瘀血而通关，开五脏六腑、四肢关节。朴、芽、夏皆所以散而泻之也。参、术、苓、草温补健运而痞自化，

既以助散泻之力，又以固本使不伤真气也。

平胃散　治脾有停湿，痰饮痞隔，宿食不消。脾湿太过，木邪乘所不胜而侮之，脾虚不能健运，故有痰食壅滞中焦。

苍术二钱　厚朴　橘红　甘草炙，一钱

加姜、枣煎。

枳术汤枳一术二　治水饮心下坚，大如盘，边如旋盘。心下、上焦阳分也。

枳术丸脾胃门　消痞除痰，健脾进食。消痞除痰，消也。健脾进食，补也。痞闷加陈皮。

保和丸饮食门　治痞满吐酸。

枳桔汤　治胸中痞塞。枳壳、桔梗苦下气而散痞。误下成痞，枳实理中丸最良。审知是痞，先用枳桔汤尤妙，缘二味行气下鬲①也。

四七汤郁门　治痞满。

木香顺气汤肩背门　治胸胁痞闷。

五苓散　消痞良方。

半夏泻心汤　痞满在气分之良剂。

小半夏加茯苓汤疸门　治心下痞。水停膈间则痞。

《本草备要》主治注释

香附、牵牛、泽泻皆治水痞　干姜治寒痞　秋石治坚痞　蕤仁治痰痞　枳实治痞胀　槟榔、大腹皮均治痞满　巴豆治气痞　桃仁治血痞　青皮散痞　吴茱萸治痞满，性虽热而能引热下行。东垣曰：浊阴不降，厥气上逆，甚则胀满，非吴萸不可治也

---

① 鬲：通"膈"。《洪武正韵·陌韵》："膈，胸膈心脾之间，通作鬲。""《素问·五脏生成》："心烦头痛，病在鬲中，过在手巨阳、少阴。"

肿满 蛊胀

喻嘉言曰：胃为水谷之海，五脏六腑之源。脾不能散胃之水精于肺，而病于中；肺不能通胃之水道于膀胱，而病于上；肾不能司胃之关时其输泄，而病于下，以致积水浸淫，无所抵止。王好古曰：水者，脾、肺、肾三经所主，有五脏六腑、十二经之部，分上头面，中四肢，下腰脚，外皮肤，中肌肉，内筋骨。脉有尺寸之殊，浮沉之别，不可轻泻，当知病在何经何脏，方可用之。汪庵曰：水肿有痰裹、食积、瘀血，致清不升、浊不降而成者；有湿热相生，隧道阻塞而成者；有燥热冲击，秘结不通而成者，症属有余；有服寒凉，伤饮食，中气虚衰而成者；有大病后，正气衰惫而成者；有小便不通，水液妄行，脾莫能制而成者，症属不足，宜分别治之。然其原多因中气不足而起。丹溪曰：水病当以健脾为主，使脾实而气运则水自行，宜参、苓为君，视所挟症加减。苟徒用利水药，多致不救。肿属脾，胀属肝，肿则阳气犹行，如单胀而不肿者，名蛊胀，为木横克土，难治。肿胀朝宽暮急为血虚，暮宽朝急为气虚，朝暮俱急为气血两虚。肿胀由心腹而散四肢者吉，由四肢而入心腹者危。男自下而上，女自上而下，皆难治。

热在上焦气分，而渴与便秘，乃肺中伏热不能生水，膀胱绝其化源，宜用淡渗之药，泻火清金，滋水之化源。热在下焦血分，便秘而不渴，乃真水不足，膀胱干涸，无阴则阳无以化，宜用黄柏、知母大苦寒之药，滋肾与膀胱之阴而能自化，小便自通。通小便详论见本门。浮肿多由湿郁热而为火所致，经所谓诸病浮肿，皆属于火是也，宜清利湿热而兼补脾。肿而烦渴，便秘溺赤，属阳水，宜五皮散、疏凿饮；不烦渴，大便溏，小便数，不赤涩，属阴水，宜实脾饮。腰以上肿宜汗，腰以下肿宜利小便。

逆肤者，肤胀也，胸腹胀满气逆，以及手足皮肤皆肿也。经云：

诸湿肿满皆属脾土。又云：诸腹肿大，皆属于热。此因脾虚有热，兼有积滞所致。肿胀由于湿者，其来必速，当利水除湿则肿自止，是标急于本也，当先治其标。若因脾虚渐成胀满，夜剧昼静，病属于阴，当补脾阴；夜静昼剧，病属于阳，当益肺气。是病从本生，本急于标也，当先治其本。

经曰：肾何以主水？肾者，至阴也。至阴者，盛水也。肺者，太阴也。少阴者，冬脉也。故其本在肾，其末在肺，皆积水也。肾何以积水而生病？肾者，胃之关也，关门不利，故水聚而从其类也。故水病下为胕肿，大腹上为喘呼不得卧者，标本俱病，故肺为喘呼，肾为水肿，肺为逆不得卧。

《医贯》曰：治肿满以脾土为主，宜补中益气汤、六君子汤。或疑水肿喘满而用纯补之剂，不益胀满乎？曰：肺气既虚，不可复行其气。肾水既衰，不可复利其水。纯补之剂，初觉不快，过时药力得行，渐有条理矣，此即塞因塞用之义也。丹溪曰：治水肿宜清心火、补脾土。火退则肺气下降而水道通，脾旺则运化行而清浊分。其清者，复回为气，为血，为津液；浊者，为汗，为溺，而分消矣。嘉言曰：治水以实脾为先，不但阴水为然。阴水者，少阴肾中之真阳衰微，不能封闭而泛溢无制耳。经曰：三焦者，决渎之官，水道出焉。上焦不治，水溢高原；中焦不治，水停中脘；下焦不治，水蓄膀胱。又曰：三焦病者，腹气满，小腹尤坚，不得小便窘急，溢则水留则为胀。下焦少阳经气当相火之化，相火有其经，无其腑脏，游行于五者之间，故曰少阳为游部。其经脉上布膻中，络心包，下出委阳，络膀胱，岂非上佐天施，下佐地生，与手厥阴相表里，以行诸经者乎？故肾经受邪，则下焦之火气郁矣，郁则水精不得四布而水聚矣。火郁之久必发，则与冲脉之属火者，同逆而上冲，为十二经脉之海。其上者，出颃颡，渗诸阳，灌诸精；其下者，并少阳下足，渗三阴，灌诸络。由是水从火溢，上积于肺而为喘呼不得卧，散于阴络而为胕肿，随五脏之虚者入而聚之，为五脏之胀，皆相火泛溢其水而生病者也。非相火，则水不溢而止为积水。切庵曰：诸腹胀大皆属于热，诸病胕肿皆属于火。传而为水，其是之谓欤。

丹溪曰：脾具坤静之德而有乾健之运，故能使心肺之阳降，肝肾之阴升，而成天地之泰，是为平人。今也七情内伤，六淫外感，饮食失节，房劳致损，脾土之阴受伤，转运之官失职，故阳升阴降而成天地不交之否，清浊相混，以致壅塞，郁而为热，热留为湿，湿热相生，遂成胀满，经曰鼓胀是也。以其外虽坚满，中空无物，有似于鼓，以其胶固难治，又名曰蛊。若蛊之侵蚀，而有蛊之义焉。宜补其脾，又须养肺金以制木，使脾无贼邪之患，滋肾阴以制火，使肺得清化之令，却咸味，断妄想，无有不安。医者急于取效，病者苦于胀满，喜行利药，以求通快，不知宽得一日半后，其胀愈甚，而病邪甚矣，元气伤矣。

越婢汤风水　治风水恶风，一身悉肿，脉浮不渴，续自汗出，无大热者。经曰：肝肾并沉为石水，并浮为风水。水在皮肤，故脉浮；里无热，故不渴；病本于风，故汗出恶风。无大热者，热未尽退也。

麻黄六两　石膏八两　生姜三两　甘草二两　大枣十二枚　恶风者加附子。

此足太阳药也。风水在肌肤之间，用麻黄之辛热以泻肺，石膏之甘寒以清胃。肺主通调水道，胃主分别水谷。甘草佐之，使风水从毛孔中出。又以姜、枣为使，调和荣卫，不使其太发散耗津液也。胃为十二经之主，脾治水谷，为卑脏，若婢。经曰脾主为胃行其津液，是方名越婢者，以发越脾气，通行津液。《外台》一名越婢汤，即此义也。

五皮饮皮肤水肿　治水病肿满，上气喘急，或腰以下肿。脾虚不能制水，故传化失常，肾水泛溢，反渍脾土，壅塞经络，散溢皮肤。半身以上宜汗，半身以下宜利小便。

五加皮　地骨皮　茯苓皮　大腹皮　生姜皮

一方五加易陈皮，罗氏五加易桑白皮，治病后脾肺气虚而致肿满。五加祛风胜湿，地骨退热补虚，生姜辛散助阳，以水为阴邪故也。大腹下气行水，茯苓渗湿健脾。于散泻之中，犹寓调补之意。皆用皮者，水溢皮肤，以皮行皮也。

麦门冬汤上焦水　治水溢高原，肢体皆肿。

麦门冬五十枚，姜炒　粳米五十粒

吴鹤皋曰：肺非无为也。饮食入胃，游溢精气，上输于脾，脾气散精，上归于肺，通调水道，下输膀胱。肺热则失其下降之令，以致水溢高原，淫于皮肤而为水肿。医罕明此，实脾导水，皆不能愈。故用麦冬清肺，开其下降之源；粳米益脾，培乎生金之母，此治病必求其本也。或问此症何以辨之？曰：肢体皆肿，少腹不急，初起便有喘满，此其候也。

防己黄芪汤风水诸湿　治风水，脉浮身重，汗出恶风。解见前。及诸风诸湿，麻木身痛。

防己　黄芪一两　白术七钱半　甘草五钱，炙

每服五钱，加姜、枣煎。腹痛加白芍，喘加麻黄，有寒加细辛，气上冲加桂枝，热肿加黄芩，寒多掣痛加姜、桂，湿盛加茯苓、苍术，气满坚痛加陈皮、枳壳、苏叶。

本方去白术、姜、枣，加茯苓为君、桂枝，名防己茯苓汤《金匮》，治水在皮肤，四肢聂聂而动，名皮水。防己行经络，茯苓善渗泄，黄芪达皮肤，桂枝走肢节。切庵曰：五水，脉浮恶风、骨节疼痛，名风水；脉浮，胕肿，按之没指，其腹如鼓，不恶风，不渴，名皮水，当发其汗。又云：恶寒不渴，名风水；不恶寒而渴，名皮水，假令皮水不渴，亦当发汗；脉沉迟，自喘，名正水；脉沉，腹满不喘，水积胞中，坚满如石，名石水；脉沉迟，发热，胸满身肿，

汗如柏汁，名黄汗。

中满分消丸中满热胀　治中满鼓胀，水胀热胀。诸病有声，鼓之如鼓为鼓胀，气不通利为气胀，血不通利为血胀。但气分心下坚大而病发于上，血分血结胞门而病发于下，气血不通则水亦不通而尿少，尿少则水积而为水胀，湿热相生则为热胀。《金匮》曰：病有血分、水分何也？师曰：经水前断后病水，名曰血分，此为难治；先病水后经水断，名曰水分，此病易治。水去其经当自下，水分即气分也。

厚朴炒，一两　枳实炒　黄连炒　黄芩炒　半夏姜制，五钱　陈皮　知母炒，四钱　泽泻三钱　茯苓　砂仁　干姜二钱　姜黄　人参　白术炒　甘草炙　猪苓一钱

蒸饼丸，焙热服。寒因热用，东垣立中满分消丸治热胀，分消汤治寒胀，二者详而用之。

此足太阴、阳明药也。厚朴、枳实行气而且散满，二药兼能破宿血；芩、连泻热而消痞；姜黄、砂仁暖胃而快脾；干姜益阳而燥湿；陈皮理气而和中；半夏行水而消痰；知母治阳明独胜之火，润肾滋阴；苓、泻泻脾肾妄行之水，升清降浊；少加参、术、苓、草，以补脾胃，使气运则胀消也。切庵曰：此方乃合六君、四苓、泻心、二陈、平胃而为一方者，但分两有多寡，则所治有主客之异矣。

中满分消汤中满寒胀　治中满，寒胀寒疝，二便不通，四肢厥冷，食入反出，腹中寒，心中痞，下虚阴躁，奔豚不收。原文曰：或多食寒凉，及脾胃久虚之人，胃中寒则胀满，或脏寒生满病，此汤主之。

川乌　干姜　荜澄茄　生姜　黄连　人参　当归　泽泻　青皮　麻黄　柴胡二钱　吴茱萸　草蔻仁　厚朴　黄芪　黄柏五分　益智仁　木香　半夏　茯苓　升麻三分

热服。

李东垣曰：中满治法，当开鬼门、洁净府。开鬼门者，发汗也；洁净府者，利小便也。中满者，泻之于内，谓脾胃有病，令上下分消其湿，下焦如渎，气血自然分化。如或大实大满，大小便不利者，从权以寒热药下之。

大橘皮汤 治湿热内攻，心腹胀满，小便不利，大便滑泻，及水肿等症。小水并入大肠，故小便不利，而大便滑泄。

滑石六钱 甘草一钱 赤茯苓一钱 猪苓 泽泻 白术土炒 桂五分 陈皮钱半 木香 槟榔三分

加姜煎，每服五钱。赤茯、猪苓、泽泻泻火行水，白术补脾，肉桂化气，此五苓散也。滑石清热利湿，甘草泻火调中，此六一散也。湿热内甚，故加槟榔峻下之药，陈皮、木香行气之品，使气行则水行，以通小便而实大便也。

金液丹虚损门 治腹满如斗，肢体厥逆危急之症。

李士材曰：壬子之秋，应试北雍，值孝廉张抱赤，久荒于色，腹满如斗，参汤送金匮肾气丸，小便稍利，满亦稍减，旬日而腹满如故，肢体厥逆，虽投前丸，竟无益也。全家哀乱，惟治终事。抱赤泣而告曰：若可救我，当终其身父事之。余曰：即不敢保万全，然金液丹至数十粒，尚有生理。抱赤连服百粒，小便遄行①，满消食进，更以补中、八味并进，遂获痊安。讱庵曰：硫黄非治满之味，只因元阳将绝，而参、附无功，借其纯阳之精，令阴寒之滞，见睍冰消耳。睍，贤上声。

加味肾气丸水蛊、下消 治脾肾大虚，肚腹胀大，四肢浮肿，喘急痰盛，小便不利，大便溏黄，已成蛊症。

熟地四两 茯苓三两，乳拌 山药微炒 丹皮酒洗 山萸肉酒润 泽泻酒浸 川牛膝酒浸 车前子微炒 肉桂一两 附子制熟，五钱

① 遄（chuán 传）行：速行。

蜜丸。

经曰：肾者，胃之关也。关门不利，故聚水而从其类也，上下溢于皮肤，故为胕肿。前阴利水，后阴利谷，故曰胃之关。人之一身，无非脏腑，而脏腑以脾胃为主。然脾胃之化物，实由于水火二气，非脾胃之能也。火盛则脾胃燥，水盛则脾胃湿，皆不能化物而生诸病。水肿之病，盖水盛而火不能化也，导水补火，使二气和平则病去矣。土为万物之母，脾虚则土不能制水而洋溢。水为万物之源，天一生水也，肾虚则水不安其位而妄行，以致泛滥皮肤、肢体之间，因而攻之，虚虚之祸，不待言矣。经曰：毋盛盛，毋虚虚，贻人祸殃。桂附八味丸，滋真阴而能行水。地黄、茯苓、泽泻、桂、附，皆能行水、补命火，因以强脾。桂、附补命门火，火能生土，土强则能防水，阳能化阴，阴化则便溺通。加车前利小便而不走气，加牛膝益肝肾，借以下行，故使水道通而肿胀已，又无损于真元也。嘉言曰：此方《济生》以附子为君，此薛新甫重订以茯苓为君，然肾之关门不开，必以附子回阳，蒸动肾气，其关始开，胃中积水始下，以阳主开故也。关开，即不用茯苓、牛膝、车前，而水自下；关闭，即车前、茯苓用至无算，抑莫之如何矣。用方者，将君附子乎？君茯苓乎？

舟车丸 河间仿仲景十枣例制此汤，治一切水湿，阳水肿胀治水肿水胀，形气俱实。肿胀者，水道壅遏也，形气俱实，口渴面赤，气粗腹坚，大小便秘也。阳水先肿上体，肩、背、手、膊，手三阳经；阴水先肿下体，腰、腹、胫胕，足三阴经。肿属脾，胀属肝，肿则阳气犹行，如单胀而不肿者，名蛊胀，为木横克土，难治。肿胀唇黑则伤肝，缺盆平则伤心，脐突出则伤脾，足心平则伤肾，背平则伤肺，皆不可治。腹胀身热，脉大者，是逆也，多死不救。

黑牵牛四两，炒　大黄二两，酒炒　甘遂面裹，煨　大戟同上芫花醋炒　青皮炒　橘红一两　木香五钱　轻粉一钱

水丸。非实症不可轻投。

本方减大戟、芫花、青皮、陈皮、木香，加芒硝、郁李仁，名济川散，姜汤下五分，治同。

疏凿饮子 治遍身水肿，喘呼口渴，大小便秘。上症属湿热甚而气尚实也，此为阳水。阳水见阳症，脉必沉数；阴水见阴症，脉必沉迟。上下表里内外分消，亦犹神禹疏江凿河之意也。

羌活　秦艽　槟榔　商陆　椒目　大腹皮　茯苓皮　木通
泽泻　赤小豆

等分，加姜皮煎。

实脾饮 阴水　治肢体浮肿，色悴声短，口中不渴，二便通利。脾胃虚寒，土不能制水，故妄行而浮肿。以无郁热，故口不渴而便不秘，此为阴水。治阴水发肿，用此先实脾土。

白术 土炒　茯苓　甘草 炙　厚朴 姜炒　槟榔　草豆蔻　木香
木瓜　附子　黑姜

加姜、枣煎。

脾虚，故以白术、苓、草补之；脾寒，故以姜、附、草蔻温之；脾湿，故以大腹、茯苓利之；脾滞，故以木香、厚朴导之。然土之不足，由于木之有余。木瓜酸温，能于土中泻水，兼能行水，与木香同为平肝之品，使木不克土而肝和，则土能制水而脾实矣。经曰：湿胜则地泥，泻水正所以实土也。

伐木丸

苍术 二斤，米泔浸　黄酒曲 四两，炒　绛矾 一斤

醋拌晒干，入瓶，火煅为末，醋糊丸。

《本草备要》主治注释

香薷 一斤熬膏，加白术末七两，丸如桐子大，米饮送下。治通身水肿，颇著神功　商陆治水肿胀满，取白花捣，贴脐，入麝少许。小便利则肿胀消　鸡屎白治蛊胀。《素问》：心腹胀，旦食不能暮食，

名为蛊胀，治之以鸡屎醴，一剂知，二剂已。王太仆注云：本草鸡屎并不治蛊胀，但能利小便，盖此病皆生于湿热。湿热胀满则小便不利，鸡屎能通利下泄，则湿热从小便而出，其病自愈，故曰治湿热不利小便非治也。《普济方》治旦食不能暮食，用腊月干鸡屎白半斤，袋盛，以酒醅一斗，渍七日，温服三杯，日三。或为末，服二钱，亦得《积善堂经验方》，治一切腹肚，四肢肿胀，不拘鼓胀、气胀、水胀等，用干鸡屎一升，炒黄，以酒焙三碗，煮一碗，滤汁饮之，少顷腹中气大转动，利下，即日脚下皮皱消也。未尽，隔日再作 **荸荠**《经疏》云：去皮，填入雄猪肚内，线缝，砂器煮糜食之，勿入盐。治腹满胀大 **知母**消浮肿，小便利则肿消 **五味子、紫草、麻黄**治水肿 **赤小豆**下水气 **金银花**主寒热身肿 **蛤粉**丹溪曰：消浮肿 **旋覆花**治大腹水肿，虚者慎用 **昆布**消水肿 **泽兰**同上 **兰花叶**利水 **白茅根**清火行水 **威灵仙**消浮肿 **苦参**逐水 **大黄**治水肿 **牵牛**治水肿满喘 **甘遂、大戟**有以甘遂末敷肿处，浓煎甘草汤服之，其肿立消 **泽泻、通草、苡仁、生姜**均消肿、消水气 **姜皮**和脾行水，治皮肤水肿 **甜瓜蒂**治皮肤水肿 **滑石、阳起石**治水肿 **鲤鱼、乌鱼、鲫鱼、桑白皮、桑椹**均利水消肿 **猪苓**治水肿 **槟榔、大腹皮、巴豆、防己、木瓜、茯苓、冬葵子、郁李仁、枳实、黄芩、黄柏、木香、香附、木通、车前子、瞿麦、楮实**并治水肿 **花椒**治水肿，子能消水蛊除胀 **海金砂**治湿热肺满 **芫花**治腹满喘急 **白头蚯蚓**治大腹 **大蒜**敷脐，能达下焦，消水 **皂矾**煅赤名绛矾，入血分，伐肝木，燥湿。张三丰有伐木丸，治肿满 **茯苓皮**专能行水，治水肿肤胀 **榆白皮**治肿满 **百合**治浮肿蛊胀 **益母草并子**，并下水消肿 **续随子**治水肿甚捷，有毒伤人，不得过用。服后泻多，以醋同粥食，即止。去壳，取白色者，研烂纸包，压去油，取霜用 **王不留行**研末，入猪腰内，煨熟食之，效 **珍珠**甘味能益脾气，寒能除热，坚能消滞，故主手足皮肤逆肤也　蓖麻子治水癥浮肿，研服，当下黄水。壮人只可五粒　桂附八味丸加车前、牛膝，名肾气丸，治蛊胀

疸　黄汗

疸有五：黄疸、谷疸、酒疸、黄汗疸、女劳疸，此盖蓄血发黄，不专于湿热者也。女劳疸必属肾虚，亦不可以湿热例治，当用四物、知、柏壮其水，参、术培其气，随症而加利湿之药。脾胃有湿热则发黄，黄者，脾之色也。热甚者，身如橘色汗出，染衣正黄如柏。亦有寒湿发黄者，身薰黄而色暗。大抵治以茵陈为主，阳黄加大黄、栀子，阴黄加附子、干姜，各随寒热治之。古法以茵陈同生姜捣烂，于胸前、四肢日日擦之。

脉沉，渴欲饮水，小便不利，皆发黄。脉沉乃阳明蓄热，喜自汗。汗出入水，热郁身肿，发热不渴，名黄疸。脉紧数，乃失饥发热。大食伤胃，食则腹满名谷疸。数为热，热则大食；紧为寒，寒则腹满。脉浮紧，乃因暴热浴冷水，热伏胸中，身面目悉如金色，名黄疸。阳明病，脉迟者，食难用饱，饱则发烦、头眩者，必小便难，欲作谷疸。脉沉弦或紧细，因饮酒百脉热，当风入水，懊憹心烦，足热，名酒疸。其脉浮，欲呕者，先吐之；沉弦者，先下之。脉浮紧，乃大热交接入水，肾气虚，流湿于脾，额黑，日晡热，小腹急，足下热，大便黑，时溏，名女劳疸。腹如水状不治，脉寸口近掌无脉，口鼻冷，不治。其病身热，一身尽痛，发黄，便涩。因内热入水，湿热内郁，冲发胃气。病虽有五，皆湿热也。治诸黄，但利其小便愈。治以收湿利小便，清热或汗之，五苓、茵陈、连类。

小半夏汤　治黄疸。

半夏一升　生姜半斤

猪膏发煎　治诸黄，令病从小便出。

猪脂二升　酒五合　加乱发煎，发消药成。

猪苓汤　治湿热黄疸，口渴溺赤。注见湿门。

猪苓　茯苓　泽泻　滑石　阿胶各一两

小建中汤_{祛寒门}　治虚劳黄疸。小便利而色白者，是无热也，不可除热，当作虚寒治之。

理中汤_{祛寒门}　加茵陈，治阴黄。逍遥散，治黄疸。

木香槟榔丸_{痢门}　治脾湿黄疸。

栀子淡豉汤　加大黄，治酒疸发黄，心中懊憹或热痛。

茵陈栀子汤

茵陈一两，去茎　大黄半两　山栀明者，十个

豆豉煎汤下。

五苓散　热加苦参，渴加花粉，便滞加葶苈，素热加黄连。

茵陈蒿汤　治黄疸，寒热不食，头眩，心胸痞。

滑石石膏丸　治女劳疸。

滑石　石膏

研末，粥饮下，便利则止。

名公经验方

耳朵草即天荷叶，煎酒，空心服，三早。

木香一钱五分，磨酒服，三早。

人参一钱五分，磨酒服，三早。

俱用耳朵草煎，酒磨。

附五水　五水在五脏、皮肤黄汗。

五水者：风水、皮水、正水、石水、黄汗。石水者，水积，胞中坚满如石；黄汗者，汗如柏汁，久不止，必致痈脓。

《本草备要》主治注释

茵陈治发黄，驱湿热，利小便，通关节　白鲜皮诸黄要药　花

粉、茜草、紫草、白茅根、秦艽、黄芩、苦参、龙胆草、大青草、大黄、萹蓄、甜瓜蒂俱治疸黄　木通治脾疸好眠。心为脾母，心热清，脾热亦清　醋、鲤鱼、白矾、芒硝、荸荠、白茯苓、车前子俱治疸黄　萱花根治疗酒疸，身黄烦热　滑石治黄疸、水肿连钱草一名蟹厣草，一名九里香。取汁，入姜汁少许，饮之良　苜蓿酒疸非此不愈　黄连、栀子、前连钱草服法：虚者加人参，停滞者加红曲、橘红、谷麦蘖、山楂，瘀血加琥珀、丹皮、红曲、红花、桃仁、延胡索、蒲黄、五灵脂、韭。元气壮实者服前药，瘀血不行加熟大黄，虚者慎用　苋菜茎晒干，食之可治诸黄。《经疏》曰：方书所载五疸，酒食、大饥后过饱、女劳失治而成。然其症，必由湿热伤脾，及饮食停滞，又有瘀血发黄一症，方所未载分别，一误则药不对症，多致不救，慎之慎之　桂枝加黄芪汤小建中除饴糖，治黄汗发热，两胫自冷，身痛身重，腰上有汗，腰下无汗，小便不利，此阳通而阴不通，上下痞隔，用黄芪以固阳，桂枝以通阴，阴阳通，营卫和，则正汗出，小便利，而诸症悉退矣。

三　消

三消之病，其症有三：一于火也，渴而多饮，为肺热，谓之上消，心移热于肺，传为鬲消是也；唇裂口渴，二便如常，多食善饥，为胃热，谓之中消，瘅成为消中是也；自汗口干，粪结尿赤，渴而小便数有膏，为肾热而水亏，谓之下消是也，烦渴引饮，耳轮干焦。经曰：二阳结谓之消，二阳者，阳明也。手阳明大肠主津病，消则目黄口干，是津不足也；足阳明胃主血热，则消谷善饥者，是血中伏火，血不足也。未传能食者，必发疽痈；不能食者，必传中满、鼓胀，皆不治之症。气分渴者，喜饮冷水，宜寒冷渗剂以清其热；血分渴者，喜饮热水，宜甘温酸剂以滋其阴。上轻、中重、下危，如上中平，则不传下。肾消，小便甜者为重。水生于甘，而死于咸，小便本咸而反甘，是生气泄，脾气陷，下入肾中，为土克水也。肾消者，肾水衰竭，龙雷之火不安其位，上于肺，消渴引饮，饮入于胃，下无火化，直入膀胱，故饮一溲一也，用桂、附辛热引真火归元，地黄纯阴壮真水，滋肾下消要剂。

消渴方　治渴症，胃热善消水谷。

黄连　天花粉　生地汁　藕汁　牛乳

将黄连、花粉为末，调服。或加姜汁、蜂蜜为膏，噙化。

地黄饮子　治消渴，烦躁，咽干面赤。咽干，肾火上炎也；面赤，阳明胃热也。烦属心，躁属肾。

人参　黄芪蜜炙　生地　熟地　天冬　麦冬　枇杷叶蜜炙　石斛　泽泻　枳壳　甘草

等分，每服三钱。

喻嘉言曰：此方生精补血，润燥止渴。佐以泽泻、枳壳疏导二腑，泻膀胱之火，宽大肠之气。使小腑清利则心火下降，大腑流畅则肺经润泽。宿垢既除，其渴自止矣。人参白虎汤专治渴症气分躁热，此汤专治血分躁热，竹叶黄芪汤兼治气血躁热，宜辨证而用之。

竹叶黄芪汤　治气血躁热。

淡竹叶　生地各二钱　当归　川芎　白芍　麦冬　黄芩　人参　黄芪　甘草　半夏　石膏煅，各一钱

白茯苓丸肾消　治肾消，两腿渐细，腰脚无力。此因中消之后，胃热入肾，消烁肾脂，令肾枯燥，故致此疾。切庵曰：肾消即下消，乃上消、中消之传变，饮一溲二，溲如膏油。肺主气，肺无病则气能管束津液，其精微者荣养筋骨血脉，余者为溲。肺病则津液无气管摄，而精微者亦随溲下如膏油也。

茯苓　黄连　花粉　萆薢　熟地　覆盆子　人参　玄参一两　石斛　蛇床子七钱五分　鸡膍胫三十具，音皮鸥，即鸡肫皮，微炒

蜜丸，磁石汤送下。

嘉言曰：友人病消渴，后渴少止反加燥急，足膝痿弱，予主是丸，加犀角。有医曰：肾病而以黄连、犀角治心，毋乃倒乎？予曰：肾者，胃之关也。胃之下传于肾，则关门大开，心之阳火得以直降于肾，心火灼肾，躁不能需。予用犀角、黄连对治其下降之阳光，宁为倒乎？服之果效，再服六味地黄丸加犀角，而肌泽病起矣。

《东坡集》云：揭颖臣病消渴，日饮水数斗，饭亦倍进，小便频数，服消渴药，日甚。张肱取麝香当门子，以酒濡湿，作十许丸，棘枸子①煎汤服之，遂愈。问其故，肱曰：消渴消中，皆脾弱肾败，土不制水而成。今颖臣脾脉极热，肾脉不衰，当由酒果过度，积热在脾，所以多食多饮。饮多，溺不得不多，非消非渴也。麝香败酒果②，棘枸能化酒为水，故假二物去其酒、果之毒也。凡用麝，须用当门子尤妙。

泻黄散　治脾胃伏火，烦渴易饥，热在肌内。脾热，故烦渴易饥，病名中消。

防风四两　藿香七钱　山栀炒黑，一两　石膏五钱　甘草二两

为末。微炒香，蜜酒调服。

钱乙泻黄散

白芷　防风　升麻　枳壳　黄芩各钱半　石斛一钱二分　半夏一钱　甘草七分

治前症。

加味肾气丸肿满门　治消渴，饮一溲一。

消渴杀虫方　治消渴有虫。

苦楝根取新白皮一握，切。

---

①　棘枸子：枳椇子之别称。
②　果：原作"裹"，据文义改。

入麝香少许，煎，空心服。虽困顿不妨，取下虫三四条，类蛔而色红，其渴乃止。消渴一症有有虫耗其津液而成者，盖饮醇、食炙，积成胃热，而热又生湿，湿热生虫，理固有之，临症宜谛审也。

三黄丸见头项门　治消渴羸瘦。由于火炎水干。

莲子清心饮见淋门　治火盛克金，口苦咽干，渐成消渴。

茯菟丸遗浊门　治强中消渴。渴症下消者名强中，肾水亏，心火亢也。

龙脑鸡苏丸口门　治消渴。

六味地黄丸　治消渴。

七味白术散四君子加木香、藿香、干葛，再加柴胡、五味子治消渴不能食。

调胃承气汤攻里门　治渴症中消，善食而溲。

大黄甘草汤　治上、中、下三焦消渴。

甘草二两　黑豆半升　大黄

五苓散表里门　治脉浮，小便不利，微热消渴，功专荡热，滋燥导饮，生津，故亦为消症良方。

《本草备要》主治注释

兰叶为消渴良药。经曰：数食肥甘，传为消渴，治之以兰，除陈气也　泽泻治消渴　猪苓治消渴　黄柏、地骨皮、荆沥、竹沥、荸荠并治消渴　枸杞、知母、绿豆、天冬、款冬花、露水、羊乳、人乳、蛤蜊、蛤粉并治消渴　桑椹代茶，止消渴　胡黄连治三消　蚕茧止消渴，缫丝汤饮之可愈　诃子止渴。火降则渴止　豌豆煮食，治消渴　枇杷叶治消渴　乌骨鸡治消渴

虫

关尹子曰：人之一身，内包蛲蛔，外蒸虮虱。万物有依人身以为

命者，是吾身一小天地也。蛲蛔为人所常有之虫，倘寒浸火逼则不安其位，亦能为病。若饮食不慎，血气虚衰，又能变生诸虫，不可名状。如发瘕、鳖、瘕、劳瘵、传尸之类，至于杀身灭门，虫之为患，若斯其酷也，是以先贤以法杀之。苟人不杀虫，虫且必杀人矣。吴鹤皋曰：古方杀虫，如雷丸、贯众、干漆、蜡尘、百部、铅灰之类，皆其所常用者也。有加附子、干姜者，壮正气也；加苦参、黄连者，虫得苦而伏也；加乌梅、诃子者，虫得酸而软也；加藜芦、瓜蒂者，欲其带虫吐出也；加芫花、黑丑者，欲其虫泻下也。用雄黄、川椒、蛇床、樟脑、水银、槟榔者，治疮疥之虫也；用胡桐泪、莨菪子、韭子、蟾酥者，治龋齿之虫也；用川槿皮、海桐皮者，治风癣之虫也；用青箱子、覆盆叶者，治九窍蟨蚀之虫也；用败鼓心、桃符板、虎粪、獭爪、鹳骨者，驱痨瘵之虫也。

乌梅丸　治伤寒厥阴症，寒厥吐蛔。亦治咳，呕吐长虫，久痢。

乌梅三百个　细辛　桂枝　人参　附子炮　黄柏六两①　连一斤　干姜十两　川椒去汗　当归四两　苦酒醋也浸乌梅一宿，去核

蒸熟和药，蜜丸。

集效丸　治虫②啮腹痛，作止有时，或耕起往来。有作止者，虫啮则痛，不啮则止也。气耕往来者，虫不安于胃也。

大黄炒，半两　鹤虱炒　槟榔　诃子皮　芜荑炒　木香　干姜炮　附子七钱五分

蜜丸，食前乌梅汤下，妇人醋汤下。

雄郎丸　治腹痛，胃痛，干痛有时。干痛者，不吐不泻而但痛也，有时者，淡食而饥则痛，厚味而饱则否，此为虫也。

---

① 　两：此下原衍"两"字，据《医方集解·杀虫之剂》删。

② 　虫：原作"蛊"，据《医方集解·杀虫之剂》改。

雄黄　槟榔　白矾

等分，饭丸。每五分，食远服。

化虫丸　治肠胃诸虫为患。肠胃之中，无物不容，所以变生诸虫者，缘正气虚衰，或误食生虫之物，或湿热蒸郁而成，亦犹物必先腐，而后虫生之义也。

鹤虱　胡粉　苦楝根东引未出土者　槟榔一两　芜荑　使君子五钱　枯矾二钱五分

为末，亦可面糊作丸。量人大小服之，一岁儿可五分。数药皆杀虫之品也，单用尚可治之，类萃为丸，而虫焉有不死者乎。

理中安蛔丸　治胃寒吐蛔。蛔得甘则动，得酸则止，得辛则伏，故加椒、梅。

白术二两　人参　干姜炮　茯苓　川椒　乌梅

使君子丸　治蛊胀腹痛及食劳发黄，喜食茶、米、炭、土等物。饮食停滞，湿热蒸郁，则生诸虫。至胀满啮痛，或发黄身肿，喜食生米、茶叶、土炭者，虫之所嗜也。

使君子去壳，二两　南星姜制　槟榔一两

合炒，如喜食生米，用麦芽一斤炒；喜食茶叶，用茶叶炒；喜食炭土，用炭土炒。取药为末，蜜丸，每晨砂糖水下。

吐蛔方为胃中寒

川椒　槟榔　黄连　乌梅

安虫散　治虫动心痛。

胡粉炒黄　槟榔　川楝子去核　鹤虱各二两

《本草备要》主治注释

石菖蒲、生地、槟榔、连翘、苦参、牵牛、艾叶并杀虫黄连、黄柏安蛔　核桃、榧、百部杀一切虫　槐花、贯众、冰片

并杀二虫　　鹤虱、厚朴并杀藏虫　　杏仁、白果、杜牛膝、皂荚、皂角（刺）、大风子、吴萸、扁柏、五灵脂并杀虫　　马齿苋杀诸虫及去寸白虫　　乌药治小儿蛔虫，去腹中虫

哮　喘

表邪壅盛，阳气不得宣发，故逆而作喘。哮喘由风寒客于背俞，复感于寒而作。

《针经》曰：胃络不和，喘出于阳明之上逆；真元耗失，喘出于肾气之上奔。又曰：水湿泛溢为喘满。膈有胶固之痰，外有非时之感，则令人哮喘。由寒束于表，阳气并于膈中，不得泄越，故膈热气逆声粗为哮，外感之有余也。气促为喘，肺虚而不足也，肺为心克，故喘。感风寒而喘嗽者，当表散；痰壅气逆而喘嗽者，当清降，宜二陈及苏子降气汤。水气逆而喘嗽者，宜小青龙、半夏茯苓汤；气虚病久而喘嗽者，宜人参五味。以上出《医方集解》。

丹溪曰：实喘，气实肺盛，呼吸不利，肺窍壅滞，右寸脉沉实，宜泻肺；虚喘由肾虚，呼吸气短，两胁胀满，左寸脉大而虚，宜补肾。邪喘由肺感寒邪，伏于肺经，闭窍不通，呼吸不利，右寸脉沉而紧，亦有六部俱伏者，发散则身热而喘定。《三因》状虚实，肺实者，肺必胀，上气喘逆，咽中塞，如与呕状。自汗虚者，必咽干无津，少气不足以息也。

汪石山曰：喘之为病，肺气填塞，气逆涩浮，鸣争乱激，喘促连声不能布息。有痰，有火，阴虚，气虚，四者之间，各宜别区。痰火壅盛，五虎先投，降气丸实，去桂为优。喘痰甚者，拥而夜坐，千缏求之，一服能卧，加以导痰，合之尤可。阴虚肾愈，气逆上奔，安肾八味，温补下元。肺气虚弱，人参五味。久喘不除，人参理肺。其哮症者，气促有声，如木锯声，似水鸡声，或因食咸，渗伤肺窍，积聚痰涎，卒不易治，紫金青金，或白果汤，亦炙有法，在人精详。

五虎汤

细茶炒　杏仁　甘草　石膏　麻黄

千缗汤丹溪方有陈皮、茯苓、枳壳

南星　甘草　半夏　生姜　皂荚

人参理肺汤

人参　杏仁　当归　罂粟壳　木香

白果定喘汤

白果三十一枚，煨黄　半夏　麻黄三钱　苏子二钱　黄芩一钱五分　甘草一钱　杏仁去皮尖，钱半　桑白皮蜜炙，二钱　款冬花三钱

加姜煎。

紫金丹

精猪肉二斤，细切，骰子大　白砒一两，研为细末，入内拌匀，分作六分，纸筋泥包，烘干，于无人处炭火煅，令烟尽，摊地上二宿，取出为末，汤浸蒸饼丸如绿豆大。大人服廿丸，小儿十粒，茶下。

青金丸

萝卜子

淘净蒸熟，晒干为末。姜汁浸蒸饼丸，口津液下。

丹溪主方　治喘年深，时有作止。

雄猪肚一个

治如食法，入杏仁四五两，线缝，醋三碗，煮干取出，先食肚，次以杏仁瓦焙，捻去皮，旋食，永不发。

虚方　治气虚。

参　蘗蜜炒　麦冬　地骨皮

治阴虚有痰，四物、连、枳壳、半夏。

泻白散诸热门　治阴气在下，阳气在上，咳喘，呕逆，气急。

神秘方　治水气逆行乘肺，肺水而浮，使气不得通流，脉沉大，令人不得卧，卧则喘。

紫苏　陈皮　桑白皮　人参　生姜五钱　木香五钱　茯苓五钱

治哮积丹

鸡子略敲勿损膜，浸尿器缸桶内四五日夜，吃之有效。盖鸡子能去风痰。萝卜子丸，姜汤下。

四磨汤　治七情气逆，上气喘急，妨闷不食。怒则气上，思则气结。忧愁不已，气多厥逆，重则眩仆，轻则上气喘急，满闷妨食。

槟榔　沉香　乌药　人参

等分浓磨，煎三四沸，温服。加人参者降中有升，泻中带补，恐伤其气也。大实者，仍宜枳壳。

三子养亲汤痰门　治老人气实痰盛，喘满懒食。痰不自动，因火而动。气有余便是火。气盛上涌故喘，痰火塞胸故懒食。士材曰：治病先攻其甚，若气实而喘，则气反为本，痰反为标矣，是在智者神而明也，若气虚者非所宜矣。

七气汤郁门　治胸满喘急。

苏子降气汤吐血门

四七汤郁门　治膨胀喘急。

五苓散　治水寒射肺而喘。

滋肾丸见肾腰门　治冲脉上冲而喘。冲脉起于二阴之交，直冲而上至胸，水不治火，故气逆上而喘。

麻黄汤发表门　治哮症。散寒利肺。讱庵曰：哮症虽服麻黄而不作汗，本草未载。

麻黄白术汤大便门　治喘促无力、吐痰吐沫。短气喘促，为阴火伤气。

《本草备要》主治注释

天冬治喘促　马兜铃治喘促　白茅根治肺热喘促　款冬治气喘，肺虚挟火　前胡除哮喘　麻黄治痰哮气喘　卜子定痰喘　杏仁治烦热喘促　山豆根治喘　葶子治肺气喘急　紫苏并子辛温，宽中畅肺，定喘消痰　阿胶定喘。痰入肺则塞窍，为喘咳背冷　食盐喘逆、哮症忌之　龙骨定喘。气不归元则喘　鲤鱼治喘嗽　蛤蚧定喘　桑白皮、瓜蒌子治哮喘极效　诃子治喘急　榆白皮治喘嗽　皂荚治痰喘　花椒子定喘　白果定喘嗽　五味子定喘　葶苈子主肺壅上气，咳嗽，喘促。痰气结聚，肺家水气急满，非此莫疗，但不敢多用。酒炒或糯米拌，炒熟去米

呃逆　哕　呕吐 <small>呃音隘　不平声　哕　一庚切</small>
<small>渊入声　逆气　呕也　呕　音欧　吐也</small>

切庵曰：方书无呃字，或作咳逆，或作呕气，仲景书中亦作哕。《说文》曰：哕，气牾①也。海藏、东垣皆以哕为干呕，人多非之，今从俗作呃逆。此病有因痰阻气滞不得升降者，有火郁下焦者，有因血瘀者，有因胃热失下与阳明内实失下者，此皆属实；有因伤寒汗、吐、下后中气大虚者，有痢疾大下胃虚而阴火上冲者，此皆属虚。时珍曰：当视虚实阴阳，或泄热，或降气，或温，或补，或吐，或下可也。古方单用柿蒂，取其苦温降气。《济生方》加丁香、生姜，取其开郁散痰，盖从治之法，亦常有收效者矣。朱氏但执以寒治热，矫枉之过矣。

有声有物为呕，有声无物为哕，有物无声为吐。其症或因寒因热，因食因痰，气逆上冲而然。邪在半表半里则亦多呕吐，痰入肺则

---

① 牾（wǔ午）：逆。

亦干呕，胃寒则吐，胃热亦吐。呃在中焦，谷气不运，其声短小，得食即发；呃在下焦，真气不足，其声长大，不食亦然。

经曰：诸逆冲上，皆属于火。火气上炎，则为卒哕不止。哕者，哕也，其声浊恶而长。树枯者叶落，病深者声哕，病者见此，是为危症。

汪石山曰：干为气逆，阴火成痰，皆因胃弱或本胃寒，痰闭于上，火起于下，气逆而不得伸，此暴病也，参芦、瓜蒂可以吐之。胃弱气虚，夹以痰饮，六君、芩、连、竹沥主之。胃虚气寒，因而上逆，附子理中可与温之。伤寒发饥，热中肝、肺，或用泻心，或以承气。痢疾发饥，参术汤使调益元散频服可止。病吐下后，或当产蓐，胃虚得此，最为危笃，四物汤中，大补丸续。平人过食或食干物，填塞胸中，亦令气逆，饥饥连声，此则非病，搐鼻使嚏气通，亦定。饥音厄饥，饥与呃同。

大补阴丸 治咳逆，虚热。水不制火，木挟火势冲逆而上则为咳逆，即今之呃忒也。

丁香柿蒂汤 治久病呃逆因于寒者。

丁香　柿蒂二钱　人参一钱　生姜五片

一方加陈皮、半夏、茯苓、甘草、良姜。

丁香泄肺温胃而暖肾，生姜去痰开郁而散寒，柿蒂苦涩而降气，人参所以辅真气使得展布也。火呃亦可用者，盖从治之法也。以热攻热，名曰从治。丹溪曰：人之阴气，因胃为养土伤，则木挟相火冲清道而上作呃逆。切庵曰：古人治阴呃，每用桂、附、干姜、吴茱萸、丁香、茴香诸辛热药，多有收效者。治阳呃，用橘红竹茹汤。呃逆本由阴气已虚，阳火暴甚，直冲而上，出于胃、入于肺而作声。东垣用凉药者，所以泻热降火也。若阴症呃逆，以阴气先消，阳火亦竭，浮于胸中，亦欲散也。故不用寒药，而反以温药养胃，留其阳气，胃气一和，阳生则阴长之说也。或问：治阳呃者，何以不用知、柏？吴鹤皋曰：此少阳虚邪，非实邪也，故用柿蒂、竹茹之味薄者主之。若知、柏味厚，则益戕其中气，否塞不益盛乎？

本方除人参、生姜，亦名丁香柿蒂汤，治同。本方除参、姜，加竹茹、橘红，名橘红竹茹汤。《宝鉴》去人参，加青皮、陈皮。《三因》去人参，加良姜、甘草，名丁香散，治同。

橘皮竹茹汤　治久病虚羸，呕逆不已。胃寒、胃热、停痰、积饮，皆作呕。此为虚火上逆而干呕。亦治吐利后胃虚呃逆。胃火上冲，肝胆之火助之，肺金之气不得下降，故呕。

橘红　竹茹　人参　甘草　半夏　麦冬　赤茯苓　枇杷叶

加姜、枣煎。胃寒，去竹茹、麦冬，加丁香。实火去人参。

金匮橘皮竹茹汤

橘皮二升　竹茹二升　人参一两　甘草五两　生姜半斤　大枣三十枚

治哕逆。吐利后，胃虚膈热所致。

炙甘草汤肺痿门　治呃逆。

麦门冬汤喉门　降火，止呃逆。

讱庵曰：昔有人病后患呃逆不止，声闻邻家，或令取刀豆子，烧存性，为末，白汤调服二钱，即止。此即下气归元之验也。

小半夏加茯苓汤　治卒呕吐，心下痞硬，膈间有水，眩悸。水气上逆则呕，水停膈间则痞，上干于头则眩，凌于心则悸。

半夏一升　生姜半斤　茯苓三两

半夏、生姜行水气而散逆气，能止呕吐；茯苓宁心气而泄肾邪，能利小便。火因水而下行，则悸眩止而痞消矣。

本方除茯苓，名小半夏汤，治支饮呕吐不渴。呕家本渴，渴者为欲解，今反不渴，心下有支饮故也，小半夏汤主之。呕吐，津液去必渴，不可因渴而遽以为热。东垣曰：辛药生姜之类治呕吐，但治上焦气壅表实之病。若胃虚谷气不行，胸中闭塞而呕者，惟宜益胃推扬谷气而已，勿作表实。用辛药泻之，故服小半①夏汤。不愈者，服大半夏汤立愈，此仲景心法也。

二陈汤 加黄连、栀子、生姜，治膈上热痰，令人呕吐。单用陈皮、生姜，名橘皮汤，治干呕哕，及手足厥者。单用半夏、姜汁，名生姜半夏汤，治似喘不喘，似呕不呕，似哕不哕，心中愦愦然，无奈何者。本方去陈皮、甘草，再加生姜，治水气呕恶。

黄芩汤和解门 加半夏半升，生姜二两。治胆腑发咳，呕苦水如胆汁。

十枣汤 小青龙汤 主水气干呕。

桂枝汤 主太阳汗出干呕。

姜附汤 主少阴下利干呕。

吴茱萸汤 主厥阴吐涎沫，作呕。呕，胃气逆也，半夏、生姜以散逆气。《千金》曰：生姜，呕家圣药，是散其逆气也。呕家用半夏以去其水，水去则呕止，是下其痰饮也。

逍遥散 治呕吐。

六一散 姜汤下，治呕吐。

五苓散 治呕逆。湿胜则脾不运，水停心下则呕逆。

猪苓散 治呕吐思饮水者。

《本草备要》主治注释

五味子止呕 半夏止呕逆 柴胡治呕吐 前胡治呕逆 麦冬治胃火上冲而呕 益智仁摄涎吐。呕出于胃，胃冷则涎涌，故治呕吐 砂仁治呕吐 茴香止呕 泽泻治呕吐 香薷治呕逆 附子治胃寒呕哕 滑石治呕吐 干姜治胃寒呕逆 茯苓治胃火呕哕 栀子

① 半：原脱，据《医方集解·攻里之剂》补。

姜汁炒，止烦呕　枳壳、枳实治呕逆　厚朴、诃子并治呕逆　槐实治吐涎如醉　吴茱萸、黄连水炒，止呕逆　花椒治肾气上逆，能下行导火归元　淡竹叶、甘蔗并治呕哕　竹茹治胃热呕哕　枇杷叶姜汁炙，治呕逆　白茅根治呃逆

卷之六

吐酸　吞酸　嘈杂　醋心

吞酸一症，大抵宿食停于胃脘，平胃散加木香、砂仁、神曲、山楂。若停饮所致，苍术、半夏、茯苓、陈皮最效，俗名醋心是也。亦有吐酸者，宜降火清痰，加吴茱萸作引导。吞酸呕吐，由于痰火。东垣曰：病机曰诸呕吐酸，皆属于热，此上焦受客来外邪也。以杂病论之，呕吐酸水者，甚则酸水浸其心，次令牙酸不能相对，以大辛热剂疗之必减。若以病机作热攻之，误矣。或问吞酸，《素问》以为热，东垣以为寒，何也？丹溪曰：吐酸与吞酸不同。吐酸，吐出酸水如醋，平时津液随上升之气，郁而成积，湿中生热，故随木化，遂作酸味，非热而何？其有郁之久伏于肠胃之间，咯不得上，咽不得下，肌表得风寒，则内热愈郁，而酸愈刺心，肌表温暖，腠理开发，或得香热汤丸，津液得行，亦可暂解，非寒而何？《素问》言热，言其本也；东垣言寒，言其末也。予尝治吞酸用黄连，吴茱萸制炒，随时令迭为佐使，苍术、茯苓为辅，汤浸蒸饼为丸吞之，仍教粝食淡菜，自养渐愈。

左金丸胸胁门　治肝火燥盛，左胁作痛，吞酸吐酸。由肝火上干肺胃。

本方加炒芩、苍术、陈皮，亦名茱萸丸，治同。黄连，醋心要药。

三圣丸　治痰火嘈杂，心悬如饥。

陈皮　半夏　黄连

曲糊丸，姜汤下。

茱萸六一散　治湿热吞酸。

滑石六两　茱萸一两

二陈汤　加黄连、栀子，去生姜，治嘈杂。

平胃散　加麦芽、炒曲，治宿食不消，吞酸嗳气。

枳桔汤　治呕气吐酸或咳。

保和丸　治痞满吐酸。

秘传枳术二陈汤　统治吐酸吞酸，嘈杂嗳气，懊恼不宁等症。

枳实　白术　陈皮　半夏　茯苓　甘草　香附　青皮　槟榔　白蔻　吴茱萸　黄连

越鞠丸郁门　治吞酸呕吐。

逍遥散　治吞酸嘈杂。

旋覆花汤　治妇人下脘吐涎，冷气汪洋嘈杂①，胁胀吐水。

肉桂　旋覆花　白芍　人参　赤茯苓　细辛　桔梗　半夏　陈皮

红丸子　并吞酸嗳腐方见头门。

痰之源不一，有因热而生痰者，有因痰而生热者，有因气而生者，有因风而生者，有因寒而生者，有因湿而生者，有因暑而生者，有因惊而生者，有多食而成者，有伤冷物而成者，有嗜酒而成者，有脾虚而成者，俗云百病皆由痰起。然《内经》有饮字而无痰字，至仲景始立五饮之名，而痰饮居其一。庞安常曰：善治痰者，不治痰而治气，气顺则一身之津液亦随气而顺矣。《准绳》云：痰之由，生于脾气不足，不能致精于肺，而淤以成者也。治痰宜先补脾，脾复健运之

① 汪洋嘈杂：原作"嘈杂汪洋"，据《普济本事方》卷第三乙正。

常，而痰自化矣。脾无湿不生痰，故脾为生痰之源，肺为贮痰之器。时珍曰：痰涎为物，随气升降，无处不到，故曰治痰以顺气为先。

肾虚不能制水，水泛为痰，是无火之痰，痰清而稀；阴虚火动，火结为痰，是有火之痰，痰稠而浊。痰症初起，发热头痛，类外感表症。久则潮咳夜重，又类阴火内伤。走注肢节疼痛，又类风症。但肌色如故，脉滑不匀为异。脾虚不能健运，则生痰饮，稠者为痰，稀者为饮。水湿其本也，得火则结为痰，随气升降，在肺则咳，在胃则呕，在头则眩，在心则悸，在背则冷，在胁则胀，其变不可胜穷也。

大法治痰以顺气为主，宜以半夏、南星燥之。洁古云：陈皮、橘红、枳壳利其气而痰自下。二陈治痰，世医执之，内有半夏，若风寒、湿、食则相宜，至于劳痰、失血、诸痰用之，反能燥血液而加病。肾主津液，燥则凝而为痰，得润剂则痰化，痰化则嗽止，所谓治痰之本也。丹溪曰：久病阴火上炎，津液生痰不生血，宜补血以制相火，其痰自除。

寒痰，二陈佐以干姜、芥子；热痰，佐以黄芩、瓜蒌；湿痰，佐以苍术、茯苓；风痰，佐以南星、前胡；痞痰，佐以枳实、白术。痰在上，加引上药；痰在下，加引下药。惟燥痰非半夏所司，宜贝母、瓜蒌。

热痰者，痰因火盛也。痰即有形之火，火即无形之痰，痰随火而升降，火引痰而横行，变生诸症，不可纪极。火借气于五脏，痰借液于五味，气有余即为火，液有余即为痰。故治痰者，必降其火；治火者，先顺其气也。

五饮皆因内啜水浆，外感湿气，郁而为饮。流于肺则为支饮，令人喘咳，寒热吐沫，背寒；流于脾则为悬饮，令人咳吐，痛引缺盆，缺盆，两胁也；流于心则为伏饮，令人胸满呕吐，寒热眩晕；流于肠胃则为痰饮，令人肠鸣，吐水，胸胁支满，或泄泻，忽肥忽瘦；流于经络则为溢饮，令人沉重注痛，或作水肿。芫花、大戟、甘遂逐水去湿，直达水饮窠囊之处，徐徐用之，取效甚捷。痰入心则迷成癫痫、喘咳等症，并以控涎丹主之，殊有奇效，此乃治痰之本也。痰之本，水也，湿也，得气与火，则结为痰，大戟能泄脏腑水湿，甘遂能行经络水湿，白芥子能散皮里膜外痰气。丹溪曰：痰在胁下及皮里膜外，非白芥子不能达行。

二陈汤　治一切痰饮为病，咳嗽胀满，呕吐恶心，烦闷心悸。

半夏姜制，二钱　陈皮去白　茯苓一钱　甘草五分

加姜煎。

姜能制半夏之毒。陈皮、半夏贵其陈久，则无燥散之患，故名为二陈。治痰通用二陈。风痰加南星、白附、皂角、竹沥，寒痰加半夏、姜汁，火痰加石膏、青黛，湿痰加苍术、白术，燥痰加瓜蒌、杏仁，食痰加山楂、麦芽、神曲，老痰加枳实、海石、芒硝，气痰加香附、枳壳，胁痰在皮里膜外加白芥子，四肢痰加竹沥。

或曰：有痰而渴，宜去半夏，代以贝母、瓜蒌。鹤皋曰：渴而喜饮水者易之。渴而不能饮水者，虽渴，犹宜半夏也。此湿为本，热为标，湿极而兼胜己之化，非真象也。切庵曰：贝母寒润，主肺家燥痰；半夏温燥，主脾家湿痰。虽俱化痰而寒温燥润各异。脱或误施，贻害匪浅，用者慎之。有血不足，阴火上逆，肺受火伤，肃清之令不得下行，由是津液浑浊，生痰不生血者，名燥痰，当用润剂，如地黄、门冬、枸杞之类，滋阴降火，而痰自清。若投二陈，立见危殆。有痰饮流入四肢，肩背酸痛，手足疲软，误以为风，则非其治，宜导痰汤加木香、姜黄。大凡痰饮变生诸症，当以治饮为先，饮消则诸症自愈。如头风眉棱骨痛，投以风药不效，投以痰药见功。又如眼赤羞明，与之凉药不瘳，俾以痰剂获愈。如此之类，不一而足。有人坐处吐痰满地，不甚稠黏，只是沫多，此气虚不能摄涎，不可用利药，宜六君子加益智仁一钱以摄之。

本方加人参、白术，名六君子汤，治气虚有痰。本方加黄芩，治热痰。本方加黄连、栀子、生姜，治膈上热痰。本方加砂仁、枳壳，行痰利气。本方加南星、枳实，名导痰汤，治顽痰胶固，非二陈所能除者。加胆星以助半夏，加枳实以成冲墙倒①壁之功。

礞石滚痰丸顽痰怪病　治实热老痰，怪症百病。风木太过，克制脾土，气不运化，积滞成痰，壅塞上中二焦，回薄②肠胃曲折之处，谓之老痰，变生百病，不可测识，非寻常药饵所能疗也，此丸主之。

青礞石一两　沉香五钱　大黄蒸酒　黄芩八两

上将礞石打碎，用焰硝一两，同入瓦罐，盐泥固济，晒干，火煅，石色如金为度。研末，和诸药，水丸。量人虚实服之，姜汤送下。服后仰卧少顷，不可饮水、行动。

礞石剽悍之性，能攻陈积伏历之痰。大黄荡热去实，以开下行之路。黄芩泻肺凉心，以平上僭之火。沉香能升降诸气，上至天而下至泉，以导诸药为使也。然乃峻剂，非实体者不可轻投。

王隐君曰：痰症古今未详，方书虽有五饮、诸饮之异，而莫知其为病之源。或头风作眩，目运耳鸣；或口眼蠕动，眉棱耳轮痛痒；或四肢游风肿硬，似疼非疼；或为齿颊痒痛，牙齿浮而痛痒；或嗳气吞酸，心下嘈杂；或痛或哕；或咽嗌不利，咯之不出，咽之不下，其痰似墨，有如破絮、桃胶、蚬肉之状；或心下如停冰铁，心气冷痛；或梦寐奇怪之状；或足腕酸软，腰背骨节卒痛；或四肢筋骨疼痛，难以名状，并无常处，以致手臂麻痛，状若风湿；或脊上一条如线之寒起

---

① 倒：原作"剖"，据《医方集解·除痰之剂》改。
② 薄：原无，据《医方集解·除痰之剂》补。

者；或浑身习习如卧芒刺者；或胸腹间如有二气交纽，噎息烦闷，如有烟火上冲，头面烘热；或为失志癫痫；或中风瘫痪；或劳瘵荏苒之疾；或风毒脚气；或心下怔忡，如畏人捕；或喘嗽呕吐；或呕冷涎绿水墨汁，甚为肺痈、肠毒、便脓、挛跛。内外为病百端，皆痰所致，其状不同，难以尽述。盖津液既凝为痰，不复周润三焦，故口燥咽干，大便闭结，面如枯骨，毛发焦槁，妇人则因此月水不通，若能逐去败痰，自然服饵有效。余用滚痰丸以愈诸疾，不可胜数，特相传于世云。

本方加玄明粉一两，朱砂为衣，治同。本方减大黄、黄芩各六两，加橘红、半夏各二两，甘草一两，竹沥、姜汁为丸，名竹沥达痰丸，治同，力稍和缓。

神术丸

苍术一斤　大枣五十枚，去皮，捣　黑油麻半两

水二盏，研，滤汁，和丸。丹溪曰：实脾土，燥脾湿，是治痰之本。

清气化痰丸　治热痰注在前。

半夏姜制　胆星两半　橘红　枳实麸炒　杏仁去皮、尖　瓜蒌仁去油　黄芩酒炒

此治痰火之通剂也。气能发火，火能役痰。半夏、南星以燥湿气，黄芩、瓜蒌以平热气，陈皮以顺里气，杏仁以降逆气，枳实以破积气，茯苓以行水气，水湿、火热皆生痰之本也。盖气之亢而为火，犹民之反而为贼，贼平则还为良民而复其业矣，火退则还为正气而安其位矣，故化痰必以清气为先也。

三仙丸气痰　痰治中脘，气滞痰涎不利。讱庵曰：气滞不通为气痰，走注攻刺亦曰气痰。

南星曲　半夏曲四两　香附二两

糊丸，姜汤下。

此方与《局方》四七汤、指迷茯苓丸，皆行痰而兼用气药，即严氏气顺则痰自下之意。然紫苏、枳壳肺气药也，厚朴脾胃气药也，香附肝气药也，随脏气而用，不可不分。又曰：严氏以人之七情郁结，气滞生痰，气道通利，痰自降下。又有原有积痰，其气因痰而结滞者，必先逐去痰结，则气自行，岂可专主一说。

七气汤郁门　治七情气郁，痰涎结聚，咯不出，咽不下，胸满喘急，或咳或呕，或攻冲作痛。

许学士神术散　治水饮结成澼囊。

苍术—斤　芝麻五钱，研浆　枣五十枚，取肉，捣丸

水饮结成窠囊，非苍术辛烈雄壮不能破之。加芝麻者，润其燥也。用枣肉者，补土以制水也。

十枣汤攻里门　本方各五钱，加黄柏三两，酒炒、大黄煨，半两，粥丸，名小胃丹丹溪，治胸膈肠胃热痰、湿痰。

泽泻汤　治心下支饮，常苦眩冒。

泽泻五两　白术二两

润下丸　治膈中痰饮。

橘红八两，盐水浸　甘草二两，蜜炙

蒸饼糊丸。或将橘红盐水煮烂，晒干，同甘草为末，名二贤散，姜汤下。湿胜加星、夏，火盛加芩、连。此二方治一切痰气，极效。时珍曰：世医徒知半夏、南星之属，何足语此哉？然虚人禁用。丹溪曰：治痰用利气药过多，则脾虚痰易生而反多。又曰：胃气亦赖痰以养，不可攻尽，攻尽则虚而愈剧。

化痰健脾丸　治内伤夹痰。

人参　白术二两　陈皮　枳壳　半夏　胆星　蛤粉　茯苓
神曲糊丸

秘方治痰火　用枸骨叶煮饮，治痰火甚验。盖痰未有不因阴虚火炎，上烁平肺，煎熬津液而成。此药直入足少阴经补养阴气，则

痰火自消，如釜底抽薪之意也。

六味地黄丸 治水泛为痰。张仲景曰：气虚有痰，宜肾气丸，补而逐之。

《本草备要》主治注释

人参消痰水，气旺则痰行水消① 苍术实脾土，燥脾湿，是治痰之本也 前胡治风痰，性阴而降，功专下气。气下则火降而痰消。气有余便是火，火则生痰 熟地滋肾水、化痰之妙品也 石菖蒲开窍除痰 干生地除痰 款冬花、紫菀消痰，专治血痰 桔梗治痰壅喘 白前下痰 天南星专治湿痰 贝母润心肺，清虚痰 天花粉润燥滑痰 泽兰除痰澼 兰花叶消痰清肺 威灵仙治湿痰、痰水 天麻疏痰气 细辛破痰 紫苏并子消痰 知母消痰 黄芩丹溪曰：黄芩降痰，假其降火也。讱庵曰：痰因火动，当先降火 葶苈除痰 芫花治痰癖 泽泻治痰饮 蛤粉丹溪云：治热痰、湿痰、老痰、顽痰、虚痰 麦芽除痰 芒硝治停痰 砂仁祛痰 荜茇祛痰 甘草治痰迷 犀角利痰 射干行太阴、厥阴之积痰 神曲化痰逆 韭逐停痰 生姜、干姜、黑姜俱治寒痰 甜瓜蒂吐风热痰涎 浮石除痰热 硼砂去上焦胸膈之痰热 磁石为利痰之圣药 儿茶化痰生津 五灵脂化痰 牛黄利痰 礞石化痰。置痰上，痰化为水 雄黄化痰涎 白矾燥湿追涎，化痰坠浊 阿胶化痰 牡蛎化痰 珍珠坠痰 僵蚕化痰。蚕病风则僵，故因以治风，能散相火逆结之痰 五倍子化痰。噙之，善收顽痰 人中黄清痰火 茯苓治膈中痰水，脾虚所致 枳壳、枳实治痰澼 厚朴消痰 诃子化痰 槟榔行痰 冰片治痰迷 皂荚清痰 人中白化痰 半夏除湿化痰 瓜蒌仁寒润下，

---

① 人参……水消：此12字原置于《本草备要》主治注释之前，据文例乙正。

能清上焦之火，使痰气下降　**胡椒**下气，消寒痰　**竹沥**润燥行痰，痰迷大热　**荆沥**化痰涎，痰迷眩晕，为化痰妙品。热多用竹沥，寒多用荆沥。丹溪云：虚痰用竹沥，实痰用荆沥，并宜姜汁助送则不凝滞　**淡竹叶**消痰　**天竹黄**滑痰利窍　**乌梅**涌痰　**白梅**擂牙，治痰厥僵仆　**山楂、柿并霜**并化痰　**海藻**治痰壅　**枇杷叶**姜汁炙，降气，气下则火降痰消　**旋覆花**消痰结坚痞，唾如胶漆　**天冬**消痰，肾主津液，燥则凝而为痰，得润剂则痰化，所谓治痰之本也。天冬滋阴助元，消肾痰　**麦冬**清心降火，火降则痰消　**白术**清痰水　**山药**化痰涎，渗湿，故化痰　**蚶壳**丹溪用以治痰积，制法见癥瘕后　**郁金**末加韭汁、姜汁、竹沥、童便服，治痰中带血

咳 嗽

有声无痰曰咳，盖伤于肺气；有痰无声曰嗽，盖动于脾湿也；有声有痰曰咳嗽，或因火，因风，因寒，因湿，因虚劳，因食积，宜分症主治。大法治嗽当以治痰为先，而治痰又以顺气为主，宜以半夏、南星燥其痰，枳壳、橘红利其气。肺虚加温敛之味，肺实加凉泄之剂。凡感风寒而咳嗽者，当表散；痰壅气逆而咳嗽者，当清痰，宜二陈及苏子降气汤；水气逆而咳嗽者，宜小青龙、半夏茯苓汤；气虚病久而咳嗽者，宜人参、五味；午前嗽多属胃火，宜知母、石膏、芩、连、知、柏；午后嗽及日轻夜重者，多属阴虚，宜麦冬、五味、知母、四物；五更咳嗽者，由胃有食积，至此时火气流入肺中，宜顺气、消食、化痰；黄昏咳嗽乃火浮入肺中，不宜用凉药，宜五倍、五味敛而降之，此二味能降火止嗽。咳嗽不得眠者，左不得眠，属肝胀，宜清肝；右不得眠，属肺胀，宜清肺。

咳嗽脉浮，为客邪，宜发散；脉实，为内热，宜清利；脉濡散，为肺虚，宜温补。久嗽曾经解外，以致肺胃俱虚，饮食不进，宜温中助胃，兼治嗽药。《仁斋直指》曰：肺，出气也；肾，纳气也。肺为

气主，肾为气本。凡咳嗽暴重，自觉气从脐下逆起者，此肾虚不能纳气归元，当用地黄丸、安肾丸，毋徒从事于肺，此虚则补子之义也。《医贯》曰：五行惟肾、肺二脏，母病而子受邪，何则？肺主气，肺有热，气得热而上蒸，不能下生于肾，而肾受伤矣，肾伤则肺益病。盖母脏子宫，子隐母胎。凡人肺金之气，夜卧则归藏于肾水之中。因肺受心火之邪，欲下避水中，而肾水干枯，火无可容之地，因是复上而为病矣。久嗽肺必虚，肺虚不能生肾水，水不制火，虚火上炎而咳嗽也。李士材曰：百合固金汤，此方殊有卓见。然土为金母，清金之后，急宜顾母，否则金终不可足也。肺受火伤则气逆而为咳，脾有停湿生痰而作嗽。病有五脏六腑之殊，而其要皆本于肺，以肺为五脏华盖，下通膀胱，外达皮毛，为气之主而出声也。《素问》曰：肺之能令人咳，何也？曰：五脏六腑皆令人咳，非独肺也。皮毛者，肺之合也。皮毛先受邪气，邪气以从其合也。五脏各以其时受病，非其时各传以与之。有自外得者，肺主皮毛，风、寒、暑、湿之邪自皮毛入内，传脏腑而为咳也。有自内发者，七情饥饱，内有所伤，则邪气上逆。肺为气出入之道，故五脏之邪上蒸于肺而为咳也。然风、暑、湿有不为咳者，盖所感者重，不留于皮毛，径伤脏腑而成伤寒、温热诸病。七情亦有不为咳者，盖病尚浅，只在本脏，未传入肺。所以伤寒中有以有嗽为轻，而七情饥饱之嗽，必久而后发也。有一咳而痰即出者，脾湿胜而痰滑也，宜半夏、南星、皂角之属燥其脾，若利气之剂所当忌也；有连咳数声而痰不出者，肺燥胜而痰涩也，宜枳壳、紫苏、杏仁之属利其肺，若燥脾之类所当忌也。久嗽有痰者，燥脾化痰；无痰者，清金降火。盖外感久则郁热，内伤久则火炎，俱要开郁润燥。其七情气逆者，顺气为先；停水宿食者，分导为要；气血虚者，补之敛之，不宜妄用涩剂。从正曰：久病咳嗽，涎潮于上，形羸不可攻者，以朱砂、水银、沉香、黄丹、寒水石、蛤粉之类以坠之。《医贯》曰：咳嗽吐血，未必成瘵也，服四物、知母、黄柏之类不已，则瘵成矣。凡阴虚劳嗽，通用款冬、紫菀、百部、百合、沙参、生地、麦冬、五味、知、柏、芩、芍。内热骨蒸，加丹皮、地骨。嗽而复泻者，乃肺移热于大肠，脏腑俱病，嗽而发热不止，为阴虚火炎，皆难治。有干咳嗽者，极为难治，此系火郁之症，乃痰郁其火，邪在肺中，用逍遥散以开之，下用补阴之剂可愈，桔梗治干咳火郁。

　　咳嗽感风者鼻塞声重，伤冷者悽清怯寒，挟热为焦烦，受湿为缠滞，瘀血则膈间腥闷，停水则心下怔忪。或实或虚，痰之黄白，唾之稀稠，从可知也。清稀为虚，水泛为痰，是无火之痰；稠而浊，或带黄，乃阴虚，是有火之痰。

　　清肺饮　治痰湿气逆而咳嗽。

　　杏仁去皮尖　贝母　茯苓一钱　桔梗　甘草　五味子　橘红五分

　　加姜煎，食远服。若春时伤风咳嗽，鼻流清涕，宜清解，加防风、薄荷、紫苏、炒芩；夏多火热，宜清降，加桑白皮、麦冬、黄芩、知母、石膏；秋多湿热，宜清热利湿，加苍术、桑白皮、防风、栀、芩；冬多风寒，宜解表行痰，加麻黄、桂枝、干姜、生姜、半夏、防风。火嗽加青黛、瓜蒌、海石，食积痰加香附、山楂、枳实，湿痰除贝母，加半夏、南星，燥痰加瓜蒌、知母、天冬。午前嗽，属胃火，宜清胃，加石膏、黄连；午后嗽属阴虚，宜滋阴降火，加芎、归、地、知、柏、二冬、竹沥、姜汁传送；黄昏嗽为火浮于肺，不可用凉药，宜五倍、五味、诃子敛而降之。劳嗽见血，多是肺受热邪，宜加芎、芍、阿胶、天冬、知母、款冬、紫菀之类。久嗽肺虚，如肺热去人参，用沙参可也。

　　此手太阴之药，治嗽之通剂也。杏仁解肌表寒、降气润燥，贝母清火散结、润肺化痰，五味敛肺而宁嗽，茯苓除湿而理脾，橘红行气，甘草和中，桔梗清肺利膈，而又能开壅发表，载药上浮。

　　金沸草散　治肺经伤风，头目昏痛，咳嗽多痰。风盛则气壅，气壅则痰升，故昏痛。

旋覆花即金沸草　前胡　细辛　荆芥钱半　赤茯苓六分　半夏五分　甘草炙，三分

加姜、枣煎，《局方》加麻黄、赤芍，无茯苓、细辛。如满闷加枳壳、桔梗，有热加柴胡、黄芩，头痛加川芎。

百合固金汤　治肺伤咽痛，喘咳痰血。肺金受伤，则肾水之源绝。肾脉挟咽，虚火上炎，故咽痛；火上熏肺，故喘咳。痰因火生，血因火逼。

生地二钱　熟地三钱　麦冬钱半　百合　白芍炒　当归　贝母　生甘草一钱　玄参　桔梗八分

诸药皆以甘寒培元清本，不欲以苦寒伤生发之气也。

补肺汤　治肺虚咳嗽。此治肺虚咳嗽，若实火咳嗽者忌用。

人参　黄芪蜜炙　五味子炒　紫菀一钱　桑白皮蜜炙　熟地二钱

入蜜少许，和服。方内用熟地者，补水以制相火，其痰自除，且亦化痰之妙品也。合诸药而名曰补肺，盖金旺水生而嗽自止。

补肺阿胶散　治肺虚有火，嗽无津液而气哽者。火盛则津枯，津枯则气哽。

阿胶蛤粉炒，两半　马兜铃焙　甘草炙　牛蒡子炒香，一两　杏仁去皮、尖，七钱　糯米一两

此手太阴药也。马兜铃清热降火，象肺故入肺。牛蒡子利膈滑痰，润肺解热故治火嗽。阿胶清肺滋肾，益血补阴，火退而嗽宁。李时珍曰：补肺阿胶散用兜铃，非取其补肺，取其清热降气，而肺自安也。其中阿胶、糯米乃补肺之正药。讱庵曰：清热降气，泻之即所以补之也。若专于补，适所以助火而益嗽也。

小柴胡汤　加桔梗，治春嗽。本方加青黛，姜汁糊丸，治

热嗽。

黄芩加半夏生姜汤 治胆腑发咳，呕苦水如胆汁。胃气逆，则呕苦胆。

黄芩三两　白芍　甘草二两　大枣十二枚　半夏半升　生姜二两

逍遥散 治咳嗽潮热，口渴便秘。骨蒸潮热，肝血虚也。肝火乘肺，故咳嗽。邪在少阳，故往来寒热。火盛烁金，不能生水，故口渴、便秘。

琼玉膏 治干咳嗽。有声无痰谓之干咳。脾中有湿则生痰，病不由于脾，故无痰。肺中有火则咳，病本于肺火盛，津枯故干咳。

地黄四斤　茯苓十二两　人参六两　白蜜二斤

先将地黄熬汁，去渣，入蜜炼稠。再将参、苓细末，和入磁罐，封，水煮半日，白汤化服。臞仙加沉香、琥珀五钱，自云奇妙。琥珀降肺宁心，沉香升降诸气。

泻白散方见诸热门 治肺火，皮肤蒸热，洒淅寒热，喘嗽气急。

桑白皮甘益元气之不足，辛泻肺气之有余，除痰止嗽，性善行水泻火，故能除痰，痰除则嗽止。地骨皮寒泻肺中之伏火，甘草、糯米补益脾胃以补肺，并能泻热从小便出。泻白散泻肺经气分之火，黄芩一物汤、丹溪清金丸泻肺经血分之火。清金丸即黄芩炒为末，水丸。

本方加人参、五味、茯苓、青皮、陈皮，名加减泻白散，治咳嗽、呕吐、喘急。本方加知母、黄芩、桔梗、青皮、陈皮，亦名加减泻白散，治咳而气喘，烦热口渴，胸膈不利。

桑白皮等汁十味煎 治气嗽经久，将成肺痿，乍寒乍热，唾涕稠黏，喘息气上，唇口焦干。亦有吐血者，渐觉瘦悴，小便赤少，色败毛耸，此亦成蒸尸。

桑白皮一升　地骨皮三升，二味合煎，取汁三升　生地汁五升

生麦冬汁二升　　生葛根汁　　竹沥三升　　生姜汁　　白蜜　　枣膏一升
牛酥三合

　　以麦冬、生地、葛根、竹沥、姜汁和煎，减半，再纳桑皮、地骨汁和煎三分减一，再入酥蜜、枣，膏搅勿停手，煎如饴糖。夜卧时取一胡桃大含之，稍加至鸡子大。或昼日丸服亦可。

　　百花膏　治咳嗽不已，痰中有血，虚人尤宜。

　　百合　　款冬花

　　等分，蜜丸龙眼大。食后临卧姜汤下，或噙化。加紫菀、百部、乌梅，名加味百花膏，治同。煎服亦可。款冬泻热下气、清血除痰，百合润肺宁心、补中益气，并为理嗽要药。

　　紫菀汤久嗽　治肺伤气极，劳热久嗽，吐痰吐血。气极，六极之一也，肺主气，元气虚则阴火盛，壮火食气，故成气极。火炎肺系，故久嗽不已，甚则逼血上行。

　　紫菀　　阿胶　　知母　　贝母一钱　　桔梗　　人参　　茯苓　　甘草五分　　五味子十二粒

　　食后服。一方加莲肉。

　　劳而久嗽，肺虚可知，即有热症，皆虚火也。海藏以保肺为君，故用紫菀、阿胶润肺补虚，消痰止嗽；以清火为臣，故用知母、贝母润燥消痰；以参、苓为佐者，扶土所以生金；以甘、桔为使者，载药上行脾肺；五味滋肾家不足之水，收肺家耗散之金。

　　生脉散加黄芪、甘草、桔梗、茯神、远志、木通，治脉虚，咳则心痛，喉中介介，或肿。本方加陈皮、炙甘草，名五味子汤，蒸饼为丸，治肺虚少气，咳嗽自汗。

　　苏子降气汤见吐血门　治虚阳上攻，气不升降，痰涎壅盛咳嗽。

　　三子养亲汤　治老人痰嗽，喘满懒食。

龙脑鸡苏丸见口门 治肺有郁热，咳嗽吐血。切庵曰：此为热而肺虚者设，故少佐参、芪也。嘉言曰：气血二分之热两解，此丸宜常服之。

治久嗽方

白蜜一斤 生姜二斤，取汁

先秤铜铫，知斤两讫，纳蜜、姜汁，微火熬令姜汁尽，惟有蜜在则止。每含如枣大一丸，日三服。丹溪曰：阴分嗽者，多属阴虚，治用知母止嗽。勿用生姜，以其辛散故也。

当归龙荟丸伤寒变现门 治肝移热于肺而咳嗽。

五苓散 治水寒射肺咳嗽。

防风通圣散感冒门 治咳嗽上气。

秦艽扶羸汤虚劳门 治或寒或热成劳，咳嗽声嗄不出，体虚自汗，四肢倦怠。此方表里交治，气血兼调，为扶羸良剂。

唐郑相国方 治虚寒咳嗽。

补骨脂十两，酒蒸，为末 胡桃肉二十两，烂研，勿去衣

蜜调如饴，每晨酒服一大匙，不能饮者，熟水调，忌羊血、油菜。久服利益甚多，不独疗嗽而已。

六味地黄丸 治发热咳嗽。肾虚则移热于肺而咳嗽。按之至骨，其热烙手，骨困不任，为肾热。本方加五味三两，名都气丸。治劳嗽，益肺之元，以生肾水。

人参散诸热门 治痰嗽烦热。

甘桔汤喉痹门 治干咳无痰，火郁在肺。

顺气消食化痰丸饮食门 治五更咳嗽。

二陈汤加枳实、瓜蒌、卜子、山楂、神曲，治食积痰嗽发热。本方加南星、枳实、木香、香附，名顺气导痰汤，治痰结胸满，喘咳上气。

茯苓甘草汤　治膀胱腑咳，咳则遗尿。

茯苓　桂枝_{二两}　甘草_{一两}　姜_{二片}

五苓散　各三两，泽泻五分，桂二分，治冬时寒嗽，如疟状。

息贲丸_{癥瘕门}　治肺积在右胁下，令人洒淅寒热，喘咳发肺痈。秋冬黄连减半。

治久嗽方

款冬花_{一两}，蜜拌润，入茶壶中，以面固其盖，勿令出气。壶下着炭火，待烟从口出，含吸咽，烟尽乃止，数日必效。

按：洪迈有痰疾，晚对，上谕以胡桃三枚，姜三片，卧时嚼服，即饮汤，复嚼姜桃如前数，静卧必愈。迈如旨服，旦而痰消嗽止。洪辑幼子病痰喘，梦观音大士令服人参胡桃汤，服之而愈。明日剥去皮，喘复作，仍连皮用，信宿①而瘳。盖皮能敛肺也。一妇病肺热久嗽，身如火炙，肌瘦成劳，以枇杷叶、款冬、紫菀、杏仁、桑皮、木通等分，熟大黄减半，蜜丸樱桃大，食后夜卧各含一粒，未终剂而愈。李子依方屡治屡效如灵丹。

《本草备要》主治注释

细辛_{治咳嗽上气}　前胡_{治咳嗽}　紫苏并子_{消痰止嗽}　薄荷_{治痰嗽}　知母_{定嗽}　黄芩_{治火嗽喉腥}　麻黄_{治咳逆上气，风寒郁于肺经。经曰：诸气膹郁，皆属于肺}　芫花_{治咳嗽}　蒺藜_{治咳逆}　砂仁_{治咳嗽}　牛蒡子_{理痰嗽}　山豆根_{治热嗽}　罂粟壳_{治久嗽}　萝卜_{治咳嗽}　百合_{清热止嗽。久嗽之人，肺气必虚，虚则宜敛。百合之甘敛，胜于五味之酸收}　禹余粮_{治咳逆}　浮石_{止嗽}　硼砂_{生津止嗽}　白石英_{治咳逆上气，重润肺}　胆矾、伏龙肝_{并治咳逆}　白毛乌骨

---

①　信宿：二三日。

鸭止嗽　露水宜煎，润肺之药　阿胶治虚劳咳嗽　獭肝止嗽　龟板治久嗽　牡蛎止嗽　秋石、茯苓治咳逆　肉桂治咳逆。结气咳逆，亦由气不归元，能引火归宿丹田　地骨皮治咳嗽　白前止咳嗽，治逆满　诃子肺挟痰水，或被火伤，宜此敛之　枳壳治咳嗽　沙参治久嗽　牛膝止久嗽，引火下行　五味子宁久嗽，表邪未尽不可服　天冬、麦冬润肺止嗽　款冬花为治嗽要药，寒热虚实皆可施治。《本草汇》曰：隆冬独秀，先春开敷，得肾之体，先肝之用，故为理嗽温肺之最。大抵咳必因寒，寒为冬气，入肺为逆，款冬非肺家专药，乃使肺邪从肾顺流而出也　紫菀辛温润肺，专治血痰，为血劳咳嗽圣药　百部治肺热咳嗽　桔梗表散寒邪，泻上焦火，又治干咳无痰　马兜铃寒能清肺热，降气治痰嗽　半夏治咳逆　贝母治咳嗽上气　瓜蒌子为治嗽要药。肺受火逼，失下降之令，故生痰作嗽　当归治咳逆上气　白芍治肺胀咳逆　枇杷叶治热咳　白果定喘嗽　柿干润肺宁嗽，霜更佳　木瓜敛肺　陈皮统治百病，嗽家所需　乌梅治久嗽　杏仁治咳逆上气，肺虚而咳者禁用　淡竹叶治咳逆　桑白皮泻肺火，清痰止嗽。性不纯良，肺气虚及风寒作嗽者慎用　梨治热嗽。熬膏，加姜汁、炼蜜，消痰止嗽　白鲜皮治肺热咳嗽　白芥子同苏子、卜子煎好，入熟蜜与姜汁各一匙，虚人痰嗽，服之殊妙　蛤蚧疗咳嗽。劳极则肺肾虚而生热，故外邪易侵，内症兼发也。蛤蚧属阴，能补水之上源，则肺肾皆得所养，而劳热咳嗽自除　榆白皮治咳嗽不得眠　发主咳嗽

咳血　吐血　唾血　咯血　溺血　下血　以及诸血　详论

见前鼻门卷末另有统论　统治诸血主治详释。

咳者，有声无物；嗽者，有物无声。肺为华盖，至清之脏，有火则咳，有痰则嗽。肺主气，气逆为咳；肾主水，水泛为痰。肾脉上入

肺，循喉咙，其支者从肺络心，属胸中，故病则俱病也。涎唾中有少血散漫者，此肾从相火炎上之血也；若血如红缕，从痰中咳者，此肺络受热伤之血也。若咳出白沫，浅红色，似肉似肺，必死。或血丝，属肾经；鼻衄出血，咳出痰内有血，属肺经；呕血、吐血，成盆成碗者，属胃经，阳明多血多气故也；自两胁逆上吐出者，属肝经；溺血，属小肠、膀胱经；下血，属大肠经。牙宣出血，属胃、肾虚火。舌血，谓之舌衄，汗孔出血，谓之肌衄，出于心与肝也。又惊而动血者，属心怒；而动血属肝，忧而动血者，属肺；思而动血者，属脾；劳而动血者，属肾。吐血者，血随吐出。咯血者，随痰咯出或带血丝，出肾经；咳出痰内有血，属肺经。

治实火之血，行气为先，气行则血自归经；治虚火之血，养正为先，气壮则自能摄血。栀子最能清胃脘之血，倘误用之，贻害必矣。丹溪曰：治血不可单行单止，不可纯用寒凉。

心肝火旺逼血上行则吐血，肺火盛则衄血。血生于心，统于脾，宣布于肺，静则归经，热则妄行。火伤肺络，血随咳出，或带痰中为咳血，吐出多者为吐血。肺主皮毛，故热如火燎。

喉不容物，毫发必咳，血既渗入，愈渗愈咳，愈咳愈渗。饮溲溺者，百不一死，服寒凉者，百不一生。小便性温不寒，饮之入胃，随脾之气上归于肺，下通水道而入膀胱，乃其旧路，故能治肺病，引火下行。其味咸而走血，故治血病当热饮，热则真气尚存，其行自速，冷则惟有咸寒之性而已。士材曰：炼成秋石，真元之气渐失，不及童便远矣。

口血曰吐，鼻血曰衄。吐行浊道，衄行清道，喉与咽二管不同也。经者，循经之血，走而不守，随气而行。火气急逼，故随经直犯清道，上脑而出于鼻为衄。其从肺窍而出于咽者，则为咳血、咯血。其存胃中者，为守营之血，守而不走，胃虚不能摄血，或为火逼，故呕吐从喉而出也。吐血之热在腑，衄血之热在经。杂病衄血为里热，伤寒衄血为表热。经曰：心移热于肺则咳嗽出血。便血有寒热二症，伤寒便血为传经热邪，瘀血在上焦则善忘，在下焦则如狂。《摘玄》云：试血法，吐水内浮者，肺血也；沉者，肝血也；半浮沉者，心血也。各随所见，以羊肺、肝、心，蘸白及末，日日服之佳。

清咽太平丸　治膈上有火，早间咯血，两颊常赤，咽喉不清。肺属金，肃清之脏也。木火焚灼，肺金受刑，故咯血。早间寅卯，木旺生火之时，两颊，肺肝之部也。十二经脉，惟足太阳在表，不历膈咽，余皆上循喉咙，尽能作病，而君相二火为尤甚。诸火上逆，故咽喉不清。

薄荷十两　川芎　防风　犀角　柿霜　甘草二两　桔梗三两
蜜丸。

麻黄人参芍药汤　治吐血，外感寒邪，内虚蕴热。

东垣尝治一贫士，病脾胃虚，与补药，愈后继居旷室，卧热炕，咳而吐血。东垣谓此久虚弱，冬居旷室，衣服单薄，是重虚其阳，表有大寒，壅遏里热，火邪不得舒伸，故血出于口，当补表之阳气，泻里之虚热。因思仲景治伤寒脉浮紧，当以麻黄汤发汗，而不与之，遂成衄血，却与麻黄汤立愈，此甚相同，因作此汤，一服而愈。

桂枝五分，补表虚　麻黄去外寒　黄芪实表，益卫　甘草炙，补脾
白芍安太阴，各一钱　人参补元气而实表　麦冬保肺气，各三分　五味子五粒，安肺气　当归和血养血，五分

热服。《纲目》曰：观此一方，足以为万世之模范矣。盖取仲景麻黄汤，与补剂各半服之。但凡虚人服仲景方者，当以此为则也。

三黄泻心汤　治心下痞热，心气不足，吐血衄血。或问：心气不足而吐衄，何以不补心而反泻心？丹溪曰：少阴不足，亢阳无辅，致阴血妄行，故用大黄泻其亢甚之火。又心本不足，肺肝各受火邪而病作，故用黄芩救肺，黄连救肝。肺者阴之主，肝者心之母、血

之舍也，肺、肝火退，则血归经而自安矣。寇宗奭曰：以苦泻其热，就以苦补其心，盖一举而两得之矣。吴鹤皋曰：治病必求其本。阳毒上窍出血则热为本，血为标。能去其热，则血不治而自归经矣。士材曰：古人用大黄治虚劳吐血，意甚深微。盖浊阴不降则清阳不升，瘀血不去则新血不生也。讱庵曰：此乃伤寒、外感移热而吐血，故用三黄寒泻之剂。若虚寒、内伤吐衄，而误服此，则杀人矣。杨仁斋曰：血遇热则宣流，故止血多用凉药。然亦有气虚挟寒，营气虚散，血亦错行，所谓阳虚阴必走是矣。法当温中，使血自归经，宜理中汤加木香，七气汤加川芎，或甘草干姜汤甚效。

黄连酒炒　黄芩酒炒　大黄酒浸

本方加石膏、淡豉、麻黄，名三黄石膏汤表里门。本方水丸，名三黄金花丸，治吐衄。本方加大黄，名栀子金花丸。去栀子，加大黄，名大金花丸，治略同。《医贯》曰：有伤暑吐衄者，暑伤心，心虚不能生血，不宜过用寒凉以泻心，宜清暑益气加丹皮、生地、犀角之类。盖暑伤心，亦伤气，其脉必虚，补气摄血，斯无弊也。

苏子降气汤　治虚阳上攻，气不升降，上盛下虚，痰涎壅盛，喘嗽呕血，或大便不利。肺为气主，肺虚火盛，故气高痰涌，或喘或嗽，甚则呕血也。火炎津枯，故便不利。

苏子　半夏　前胡　厚朴姜炒　橘红　当归一钱　甘草炙
肉桂五分

加姜、枣。一方无桂，有沉香。沉香能升降诸气，温而不燥。讱庵曰：血症慎用。

咳血方　治咳嗽痰血。
青黛水飞　瓜蒌仁去油　海石去沙　山栀炒黑　诃子肉
等分为末，蜜丸，噙化。嗽甚加杏仁。

还元水饮自己溺，名轮回酒　治咳血、吐血，阴虚久嗽，火蒸如燎。

童便，取十二岁无病童子，不茹荤辛，清澈如水者，去头尾。冬则用汤温之。或加藕汁、阿胶，有痰加姜汁。童便咸寒，降火滋阴，润肺散瘀，功效如神。

独圣散 治多年咳血红痰。

白及为末，每服三钱，临卧糯米汤下。

柏叶汤 治吐血不止，气血虚寒。

柏叶 干姜各三两 艾三把 马粪汁一升

合煎服。马属午为离，假之以降心火。

四物汤用生熟二地，加黄芪、丹皮、升麻、柴胡，名三黄补血汤，治亡血、血虚，六脉俱大，按之空虚。诸药凉血、补气、升阳，阳生则阴自长也。

龙脑鸡苏丸见口门 治吐血咳嗽。

犀角地黄汤凉血，变现门 治阴虚火动，吐血，咳血，咯血。因怒致血，加味见伤寒变现门。《医贯》曰：此汤乃阴虚之症，借用成功。若阳虚劳嗽及脾胃虚者，皆不宜用。节庵加味犀角地黄汤见伤寒变现，治同。

参苏饮感冒门 合四物汤，名茯苓补心汤，尤能治虚热吐血。

痰中带血方

郁金末，加韭汁、姜汁、竹沥、童便服，极效。

《本草备要》主治注释

统治诸血，另详理血门末。

泽兰一名孩儿菊，治吐血甚①妙。载鼻部末 艾叶、大小蓟、

---

① 甚：原作"其"，据文义改。

地榆头并治吐血　郁金唾吐并治　荆芥、鸡苏、黄芩俱治吐血　青黛治吐血。阴虚火炎者忌用　车前草、香附治吐血　白芍凡病呕吐血者皆用此主之，故知太阴药也　薏仁治咳血脓血，以肺蘸薏仁末服　葱、韭、卜、干姜炮黑，止吐血　滑石、代赭石、青盐、伏龙肝、阿胶并治吐血　犀角治吐血、蓄血发狂　龙骨、蛤蚧治咯血，气血两虚者宜之　童便、轮回酒止血　扁柏叶酒蒸　槐树嫩枝、地骨皮、桑白皮治肺热唾血，散瘀血　棕烧炭不可太过。同发灰服，止血　竹茹、淡竹叶、干柿治咯血　藕节、荷叶蒂、蒜捣汁饮，主吐血、心痛　白胶疗吐血　瓜蒌子炒香，酒服止血　天冬、麦冬、款冬花治咳吐脓血　紫菀苦能达下，辛可益金，吐血保肺，收为上剂。虽入至高，善于达下，使气化及于州都，小便自利，人所不知。士材曰：辛而不燥，润而不寒，补而不滞，非多用独用，不能速效，诚金玉君子

肺痿　肺痈附过饮　唾涕腥臭似痈痿方

　　肺者，五脏之华盖也，处于胸中，主气，候在皮毛。劳伤血气，腠理虚而风邪乘之，内感于肺，汗出恶风，咳嗽短气，鼻塞项强，胸膈胀满，久久不瘥，则成肺痿；风伤皮毛，热伤血脉，风热相搏，气血稽留，蕴结于肺，则成肺痈。多唾涎沫而无脓者，肺痿也；口干喘满，咽燥而渴，甚则四肢微肿，咳吐脓血，胸中隐痛者，肺痈也。痿为正气虚，痈为邪气实。肺痿如咳久，声哑声嘶，咯血，此属阴虚火热甚也。吐涎沫而不咳不渴，必遗尿，小便数，以上虚不能制下，此肺中冷也，必眩，多涎唾，用炙甘草、干姜以温之。肺痿涎唾多，心中温温液液者，用炙甘草汤，此补虚劳也，亦与补阴虚火热不同。故肺痿有寒热之异，有从火热伤肺而得之者，有从肺气虚寒而得之者。治痿宜养血补气，保肺清火；治痈宜泻热豁痰，开提升散。痈为邪实，痿为正虚。痿重而痈稍轻，务宜审查，不可误治。肺痈者，热之

所过，血为之凝滞，蓄结痈脓，吐如米粥，始萌可救，脓成难治。

秦艽扶羸汤劳瘵门　治肺痿。

紫菀汤　治肺痿变肺痈。

紫菀洗净，炒　阿胶　知母　贝母一钱　桔梗　人参　茯苓
甘草五分　五味子十二粒

食后服。一方加莲肉。

炙甘草汤　治肺痿，咳唾多，心中温温液液者。肺气虚则成
痿，胃中津液之上供者，悉从燥热化为涎沫，故浊唾多。

甘草炙，四两　生姜　桂枝三两　人参　阿胶蛤粉炒，二两
生地一斤　麦冬去心　麻仁半斤　大枣十二枚

水酒各半煎，内阿胶，烊化服。

《圣济经》云：津液散为枯，五脏痿弱，营卫涸流，湿剂所
以润之。嘉言曰：此仲景伤寒门中之圣方也。《千金翼》用治虚劳，
《外台》用治肺痿，究竟本方所治亦何止二病哉！《外台》所取在于益
肺气之虚，润肺金之燥。至于桂枝辛热，似有不宜，不知桂枝能通营
卫，致津液，则肺气能转输涎沫以渐而下，尤为要紧。

甘桔汤　治肺痈吐脓。

甘草二两　桔梗一两

或等分。失音加诃子，声不出加半夏，上气加陈皮，涎嗽
加知母、贝母，咳渴加五味，酒毒干葛，少气加人参，吐脓血加
紫菀，肺痿加阿胶。

咳而胸满，振寒，咽干不渴，时出浊唾腥臭为肺痈，此汤主之。
嘉言曰：此上提之法，乘其新起，提其败血，或从唾出，或从便出，
足以杀其毒。此因胸满振寒不渴，病尚在表，用此开提肺气。若势已
入里，又当引之从胃入肠，此法不中用矣。五脏之尊，心虽为王，而
肺居其上，为华盖，下覆四脏，合天地之德，通达风气，性爱温而恶
寒，恶寒亦恶热。心火更炎，上蒸其肺，金被火伤则叶萎，倚着于

肝，肝发痒则嗽。因心肺虚弱不能传阳于下焦，遂至正阳俱跻，变成嗽矣。肺主皮毛，遇寒则粟而粟起，肺嗽因痿，倚着于肝而成病，由木能扣金与鸣也。先养肺，抑心肝虚热，和其肾则愈矣。

本方除桔梗，名甘草汤，治同。本方加防风，名桔梗防风汤，治同。又方，桔梗、桑白皮、贝母、瓜蒌、当归、枳壳、苡仁、防己。一方防风各五分，黄芪七分，杏仁、百合、甘草各三分，加姜煎，亦名桔梗汤，治肺痈吐脓，嗌干多渴。如大便闭加大黄，小便赤加木通。

皂荚丸 治肺痈，咳逆上气，时时唾浊，但坐不卧。

皂荚刮去皮弦，酥炙

为末，蜜丸，以枣膏和汤，服三丸。嘉言曰：火热之毒结聚于肺，表之、里之、温之、清之，曾不少应，坚而不可攻者，令服此丸。庶几无坚不入，聿成洗荡之功，不可以药之微贱而少之也。

《千金方》用桂枝汤去白芍，加皂角，名桂枝去芍药加皂角汤，治肺痿吐沫。

木香槟榔丸见痢门 治肺痿喘嗽。

独圣散见咳血门 治肺痿咯血红痰。

桑白皮等汁十味煎咳嗽门 治久嗽成肺痈，唾悉成脓，出无多少。

息贲丸胸胁门 治喘嗽肺痈。

加减泻白散 治过饮伤肺，气出腥臭，唾涕稠黏，嗌喉不利，口苦干燥。

桑白皮 地骨皮一钱 黄芩 知母 麦冬 五味 桔梗

原文曰：桑皮、地骨味苦微寒，降肺中伏火而补气为君；黄芩、知母苦寒，治气出腥臭，清肺利气为臣；五味酸温以收肺气，麦冬苦寒，治唾涕黏稠，口苦干燥为佐；桔梗辛温轻浮，治痰逆，利咽膈为使也。

《本草备要》主治注释

天冬治肺痿、肺痈　麦冬治肺痿吐脓　款冬花治肺痿、肺痈紫菀治喘吐脓血　旋覆花治吐如胶漆　桔梗治肺痈　白前治肺气壅实　马兜铃能清热，降肺气，热清气降则肺自安　白及涩补肺，肺损者能复生之　贝母治肺痿、肺痈　升麻治肺痿吐脓　鸡苏治肺痿蒺藜治肺痿　山豆根去大肠、肺之风热，泻心火以保金气　苡仁治肺痿、肺痈咳吐脓血，以猪肺蘸苡仁末服　白石英治肺痿吐脓　阿胶治肺痿吐脓　蛤蚧治肺痿　竹茹治肺痿

卷之七

疟

疟有中三阳者，有中三阴者，其症各殊，同伤寒也。在太阳谓之寒疟，治多汗之；在阳明谓之热疟，治多下之；在少阳谓之风疟，宜和之。此三阳受病，谓之暴疟，发在夏至后、处暑前，此伤之浅者也；在三阴经，总谓之湿疟，当从太阴经论之，发在处暑后、冬至前，此伤之重者。远而为痎，痎者，老也，居西方，宜毒药疗之。凡疟须分阴阳，气虚属阳，血虚属阴。若发于春夏属阳，发于秋冬属阴。自子至巳属阳，自午至亥属阴。邪浅在腑为阳，与营卫并行，故一日发；邪深在脏为阴，横连膜原，不能与卫气并行，故间日发，或三四日发。卫虚则先寒，营虚则先热。喻嘉言曰：疟发必有寒有热。盖外邪伏于半表半里，适在少阳所主之界。入与阴争，阳盛则热；出与阳争，阴盛则寒。若纯热无汗为瘅疟、温疟，纯寒无热为牝疟。要皆自少阳而造其极偏，补偏救弊，亦必返还少阳之界，使阴阳协和而后愈也。谓少阳而兼他经则有之，谓他经而不涉少阳则不成其为疟矣。脉纵屡迁，即久疟正虚，而弦之一字是贯彻之也。切庵曰：疟之不离少阳，犹咳之不离于肺。故经曰五脏六腑皆令人咳，然必传以与肺也。

疟有经疟、脏疟，风疟[1]、寒疟、暑疟、湿疟、痰疟、食疟、瘅疟、鬼疟之别，须分阴阳虚实，不可概论。

张子和曰：世医以疟为脾寒，甚者归之祟怪，良可笑也。刘宗厚曰：暑盛阳极，伏阴在内，人或纳凉澡浴，寒客肌肉之间，或饥饱劳

---

① 疟：原脱，据《医方集解·祛痰之剂》补。

役，内伤而病作。肌肉属脾，发则恶寒、战栗，乃谓之脾寒耳，实由风、寒、湿、暑暍邪郁于腠理。夏时毛窍疏通而不为病，至秋气收敛之际，表邪不从发越，故进退不已，往来寒热，势如凌虐人之状，所以名疟，即四时之伤寒也。十二经皆能为病，古方多兼理内伤，取效由脾胃和，精气通，阴阳和解，诸邪悉散，实非脾病也。世用发表解肌、温经散寒等法，亦未尝执于燥脾与劫剂也。

讱庵曰：脾虚恶寒，胃虚恶热，寒热间作，脾亦有之，不独少阳也。虽十二经脏皆能为疟，而脾胃受伤者实多，故仲景小柴胡汤，人参、半夏、姜、枣、甘草皆脾胃药，其治少阳独柴胡一味而已。严氏宗之，故以小柴胡加减而立清脾饮，是明从脾胃论治矣。刘氏之论，亦主脾胃内伤，乃不敢翻子和之案，以为非脾病，恐不然也。又古方用辟邪丹、雄朱丸治鬼疟，盖杂病多有挟鬼疰者，何独于疟？必云无也。清脾饮即小柴胡加减，从温脾诸方而一变也，虚者忌用。吴鹤皋曰：清脾非清凉之谓，乃劫去其邪，而脾部为之一清也。刘宗厚因草果之辛①热而讥焉，是未达严用和氏之精②矣。

小柴胡汤本阴阳两停之方，可从寒热以为进退。此方加姜、桂，则进而从阳。其加芩、连，以退而从阴，可以类推。

伤寒余热未尽，重感六淫之气，变而为疟，治与杂病不同。寒多热少，或单热、骨节烦痛者，阳明邪变也，白虎汤加桂；寒热相等，或先热者，少阳邪变也，小柴胡汤，渴者去半夏，加知母、花粉；寒热大作，战栗汗出不散者，太阳、阳明合病也，桂枝石膏汤，服此后疟愈。甚者，三阳合病也，恐传入阴经，急用桂枝黄芩汤。如传入阴经，从卯至午，发而呕吐、大便闭者，大柴胡汤下之。从酉至寅，发而欲狂，善忘便黑者，桃仁承气汤微利之。不敢下者，栀子升麻汤。若挟痰、食、瘴、气，治法与杂病略同。

---

① 辛：原脱，据《医方集解·和解之剂》补。
② 精：原作"清"，据《医方集解·和解之剂》改。

附桂枝石膏汤，桂枝一钱，黄芩二钱，石膏、知母各三钱；桂枝黄芩汤，即小柴胡加石膏二钱，知母二钱，桂枝五分。二方以桂枝治太阳，白虎治阳明，柴胡治少阳，意甚明显。挟痰合二陈，食积合平胃，溺涩合五苓，便闭合大柴胡，无汗加葛根、苍术，有汗加黄芪、白术，夜发加白芍、桃仁，日久加常山、槟榔吐之，治疟之法尽矣。

丹溪曰：凡治疟，无汗要有汗，散邪为主，带补；有汗要无汗，扶正为上，带散。

《脉经》云：大肠有宿食，寒慄发热，有时如疟，转则消导，重则下之，不可作疟治。

杨仁斋曰：疟有水、有血，惟水饮所以作寒热，惟瘀血所以增寒热。常山能逐水固也，若是血症，当加五灵脂、桃仁为佐，入生姜、蜜同煎，苟无行血之品，何以收十全之功耶？《保命集》云：疟夜发者，乃邪气深远而入血分，为阴经有邪，宜加桃仁于桂麻汤中，发散血中之风寒。昼发属阳，夜发属阴。

疟久不愈，为痎疟。多成癖于左胁之下，名曰疟母，乃肝之积也。疟属少阳胆经，胆与肝相表里，久疟属在血分，血亦肝所主也，当以鳖甲为君，随症虚实而施佐使之药。时珍曰：常山、蜀漆劫痰截疟，须在发散表邪及夜发必提出阳分之后，方可用之。

四兽饮《三因》和四藏以辅脾，故名 治五脏气虚，七情兼并，结聚痰饮，与卫气相搏，发为疟疾。亦治瘴疟。

六君子加乌梅、草果，等分，姜、枣煎。

麻黄杏仁石膏甘草汤 麻黄汤除桂枝，加石膏，治温疟，先热后寒。

人参败毒散 治岚瘴鬼疟。

桂枝羌活汤 治疟发在处暑前，头项痛，脉浮有汗，恶风。

桂枝 羌活 防风 甘草

等分，每服五钱，迎其发而服之。如吐加半夏曲。无汗桂枝易麻黄，名麻黄防风汤。二汤机要以之治疟，实发表通用之剂。

此足太阳药也。疟分六经，故仿仲景伤寒例，以防风、羌活散太阳之邪，而以桂枝、麻黄分主有汗、无汗也。

河间曰：疟发寒热大作，此太阳、阳明合病，汗出不止，知为①热也。阳盛、阴虚之症，不治必传入阴经，桂枝芍药汤主之，桂枝三钱，芍药、黄芪、知母、石膏各一两。如寒热转大者，桂枝黄芩汤和之，小柴胡汤加桂枝、知母、石膏。外邪已疲，内邪未已，大柴胡、大承气等下之。

常山散　治吐疟痰。

皂角　白矾　常山　甘草

为末，温水调下五分，探吐。

小柴胡合平胃散名柴平汤，治湿疟，身重身痛。

本方除半夏，加当归、白芍、大黄，名柴胡饮子，治疟疾。喻嘉言曰：子和法中略施攻补，深中肯綮。本方去半夏加花粉，治劳疟，遇劳即发。本方去半夏、人参、姜、枣，加桂枝、干姜、牡蛎、花粉，治疟发。

小柴胡汤，本阴阳两停之方，可从寒热以为进退。此方加姜、桂则进而从阳；其加芩、连以退而从阴，可以类推。

三解汤　治时行疟之通剂。前疟发寒多热少，或但寒不热。

柴胡　麻黄去节　泽泻各三钱

病有三在，在表在里及在半表半里。疟邪藏于分肉之间，邪正分争，并于表则在表，并于里则在里，未有所并，则在半表半里。麻黄之辛能散表邪由汗而泄，泽泻之咸能引里邪由溺而泄，柴胡升阳，居表里之间而和解之。此但可以治实疟，虚者当辨其气血而加补剂。昼发属气虚，夜发属血虚。

---

①　为：原作"无"，据《医方集解·发表之剂》改。

清脾饮 治疟疾热多寒少，口苦嗌干，小便赤涩，脉弦数。热多，阳胜也。口苦嗌干，肝胆火也。热盛，故便赤。疟邪居于半表半里，属少阳甲胆之分，肝胆属木，故脉弦。

青皮　厚朴醋炒　柴胡　黄芩炒　半夏姜汁炒　茯苓　白术土炒　甘草炙　草果

加姜、枣煎。一方加槟榔。大渴，加麦冬、知母。疟不止，加酒炒常山一钱，乌梅二个。常山劫痰截疟，乌梅敛阴清热。

疟为肝胆之邪，然多因脾胃受伤而起。脾属湿土，重感于湿，湿生热，热生痰，故见前症。脾既受病，木又克之，故用青皮、柴胡以破滞而伐肝，半夏、厚朴以行痰而平胃，茯苓用以渗湿，黄芩用以清热。草果辛热，能散太阴之积寒，除痰而截疟，且清膏粱之痰。盖先去其害脾者，而以白术、甘草调而补之也。

不换金正气散 治瘴疫、湿疟。平胃散加藿香、半夏。再加人参、茯苓、草果、生姜、乌梅，名人参养胃汤见感冒。治饮食伤脾，发为痎疟老疟也。

常山饮 疟久不已者，用此截之。初起不宜禁，禁即邪气未尽，变生他症。久发则截之。

常山烧酒炒，二钱　草果煨　槟榔　知母　贝母一钱　乌梅二个　姜三片　枣一枚

半酒半水煎，露一宿，日未出时，面东空心温服。渣用酒浸煎，待疟将发时先服。一方有良姜、甘草，无槟榔。一方加川山甲、甘草。

古云：无痰不作疟。常山引吐行水，祛老痰积饮。槟榔下气破积，能消食行痰。阴阳不和则疟作，知母滋阴，能治阳明独胜之火。草果辛热，能治太阴独胜之寒。贝母清火散结，泻热除痰。乌梅酸敛涩收，生津退热，敛阴故退热，合为截疟之剂

也。赵以德曰：常究本草，知母、草果、常山、甘草、乌梅、槟榔、川山甲，皆云治疟。集以成方者，为知母性寒，入足阳明，治独胜之热，使退就太阴。草果温燥，治足太阴独胜之寒，使退就阳明。二经和，则无阴阳交错之变，是为君药。常山主寒热疟，吐胸中痰结，是为臣药。甘草和诸药，乌梅去痰，槟榔除痰癖、破滞气，是为佐药。川山甲穴山而居，遇水而入，则是出入阴阳，贯穿经络于营分，以破暑结之邪，为使药也。惟脾胃有郁痰者，用之收效。

截疟七宝饮 治实疟久发不止，寸口脉弦滑浮大者。弦为肝风，滑为痰，浮为在表，大为阳。若脉沉涩微细者禁用。不问鬼疟、食疟，并皆治之。

常山制同前 草果煨 槟榔 青皮 厚朴 陈皮 甘草

等分，用酒、水各一钟煎熟，丝棉盖之，露一宿，于当发之早，面东温服。疟正发时，不可服药，若服药，反能助寒助热。此皆温散行痰之品。加甘草者，取其入胃，佐常山以吐痰也。

《玉机微义》曰：上方乃温脾燥烈之药，盖作脾寒治也。用之亦效者，值病人阴阳相并，脾气郁结，浊液凝痰，闭塞中脘，因得灿热，亦以暂开，所以气通而疾止。若中气虚弱，内有郁火之人，复用燥热，愈劫愈虚，咎将谁执？

鳖甲饮 治疟久不愈，腹中结块，名曰疟母。疟久不愈为痎疟，注见前。

鳖甲醋炙 白术土炒 黄芪 川芎 白芍酒炒 槟榔 草果面煨 厚朴 陈皮 甘草

等分，姜三片，枣一枚，乌梅少许，煎。

久疟必由脾虚，白术补脾气，黄芪补肺气，使气足运脾，方能磨积也。川芎补肝而行血中气滞，白芍助脾而散肝经火邪，二药并和厥阴营气，营血调则阴阳和。槟榔下气而攻积，草果暖胃而祛寒，厚朴破血而散满，陈皮理气而消痰，甘草和中而补土。鳖甲咸平属阴，色青入肝，专能益阴补虚、消热散结，故为疟疾之君药也。

木香槟榔丸痢门　治食疟。

五积散表里门　治寒疟，恶热无汗。

桂枝白虎汤伤寒门　治温疟，但热无寒，骨节疼痛，时呕。

茵陈丸时行门　治黄病疟疾。

六一散　治热疟但热不寒。

五苓散　治痰饮湿疟。合小柴胡汤，名柴苓汤，治疟疾热多寒少。

保和丸　治食疟下痢。

桃仁承气汤攻里门　治疟疾实热夜发，热入血分则夜发。

稀涎散中风门　加藜芦、常山、甘草，名常山散，吐痰疟。

经验方

常山　槟榔　菖蒲各一钱

酒煎，露一宿，空心服，忌大晕三十日。

经验方　统治诸疟，并瘴疟，广内尤效。

柴胡五钱　黄芩二钱五分　陈皮八分　半夏一钱五分　茯苓一钱
猪苓　泽泻各一钱　白术一钱　藿香七分　甘草七分

加姜三片。口渴加石膏、花粉各一钱，恶寒加桂五分，恶热加黄连、干葛各一钱。轻者一二服，重者三五服，必效。

张知阁病疟，热时如火，年余骨立，医用茸、附诸药，病益甚。孙琳用小柴胡汤，三服脱然。琳曰：此名劳疟，热从髓出，加以刚剂，气血愈亏。热在皮肤、在脏腑、在骨髓者，非柴胡不可，若得银柴胡，只需一服，南方者力减，故三服乃效也。

一人久疟，用阿魏、朱砂各一两，研匀，米糊丸，皂子大，每早空心人参汤化服一丸即愈。

肥气丸积聚癥瘕门　治肝积在左胁下，有头足，令人发咳，痎疟不已。

《本草备要》主治注释

常山专治诸疟。士材曰：常山发吐，惟生用多用为然，与甘草同用亦必吐。若酒浸炒透，但用钱许，每见奇功，未见其或吐也。世人泥于老人久病忌服之说，使良药见疑，沉疴难起，抑何愚也 鳖甲治温疟、疟母。疟必由于暑邪，类多阴虚之人，邪入阴分，出并于阳则热，入并于阴则寒。元气虚羸，邪陷中焦则结为疟母。鳖甲能益阴除热而散结，故为治疟之要药 猪苓治痎疟。疟多由暑，暑必兼湿。经曰：夏伤于暑，秋为痎疟 葳蕤治寒热痁疟 牛膝治久疟 白薇治温疟，寒热酸痛。寒热作，则营气不能内营，故酸痛 半夏治痰疟 何首乌治恶疟，疟家要药 草蔻治瘴疠寒疟。佐常山能截疟，或与知母同用，取其一阴一阳，治寒热瘴疟 草果治太阴独胜之寒，知母治阳明独胜之火 青皮治久疟。入肝散邪，入脾除痰，疟家必用之品，故清脾饮以之为君。治久疟用醋炒 干葛治温疟 麻黄、胡黄连、大黄、淡豆豉、虎头骨、牡蛎以上并治温疟 知母治久疟 白头翁治温疟寒热 芫花治瘴疟 茵陈、槟榔、大腹皮、乌梅、良姜并治瘴疟 青蒿治久疟 射干治疟母，同鳖甲煎之，取其降厥阴相火也 附子治寒疟 龟板治痎疟，或经数年，中结痞块，名曰疟母 白豆蔻治脾虚疟疾 雄黄治暑疟 杜牛膝捣汁入好酒服之，取吐痰疟 白矾、皂矾均治疟，取其燥湿化痰 僵蚕治痰疟 阿魏治诸疟，疟多由积滞而起 海螵蛸治疟疾 麝香治瘴疟 龙骨治疟 穿山甲治风疟要药 百草霜、鸡肶皮治小儿食疟 五灵脂治疟 夜明砂治疟魃。魃，音奇，小儿鬼

附：《本草经疏》治疟约略

疟必由于中气虚，破气则伤中气，邪不得解，甚则中满不思食、

作泄、恶寒、口干，惟伤食宜消。误下则邪陷于内，变为滞下。治疟，凡属破气下泄药，切戒勿施，宜清暑益气、健脾开胃，兼消痰，先清暑，热多者，宜白虎汤加减。

硬石膏自一两至四两，知母自四钱至二两四钱，竹叶自一片至四百片，麦门冬自八钱至三两二钱，粳米自一小撮至二大撮。病人素虚或作劳者，加人参自三钱至一两，有痰加橘红三钱，竹沥一杯，大渴者加栝楼根三钱至六钱，不渴者用清暑益气汤，兼饮食停滞者加枳实、青皮、草果。一二剂，食消即止，勿多服，多服则损中气。其药俱宜黄昏煎，以井水澄冷，露一宿，五更温服。盖疟乃暑邪为病，暑得露则散。

疟病多挟痰，以故热痰须用贝母为君，自三钱至八钱，竹沥、竹茹、花粉、橘红、白茯苓称是以佐之，甚者可加霞天膏。如寒多不渴者，用半夏、白术、橘皮为君，多入生姜皮。疟病多挟风，必用何首乌为君，白术、橘皮为臣，葛根、姜皮、羌活以佐之。头不痛，除羌活。

暑邪盛，解散不早，陷入于里，则变为滞下，急投芩、连、芍药、滑石、红曲、甘草，佐以葛根、升麻、柴胡，以表里分消之。脾胃薄弱者，加人参、扁豆、莲肉，大剂与之，以愈为度。滞下若愈，疟亦随止，即不止，其热必轻。

凡劳疟，病人阴不足，或作劳，或房劳，病发于阴，或间日一发，或三日一发，此则为病深，须以鳖甲、牛膝、何首乌为君，橘皮为佐。发于夜而便燥者加当归，脾胃弱者勿加，佐以姜皮，热甚勿入大剂，与之便瘥。凡疟疾，多热久不解者，其人必本阴虚，法当益阴除热，非鳖甲、牛膝不能除也；多寒而久不解者，其人必本阳虚，非人参、白术、黄芪不能除。

暑、热、湿之邪内伏，百药不效者，用独雄丸立愈。病人虚者，以人参、姜皮各两许，浓煎，露一宿，五更温服。有痰者，宜加术、橘皮各四钱。贫人或用白术一两，或用葳蕤一两，同姜皮煎。葳蕤多用，其力可代人参。

足少阴经属肾，其症寒热俱甚，腰痛脊强，口渴，寒从下起，小便短赤，宜先服人参白虎汤，加桂枝以祛暑邪，后用鳖甲四五钱、牛膝两许。热甚者，加知母、麦冬各四五钱；寒甚者，加桂枝钱许，呕则兼加姜皮三四钱；如热甚而呕者，去桂枝、姜皮，加竹茹三钱，人参、橘皮各三、四钱。用牛膝、桂枝者，肝肾同一治故也。

二术柴葛汤 诸疟必用神方。

白术炒焦　苍术炒　柴胡　陈皮各七分　甘草四分

水钟半，姜五片，煎八分服。

一日一发，及午前发者，邪在阳分，加枯芩、茯苓、半夏，热甚口渴加石膏、知母、麦冬。间日或三四日发，或午后及夜发者，邪在阴分，加四物汤、酒炒黄芪、红花，提起阳分，方可截之。脉虚神倦加人参、黄芪，**伤食者**加神曲、麦芽、山楂、黄连，**痰多**加生姜、半夏，**要止截**加槟榔、常山、乌梅。

停食者必恶食，加山楂，伤肉食者加黄连、红曲，伤谷食者加枳实、草果各七分，伤面食者加卜子、杏仁，积消即已。

滞下俗名为痢　附脱肛详论并方　载肠风脱肛后

喻嘉言曰：下痢必先汗解其外，后调其内，首用辛凉以解表，次用苦寒以清里。《机要》云：后重宜下，腹痛宜和，身重宜除湿，脉弦宜去风，风邪内结宜汗，身冷自汗宜温，脓血稠黏宜重剂以竭之。

下痢赤属血分，白属气分。戴氏曰俗谓赤热、白寒者，非也，通作湿热处治，但有新久、虚实之分。下痢后重者，气滞也。气滞于中，必上行而后下降。有病大、小便秘者，用通利药而罔效，重加升麻而反通。讱庵曰：凡物必上行而后下降。经曰：地气上为云，天气下为雨，天地不交则万物不通也。丹溪曰：气升则水自降，里急后重，讱庵详论见后黄芩芍药汤后。

《原病式》曰：或言下痢白为寒者，非也。寒则不能消谷，何由反化为脓也？燥郁为白，属肺金也。泄痢皆兼于湿，湿热甚于肠胃之内，致气液不得宣通，使烦渴不止也。下痢赤白，俗言寒热相兼，其说尤误，寒热异气，岂能俱甚于肠胃而同为痢乎？各随五脏之部而见其色，其本则一，出于热，但分浅深而已。或曰何故服辛热之药亦有愈者？曰：为能开发郁结，使气液宣通，流湿润燥，气和而已。莫若用辛凉苦寒之药，微加辛热佐之，如钱氏香连丸之类是也。

大法治痢，以甘芍和中、止腹痛，热痛加芩、连，寒痛加姜、桂，以木香、槟榔行气除后重，气分加枳壳、滑石宽肠，血分加当归、桃仁和血，以秦艽、皂子祛肠风，黄芩、黄连清热毒，以白术、陈皮调胃，茯苓、泽泻渗湿，枳实、大黄破积。呕吐加石膏、姜汁，气虚加参、术、黄芪，血虚加芎、归、阿胶、黑姜、柏叶。痢已后重不解，去槟榔，换条芩，加升麻提之。

丹溪曰：初下痢腹痛，不可用参、术，然气虚、胃虚者可用。初得之，亦可用大承气、调胃承气下之，看其气病、血病，然后加减用药。尝治叶先生滞下，后甚逼迫，正合承气症，但气口虚，形虽实而面黄白，此必平昔过食伤胃，宁忍二三日辛苦，遂与参、术、陈、芍药十余帖，至三日后，胃气稍完，与承气二帖而安。苟不先补完胃气之伤，而遽行承气，能免后患乎？此后下先补例之变者。

《保命集》曰：厥阴泻痢不止，脉沉迟，手足厥逆，脓血稠黏，此为难治，宜麻黄汤、小续命汤汗之。为有表邪缩于内，当散表邪，则脏腑自安矣。始痢宜下，久痢宜补，然亦有先补而后下者，正此之谓是也。

痢症便脓血，或赤或白，或赤白相杂，或下紫黑血块，或如豆汁，或如鱼冻，或如屋漏水，或下纯黄积，或下纯血，类多里急后重，数登圊而不得便，小便短赤不利，或发热，或口渴，甚则呕恶不思食，此皆暑湿之邪与饮食积滞胶固肠胃而作。必先祛暑、渗湿、安胃为主，伤气分则调气益气，伤血分则和血补血，挟瘀血则行血药。虽因症而设，要皆以补养胃气为急，故其症以噤口痢为最重，胃气一绝则不可治矣。故曰安谷则昌，绝谷则亡。不可轻用大黄、朴硝、巴豆、牵牛，以致洞泄肠胃而毙。亦不可妄投诃子、粟壳收涩等味，致变他症。

宜清热消积，开胃气，升，利小便。

黄连、黄芩、白芍、红曲、山楂、橘红、升麻、葛根、甘草、滑石、莲肉、扁豆、乌梅。如胃弱加人参三、四钱、莲子四十粒、橘红二钱、升麻七分。如腹痛以黄连四钱、白芍三钱、炙甘草一钱五分、黄柏一钱（炒）、升麻七分，煎服。如里急，同上药，加当归二钱。如后重甚，加槟榔一钱五分、枳壳一钱五分、木香汁七匙。如口渴，去木香倍滑石。如小便赤涩短少，或不利，亦倍之。赤多，倍乌梅、山楂、神曲。白多，加吴萸七分。恶心欲呕，即噤口痢，多用人参、莲肉、扁豆、白芍，以绿色升麻七分佐之。久痢不止，加肉蔻一钱、人参三钱、砂仁一钱五分、白茯苓二钱。

复有毒痢一症，或痧毒内陷下脓血，各药不效者，加金银花为君，地榆、丹砂、犀角汁次之。凡产后滞下，积滞虽多，腹痛虽极，但用人参、白芍、当归、红曲、升麻、益母草、炙甘草、滑石末足矣。若恶露未尽，兼用乳香、没药各七分五厘、炒砂仁一钱，久之自愈。血虚，可加阿胶三钱。凡胎前滞下，宜用黄连、黄芩、白芍、炙甘草、橘红、红曲、枳壳、莲肉，略用升麻，未满七月，勿用滑石。

芍药甘草汤加黄芩，名黄芩芍药汤，治热痢腹痛，后重，身热，脓血稠黏，脉洪数。

本方加白术，治脾湿水泻，身重困弱。《保命集》曰：泻痢不止，或暴下者，皆太阴受病，不可离芍药。人不受湿则不痢，故须白术。四时下痢，于白芍、白术内，春加防风，夏加黄芩，秋加厚朴，冬加桂、附。更详外症治之，如身困倦加白术，自汗逆冷气息微加桂、附以温之。如里急后重，脓血稠黏，虽在盛冬，于温药内亦加大黄。切庵曰：里急后重，有因火热者，火燥而性急也；有因气滞者，大肠气壅不得宣通也；有因积滞者，肠胃有物结坠也；有气虚者，中气陷下不能升也；有血虚者，津枯肠燥，虚坐努责是也。当分症论治，脉洪大而实为里实，宜下。若脉浮大，慎不可下。

芍药汤 血痢　治下痢，脓血稠黏，腹痛后重。下痢皆属湿热，赤为伤血，白为伤气。脓血稠黏，气血两伤也；腹痛后重，气血皆滞也。行血则脓血自愈，调气则后重自除。

白芍 一两　归尾　黄芩　黄连 五钱　大黄 三钱　木香　槟榔　甘草 炙，二钱　桂 钱半

每服五钱。利不减，加大黄。下痢由湿热郁积于肠胃不得宣通，故大便重急，小便赤涩，辛以散之，苦以燥之，寒以清之，甘以调之。加肉桂者，假其辛热，以为反佐也。本方除桂、甘草，加枳壳，名导滞汤，一作导气汤，治前症兼渴者，此方今人多用。

苍术地榆汤　治脾经受湿，痢疾下血。

苍术 泔浸，炒，三两　地榆 炒黑，一两

每一两，煎。苍术燥湿强脾，升阳而开郁。地榆清热凉血，酸收能断下，为治血痢肠风之平剂，初起者勿用。本方加白芍、阿胶、卷柏，名芍药地榆汤，治泄痢脓血，乃至脱肛。

香连丸　治下痢赤白，脓血相杂，里急后重。

黄连 二十两，吴茱萸十两，同炒，去茱萸用　木香 四两八钱，不见火

醋糊丸，米饮下。一方等分蜜丸。一方加甘草八两，黄连用蜜水拌，蒸晒九次，入木香为丸。

痢为饮食不节，寒暑所伤，湿热蒸郁而成。黄连苦燥湿，寒胜热，直折心脾之火，故以为君，用吴萸同炒者，取其能利大肠壅气，且以杀大寒之性也。痢乃脾病传于大肠，木香通利三焦，泄肺以平肝，使不克土，气行而滞亦去也。一寒一热，一阴一阳，有相济之妙，经所谓热因寒用，寒因热用也。痢初起忌用，为黄连厚肠胃、涩肠也。

白头翁汤　治伤寒热痢下重，欲饮水者。此伤寒转痢之症也，仲景见于厥阴篇。欲饮水与渴不同、渴，但津干，欲饮水，是阴分为火所灼，欲得凉以解之也，不可过与。利与痢不同、利者，泻也。阳热之利与阴寒不同，阴利宜理中、四逆温脏；阳利粪色必焦黄，热臭出作声，脐下必热，得凉药则止。《原病式》曰：泻白为寒，赤、黄、红、黑皆为热也。

白头翁二两　秦皮　黄连　黄柏三两

成无己曰：肾欲坚，急食苦以坚之。利则下焦虚，故以纯苦之剂坚之。徐忠可曰：此主热利下重，乃热伤气，气下陷而重也。陷下则伤阴，阴伤则血热，虽后重而不用调气之药，病不在气耳。周杨俊曰：邪传厥阴、少阳，其表也。脏腑相连，于法禁下，故但谋去其湿，湿除而利自止矣。

真人养脏汤　治泻痢日久，赤白已尽，虚寒脱肛。肛门为大肠之使，大肠受热受寒，皆致脱肛。大肠者，传导之官；肾者，强作之官。酒色过度，则肾虚而泄，母气肺因以虚，大肠气无所主，故脱肛。小儿血气未壮，老人血气已衰，皆易脱肛。**亦治下痢赤白，腹脐疼痛，日夜无度。**

罂粟壳去蒂，蜜炙，三两六钱　诃子面裹煨，一两二钱　肉豆蔻制同上，五钱　木香二两四钱　肉桂八钱　人参　白术炒　当归六钱　白芍炒，一两六钱　生甘草一两八钱

每服四钱。脏寒甚，加附子。一方无当归。

此虚寒脱肛之剂，宜大补元气，或加芎、归调血，及升、柴以升提之。又有气热、血热而肛反挺出者，宜用芩、连、槐、柏，或四物加升麻、柴胡、秦艽、防风之类。

附：丹溪脱肛方

人参　黄芪　当归　升麻　川芎　此治气血两虚而脱肛者。

人参败毒散感冒门　海藏：毒痢加陈苍米，名仓廪散，治噤口痢。

黄芩汤伤寒和解门　治下痢。《机要》用之治热痢腹痛，更名黄芩芍药汤。洁古因之加木香、槟榔、大黄、黄连、归尾、官桂，更名芍药汤，治下痢。仲景此方，遂为万世治痢之祖矣。

黄芩汤，仲景治太阳、少阳合病自下利者。原注云：仲景之书，一字不苟，此症单言下利，故此方亦单治下利，《机要》洁古遂宗之，为治痢之祖云。

黄芩汤　治干呕下痢。

黄芩　人参　干姜各三两　桂枝一两　半夏半斤　大枣十二枚

木香槟榔丸　治胸腹积滞，泄泻下痢，里急后重。

木香　槟榔　青皮醋炒　橘红　枳壳炒　黄柏酒炒　黄连茱萸汤炒　三棱醋炒　莪术醋煮，五钱　大黄酒浸，一两　香附　黑牵牛二两　芒硝

水丸，量人虚实服。一方加当归。张子和《儒门事亲》无三棱、枳壳，止十味。《绀珠》无三棱、橘红，名木香导气丸。

黄连阿胶丸　治冷热不调，下利赤白，里急后重，脐腹瘀痛，口燥烦渴，小便不利。湿热郁于肠胃，故腹痛，口渴而便秘。

黄连三两　茯苓二两　阿胶炒，一两

为末，水熬阿胶为丸，空心米汤下。

《延年》除茯苓，加干姜、当归，名驻车丸，治同。黄连泻

火燥湿、开郁消瘀，以平其痛热；阿胶补阴益血、润燥利肠，以和其里急；茯苓能使肺气下降，通于膀胱，清热利水，止渴除烦，为清热之平剂。黄连退热，茯苓除湿。

姜茶饮苏东坡　治赤白痢。

姜　茶各三钱

浓煎服。或微炒煎。此方屡验，勿以平浅而忽之也。本方除生姜，加白梅，**名梅蜜饮，治热痢**。除茶，加木香、白蔻，**治冷痢**。蜜善治痢。

槐花散　治血痢腹不痛，不里急后重。

槐花炒　荆芥炒　青皮

等分为末，每服三钱，米饮下。

六一散加红曲五钱，**名清六丸，治赤痢**。红曲能调六腑之血。加干姜五钱，**名温六丸，治白痢**。干姜能收湿热之气。

羌活胜湿汤湿热门　除川芎，加苍术、升麻、麦芽、神曲、猪苓、泽泻，**名升麻除湿汤，治脾虚泻痢**。

左金丸　治肝火燥盛，噤口痢，汤药入口即吐。

黄连六两，姜汁炒　吴茱萸一两，盐水泡

水丸。本方加糯米一撮，浓煎，但得三匙下咽，即不复吐矣。本方加白芍，等分为丸，**名戊己丸，治热痢热泻**。热泻者，粪黄肛涩也。戊为胃土，已为脾土，加白芍伐肝泻木，使不克土也。

保和丸　治食疟下痢。

人参樗皮散　治久痢脓血不止。久痢不止，气虚也。

人参　樗根白皮东引者，去粗①皮，醋炙

等分为末。米饮或酒调下。初起勿用。

---

① 粗：原置于"白皮"之后，据《医方集解·收敛之剂》乙正。

九味羌活汤　治毒痢。

茵陈丸疟门　治赤白痢。

感应丸泄泻门　治寒积泻痢。

胃风汤脾胃门　治血痢而挟湿者，实可倚仗。

胶艾汤　四物加阿胶、艾叶、甘草，治男妇血虚下痢。

桃仁承气汤　治痢疾蓄血急痛。

乌梅丸虫门　治久痢。

参苓白术散　加石菖蒲，米饮下，治噤口痢。切庵曰：噤口虽属脾虚，亦热闭胸膈所致，用木香失之温，山药失之闭，惟服此散，胸次一开，自然思食。

平胃散一两，加川续断二钱五分，每服二钱，止血痢。

噤口痢要方　人参同黄连，煎汤呷之，但得下咽便好，黄连治痢要药。时珍曰：治痢用香连丸。水火散用黄连、干姜，姜黄散用黄连、生姜。

案：梁庄公血痢，用乌梅、胡黄连、灶心土等分为末，茶调服而愈。曾鲁公血痢百余日，国医不能疗。应之用盐梅肉一枚，研烂，合腊茶入醋服，一啜而安。

丹溪曰：一人面白，脉弦数，独胃脉沉滑。因饮白酒作痢，下淡水脓血，腹痛后重，小便不利。参、术为君，滑石、甘草、槟榔、木香为佐，下保和丸三十粒，次日前症尽减，独小便未利，与六一散而安。此消补兼施者。

寇宗奭云：一妇年四十六七，耽饮无度，多食鱼蟹，畜毒在脏，日夜二三十泻，大便与脓血杂下，大肠连肛门痛不堪忍，用止血痢药不效，又以肠风药则益甚，盖肠风则有血无脓。如此半年，气血渐弱，食减肌瘦，服热药则腹愈痛，血愈下，服冷药则注泻。食减服温平药，则若不知如此，期年垂命待尽。或教服人参散，一服知，二服减，三服脓血皆定，遂常服之而愈。其方治大肠风虚，饮酒过度，挟热下痢脓血，痛甚，多日不瘥，用樗根白皮一两，人参一两，为末，米饮调服。忌油腻、湿面、青菜、果子、甜物、鸡、猪、鱼、羊、蒜、薤等物。

《本草备要》主治注释

木香治后重、瘅闭，同槟榔治痢疾。行血则脓血自愈，调气则后重自除，此治痢之要旨　枳实除后重　白头翁东垣曰：骨欲坚，急食苦以坚之。痢则下焦虚，故以纯苦之剂坚之。仲景治热痢，有白头翁汤，加连、柏、秦皮　蘦子治泄痢下重。下者气滞也，四逆散加此以散滞　赤石脂治大小肠下后虚脱。讱庵曰：非涩剂无以固之。其他涩药轻浮，不能达下，惟赤石脂体重而涩，直入下焦阴分，故为久痢、泄澼要药。仲景桃花汤用之，加干姜、粳米　白芍、牛膝泻痢不可缺　艾叶治冷痢　附子、干姜、使君子、良姜、地浆水治泄痢，冷热赤白，以新汲水沃黄土搅浊，澄清用　雄黄治澼痢　石硫黄治冷澼　大蒜同黄丹治痢　桔梗丹溪曰：痢疾腹痛，乃肺经之气郁在大肠，宜桔梗以开之　胡椒、芜荑以上并治冷痢。芜荑得诃子、豆蔻良，初起勿用　鸡苏治血痢　薄荷治血痢。血病在凝滞，辛能散，凉能清　葱、五灵脂、羚羊角、扁柏、栀子并治血痢　棕烧黑能止久血痢，与发灰同用更良　荆芥、苦参、干葛俱止血痢　木贼治赤痢　牡蛎、大青草治热痢　大黄治下痢赤白　泽泻、车前子治暑湿泻痢　知母治下痢　黄芩得白芍治下痢　胡黄连治泻痢　萝卜生捣汁，治噤口痢。夏月食其菜数斤，秋不患痢。冬月以莱摊屋瓦上，任霜雪打，至春收之，煎汤饮，治痢　卜子调下痢后重　槟榔同上　砂仁治赤白痢　荜茇治气痢，牛乳煎服　玄明粉治痢。讱庵曰：泻痢不止，用大黄、玄明粉以推荡之，而泻痢反止，盖宿垢不净，疾终不除，经所谓通因通用是也　山豆根治下痢　木鳖子、赤小豆治泻痢　淡豆豉治血痢。又曰：得薤则治痢　绿豆、苡仁并

治泻痢　神曲同上　红曲治赤白痢　五谷虫治毒痢，作吐　淮药、滑石、白矾、皂矾、石灰、百草霜、鸡肫皮并止痢　禹余粮治下痢　厚朴、乌药并治泻痢，腹痛后重　青蒿治久痢　龙骨、海螵蛸、五倍子、罂粟壳、金樱子去核　代赭石、龟板并治久痢　槐花治赤白痢　黄蜡疗下痢　蜡匮丸、巴豆丸止久痢、冷痢。论载泄泻门　椿樗皮治久痢。若滞气未尽，勿遽用。勉强固涩，必变他症　石莲子专治噤口痢　沉香治噤口痢　乌骨鸡治噤口痢。煮汁饮，益胃气　阿胶治痢。伤暑、伏热成痢者，必用之　芒硝治疫痢　地榆止久痢

小　便

李东垣曰：气口大于人迎四倍，名曰关，关则不得小便；人迎大于气口四倍，名曰格，格则吐逆。关者，甚热之气；格者，甚寒之气。是关无出之由，格无入之理也。小便者，足太阳膀胱所主，生于肺金，肺中伏热，不能生水，是绝小便之源也。渴而小便不通者，肺气不得降是也。故用清燥金之正化，气薄淡渗之药，泻火而清肺，滋水之化源也。若热在下焦而不渴，是绝其流而溺不泄也，须用气味俱厚，阴中之阴之药治之。肺为水之上源，脾气散精，上归于肺，始能通调水道，下输膀胱。肾为水脏，而主二便，三经有热，则小便数，甚至不能少忍，火性急速故也。若欲便清，先分肝火。凡小便频数，便时痛不可忍者，此疾必先大腑秘热不通，水液只就小肠，大腑愈加干竭，甚则身热心躁，如此重症也。此疾本因贪酒色，或以过食辛热荤腻之物，积有热毒、腐物、瘀血，乘虚流入小肠，故便时作痛也。此便数而痛，与淋症涩而痛者不同。宜用萆薢一两，盐水炒，为末，每服二三钱，使水道转入大肠，仍以葱汤频洗谷道，令气得通，便数而病自减也。

丹溪曰：小便不通，属气虚、血虚、实热、痰闭，皆宜吐之，以

升其气，气升则水自降。气虚用参、术、升麻等，先服后吐，或就参、芪药中调理吐之；血虚用四物汤，先服后吐，或就芎归汤探吐之；痰多，二陈汤，先服后吐，或加香附、木通；实热当利之，或八正散，盖大便动则小便自通矣。或曰：以吐法通小便，其理安在？曰：取其气化而已。经谓三焦者，决渎之官，水道出焉；膀胱者，州都之官，津液藏焉，气化则能出矣。三焦之气，一有不化，则不得如决渎而出矣，岂独下焦膀胱气塞而已哉。又曰：譬如滴水之器，上窍若闭，则下窍无自以通，必上窍开而下窍始出也。

小便不通，闷若欲死者，急以甘遂五钱，为细末，用凉水调如膏，敷脐下丹田穴，再以甘草节五钱，煎汤，垂服，汗至脐下即通，此急救之良诀也。

热在上焦气分，便秘，宜用淡渗之药，泻火清金，滋水之化源；热在下焦血分，便闭而不渴，乃真水不足，膀胱枯涸，无阴则阳无以化，宜用黄柏、知母大苦寒之药，滋肾与膀胱之阴而阳自化，小便自通。

丹溪曰：小便不通，有热，有湿，有气结于下，宜清，宜燥，宜升。又有隔二隔三之治。如肺不燥，但膀胱热，宜泻膀胱，此正治；如因肺热不能生水则清肺，此隔二之治；如因脾湿不运而精不上升，故肺不能生水，则燥胃健脾，此隔三之治。泻膀胱，知、柏之类；清肺，车前、茯苓之类；燥脾，二术之类。有病小便闭者，众不能瘥，张子和易以急流之水煎前药，一饮而溲。转胞之症，胞系转戾，屈曲不舒，水道乃闭，小腹急痛，亦不易治。强忍小便乃致，于是孕妇有此，当举其胎。蛊胀门。加味肾气丸后有利小便精论。

甘泽饮　治上焦肺热，小便秘涩。

甘草　泽泻　茯苓　通草　车前子　瞿麦　木通　萹蓄栀子　琥珀

五苓散表里门　治口渴，小便不利。本方去桂，名四苓散。

无恶寒症不可用桂，五苓为渴而小便不利者，若不渴则茯苓甘草汤足矣，若但渴则四苓足矣。本方加辰砂，名辰砂五苓散，并治小便不利。本方合益元散，加琥珀，名茯苓琥珀汤，治便数而欠，频而短少。

三黄丸头项门　治下焦邪热，口不渴而小便秘。

滋肾丸一名通关丸　治三焦积热，胸膈烦躁，小便赤涩。

黄柏　知母各一两，酒洗　桂一钱，研为引。

每服百丸。

木香槟榔丸痢门　治二便不通。

猪苓汤表里门　治口渴溺赤。

八正散湿热便秘　治湿热下注，咽干口渴，小腹急满，小便不通。或因热为肿，湿热下注。小便急满，则小便当行矣，而卒不行者，乃热闭之也。

车前子炒，研细　木通　瞿麦　萹蓄　滑石　甘草梢　栀子炒黑　大黄

加灯草，煎。一方加木香取其辛能利气，温能化气也。

此手足太阳、手少阳药也。木通、灯草清肺热而降心火，肺为气化之源，心为小肠之合也。车前清肝热而通膀胱，肝脉络于阴器，膀胱津液之腑也；瞿麦、萹蓄降火通淋，此皆利湿而兼泻热者也；滑石利窍散结，栀子、大黄苦寒下行，此皆泻热而兼利湿者也；甘草用梢者，取其径达茎中，甘能缓痛也。虽治下焦而不专于治下，必三焦通利，水始下行也。

膀胱藏水，三焦出水，故治小便不利。刺灸法，但取三焦穴，不治膀胱。

萆薢分清饮见淋门　治小便频数。肾气虚则不能管束，故小便数。

六味地黄丸 加杜仲（姜炒）、牛膝（酒洗）各二两，去泽泻，加益智仁三两（盐炒），治小便频数。益智辛热，涩精固气。

凉膈散 见口门 治心火上盛，中焦燥实，小便秘。

补中益气汤 治中气不足，以致小便不利。经所谓气化则能出是也。

桑螵蛸散 治小便数而欠。数，频数也；欠，便短也。溺虽出于膀胱，然泌别者小肠也，小肠虚则便数，小肠热则便短。能安神魂，补心气，疗健忘。

人参　茯苓一用茯神　志肉　石菖蒲盐炒　桑螵蛸盐水炒　龙骨煅　龟板酥炙一方用鳖甲醋炙，当归。等分为末。临卧服二钱，人参汤下。

肾着汤 见湿门 治膀胱热痛，涩于小便，上为清涕。风寒湿邪克于胸中，气不能化故水道不通。足太阳经上额络脑，太阳经气不得下行，上入脑而流于鼻，则为清涕。

案： 东垣曰：王善夫病小便不通，渐成中满，腹坚如石，腿裂出水，夜不得眠，饮食不下。治满，利小便药遍服不效，请余诊治。归而至旦不寐，因记《素问》云：无阳则阴无以生，无阴则阳无以化。又曰：膀胱者，州都之官，津液藏焉，气化则能出矣。此病癃闭，是无阴则阳无以化也。此因膏粱积热损伤肾水，火又逆上而为呕哕，内关外格之症，悉具死在旦夕矣，遂以北方大苦之剂，与滋肾丸，每服百粒。少时，前阴如刀刺火烧，溺如瀑泉，肿胀遂消。此症一在上焦气分而渴，一在下焦血分而不渴。若膀胱虚，阴无以化，又当用八味肾气丸。

一人素多酒色，二便不通，下极胀痛，用利药不效，是湿热之气壅塞精道，病在二阴之间，故前阻小便，后阻大便，病不在大肠、膀胱也，用楝子、茴香、穿山甲，倍用牵牛，煎服愈。

《本草备要》主治注释

芦根治小便数。中空能入心、肺，清上焦热，热清则肺之气化行，而小便复其常道而不数　萆薢治小便频而痛　桑螵蛸缩小便。能通故能缩，肾与膀胱相表里，肾得所养，气化则能出故能通，肾气即固则水道安常，故又能止也　茯苓小便结者能通，多者能止，热除则便自止　山萸缩小便　金樱治便数　缩泉丸、乌药同益智仁，等分为丸，治虚便数者，取其通阳明、少阴也　花椒治溲数　芡实治小便不禁　石斛治囊涩余沥　杜仲治小便余沥　菟丝子同上　续断缩小便　韭子治溺频　固纸缩小便　天冬、麦冬、白芍、牵牛、灯心、通草、木通、白茅根、浮萍、泽泻、车前草子、黄柏、知母、萹蓄、地肤子、香薷并利小便，并赤涩　使君子治便浊　萆薢能去浊分清　石膏治小便赤浊　滑石同上　萝卜、桑白皮、猪苓、苦楝子、梨、瞿麦、防己二阴不通者，非此不可。因湿热流入十二经之所致　蛤粉丹溪曰：利小便　郁李仁治癃闭　秦艽牛乳点服，利二便　发利二便　赤小豆利小便　石燕磨汁饮之，利小便　狗脊治失溺不禁　牛膝治失溺　紫菀小便及溺血者服，一两立效　车前草根叶捣汁饮，治尿血　茜根治尿血　楮树皮利小便　加味肾气丸肿满、蛊胀门，治小便不利。方后讱庵君附子，论甚精晰，可参看

大便秘结

李东垣曰：肾开窍于二阴。经曰：大便难者，取足少阴。夫肾主五液，津液足则大便如常。若饥饱劳役，损伤胃气，及食辛热味厚之物而助火邪，火伏血中，耗散真阴，津液亏少，故大便燥结。少阴不得大便，以辛润之；太阴不得大便，以苦泄之。阳结者散之，阴结者温之。伤食者，以苦泄之；血燥者，以桃仁、酒制大黄通之；风燥

者，以麻仁加大黄利之；气滞者，以郁李仁、枳实、皂角仁润之。不可概用牵牛、巴豆之类下之，损其津液，燥结愈甚，遂成不救。

经曰：脾气散精，上归于肺，通调水道，下输膀胱。脾虚则土弱不能生金，肺无所资，遂不能生水，故外则皮毛枯槁，内则二便闭结。宜滋肺和脾，壮水养血。又曰：肺为生水之源，火旺克金，则肺病而津液枯，故二便难，则以滋阴降火为先。

大肠为传道之官，变化出焉。秘结不通，由于风燥、热燥、阳结、阴结、气结、气虚、津竭、血竭。阳结宜散，阴结宜热，补泻滋润，治各不同。

风结即风秘，由风搏肺脏，传于大肠，或素有风病者，亦多秘。气秘由气秘不升降，血秘由亡血血虚、津液不足，热秘由大肠热结，冷秘由冷气横于肠胃，凝阴固结，津液不通，非燥粪也。仲景曰：脉浮而数，能食不大便者，此为实，名曰阳结；脉沉而迟，不能食，身体重，大便反硬，名曰阴结。东垣曰：实秘、热秘即阳结也，宜散之；虚秘、冷秘即阴结也，宜温之。

丹溪曰：古方通大便皆用降气品剂，盖肺气不降，则难传送，用枳壳、沉香、诃子、杏仁等是也。又老人、虚人、风人津液少而秘者，宜滑之，用胡麻、麻仁、阿胶等是也。如妄以峻药逐之，则津液走，气血耗，虽暂通而即秘矣，必变生他症。《纲目》曰：大便秘涩，不知其气不降也，便以为实而行大黄，如此害人甚速。

风秘者，风生燥也；气秘者，气滞也，故大便不通。燥则血涩，津液不行，或遍身虚痒。

润肠丸　治肠胃有伏火，大便秘涩，全不思食，风结血结。

大黄酒浸　归尾　羌活五钱　桃仁研　大麻仁去壳，一两

蜜丸。一方有防风。风湿加秦艽、皂角子烧存性。本方加防风、皂角仁，蜜丸，名活血润燥丸，治同。皂角得湿则滑，湿滑则燥结自除。本方去羌活，加升麻，加红花、生熟地，**名润燥汤**，

治同。加升麻者，能升始能降也。

通幽汤 治幽门不通，上冲吸门，噎塞不开，气不得下，大便艰难，名曰下脘不通，治在幽门。下脘即幽门，胃之下口也。人身上下有七门，皆下冲上也。幽门上冲吸门，吸门即会厌气喉，上掩饮食者也。冲其吸入之气，不得下归肝肾，为阴火相拒，故膈噎不通。浊阴不得下降，而大便干燥不行，胃之湿与阴火俱在其中，则腹胀作矣。治在幽门，使幽门通利，泄其阴火，润其燥血，生其新血，则幽门通，吸门亦不受邪，膈噎得开，胀满俱去矣，是浊阴得下归地也。

归身　升麻　桃仁研　红花　甘草炙，一钱　生地　熟地五分　或加槟榔末五分。本方加大黄、麻仁，名当归润肠汤，治同。

诸药滋阴养血、润燥破涩明矣。加升麻者，天地之道，能升而后能降，清阳不升则浊阴不降。经所谓地气上为云，天气下为雨也。

麻仁苏子粥 治虚人、老人风秘。

大麻仁　苏子研

等分，洗净合研，再用水研，取汁煮粥啜。

滑肠润燥，利便除风，和血下气，行而不峻，缓而能通，故老人、产妇气血不足者，所宜用也。

升阳除湿防风汤 治大便秘塞，或里急后重，数至圊而不能便，或有败脓，或血，慎勿利之，利则必至重病，反郁结而不通矣。以此汤升举其阳，则阴自降矣。

苍术泔浸，四钱　防风二钱　茯苓　白术　白芍一钱

麻黄白术汤东垣　治大便不通，小便赤涩。方内未尝有通大便之药，盖清阳升，则浊阴自降矣。

青皮　陈皮　黄连酒炒　黄柏同上　甘草炙　升麻二分　柴胡　桂枝　人参　黄芪　苍术泔浸　白术土炒　厚朴　猪苓三分　泽泻　吴萸四分　白豆蔻　炒曲五分　麻黄不去节，六分　杏仁四

粒，研

苏子降气汤吐血门　治大便不利。火炎津枯，有升无降，故大便不利。又有气痛便秘，用通剂而愈。不通或暂通复秘，因而下血者，亦当顺气，气顺则自通，当求温暖之剂。

木香顺气汤胸胁门　治阴阳壅滞，气不宣通，胸膈痞闷，腹胁胀满，大便不通。大便不通者，清阳不升，浊阴不降也。

天王补心丹　治大便燥而闭，或时溏者。由心火不能生脾土也。

半硫丸　治老人虚秘冷秘。

半夏　硫黄

等分，生姜汁糊丸。

木香槟榔丸痢门　治大便不通。

元戎四物汤　四物加桃仁、红花，治脏结便秘。

三黄丸头项门　治三焦积热，心膈烦躁，大便秘结。

当归龙荟丸伤寒变现门　治肠胃燥涩。

凉膈散见口门　治心火上盛，中焦燥实，大便秘。

润燥通秘方

郁李仁　拌面作饼，微炙使黄，勿令太熟，空腹食之。当得快利，未利再进，以利为度。如不止，以醋饭止之。忌食牛肉，神验。但须斟酌虚实，勿得浪施也。

蜜煎　治便秘。煎蜜成胶，乘热纳谷道中，可通大肠闭结。

搜风顺气丸中风门　治风秘、气秘，便溺阻隔。

滋燥养荣汤见身体门　治火烁肺金，血虚外燥，皮肤皱揭。及血虚风燥，老人、虚人便秘，或大便风秘。

案：李时珍曰：一妇年八十四，忽腹痛头痛、恶心不食。医皆议补脾治风、清利头目。服药虽愈，全不进食，其家忧惶。子辨前药皆误，此是老人风秘，脏腑壅滞，聚于胸中则腹胀恶心，不思饮食，上至于巅，则头痛不清也。令作麻仁粥，两啜而气泄下结，粪如椒者十余枚，渐得通利，不药而愈。

一妇肠结，年几六十，服养血润燥药则泥膈，服硝、黄药则若罔。知如此三十余年，其人体肥膏粱①而多郁，日吐酸痰乃宽，此乃三焦气滞，有升无降，津液皆化为痰，不能下滋肠胃，非血燥也。润药多滞，硝、黄入血而不能入气，故无效。用牵牛为末，皂角膏丸，才服便通。

一人素多酒色，病二便不通，胀痛呻吟七昼夜，用通利药不效。予思此乃湿热之邪在精道、壅隧路，病在二阴之间，故前阻小便，后阻大便，病不在大肠膀胱也。用楝、实、茴香、穿山甲诸药，倍牵牛，三服而平。

《本草备要》主治注释

东垣曰：桃仁、杏仁俱治大便闭，当分气血。昼便难属阳气虚，夜便艰难为阴血虚。虚人便闭，不可过泄。脉浮属气，用杏仁、陈皮；脉沉属血，用桃仁、陈皮。

黄芪同陈皮、白蜜能通虚人肠闭，补脾肺之功也 元参、天冬、半夏、益母草俱通二便 红花、紫草血热则毒闭，得此凉之则血行而毒出 凌霄花、威灵仙治大、小肠秘 秦艽、干葛、知母、牵牛、木通、冬葵子、葱、卜、榆白皮俱利二便 细辛治便涩 葶苈利便 防己湿热流入十二经致二阴不通者，非此不可 木鳖子利大肠 大麻仁滑肠 石硫黄性虽热，疏利大肠，又治老人虚秘 盐通二便 枸杞利大便 地骨皮利二便 锁阳、肉苁蓉润大肠燥结 杏仁通大肠气秘 桃仁通血闭 瓜蒌子利便

---

① 粱：通"梁"。清·朱骏声《说文通训定声·壮部》："粱，假借为梁。"《素问·通评虚实论》："肥贵人则高梁之疾也。"王冰注："梁，梁字也。"

泄泻　肠鸣　脱肛　脓血

《机要》论泄泻，有属风、属湿、属寒、属火，此因于外感者也。《三因》言七情感动，脏气不平，亦致溏泻，此因于内伤者也。外则当调六气，内则当调五脏。又有因饮食而泄者，法当消导；因风飧泄者，当解散；因痰积上焦，致大肠不固而泄者，当除痰；有脾胃气虚而泄者，当补中益气，使胃气升腾而泄自止。

凡水泻，湿也；腹痛肠鸣而泻，火也；痛甚而泻，泻而痛减者，食也；完谷不化，气虚也。在伤寒，下利则为邪，热不杀谷也。久泻名脾泻，肾虚而命火衰也。脾虚湿泄，宜白术丸。治泻丸散优于汤剂。

清气在下则生飧泄。葛根能升阳明清气，故为治脾胃虚弱泄泻之圣药。肾虚泄泻，肾虚则命门火衰，不能熏蒸脾胃，脾胃虚寒，迟于运化，致饮食减少，腹胀肠鸣，呕涎泄泻。如鼎釜之下无火，物终不熟，故补命门相火即所以补脾。

肾泄者，五更时泄也。经曰：肾者，胃之关也。前阴利水，后阴利谷。肾属水，水旺于子。肾之阳虚，不能键闭，故将交阳分则泻也。脾泻者，脾之清阳下陷，不能运化，阑门元气不足，不能分别水谷，不痛而泻也。阑门在大小肠之交，主分水谷，两症皆由肾命火衰，不能上生脾土故也。刘河间曰：泻而水谷变色者为热，不变色而澄澈清冷者为寒。若肛门燥涩，小便赤黄，水谷虽不变，犹热也。

痛泻辨。讱庵曰：脾虚故泻，肝实则痛，此与伤食不同。伤食腹痛，得泻则减。今泻而痛不止，故责之土败木贼也。水泻腹不痛者，湿也；痛甚而泻，泻而痛减者，食积也；泻水腹痛肠鸣，痛一阵，泻一阵，火也；或泻或不泻，或多或少者，痰也；完谷不化者，气虚也。湿在脏腑则濡泄，小便反涩，腹或胀满。

诃子散　治虚寒泄泻，米谷不化，肠鸣腹痛，脱肛及作脓

血，日夜无度。_{泄泻为气脱，脱肛为形脱。}

御米壳_{去蒂，蜜炒，五分}　诃子_{煨，去核，七分}　干姜_{炮，六分}橘红_{五分}

空心服。

河间诃子散

诃子_{一两，半生半煨}　木香_{五钱}　甘草_{二钱}　黄连_{二钱}

为末，每服二钱，用白术白芍汤调下。治泻久腹痛渐已，泻下渐少，以此止之。如不止，加厚朴一两，竭其余邪。木香、黄连，香连丸也，行气清火，止痢厚肠。甘草、白芍，甘芍汤也，甘缓酸收，和中止痛。加诃子涩以收脱，加白术补以强脾。厚朴除湿散满、平胃调中，故更借以去余邪也。

升阳除湿防风汤　治胃虚泄泻，肠鸣。

苍术_{泔浸，四钱}　防风_{二钱}　茯苓　白术　白芍_{一钱}　益智仁半夏_{各五分}

姜枣煎。

四神丸　治肾泻脾泻。_{注见前。}

补骨脂_{四两，酒浸一宿，炒}　五味子_{三两，炒}　肉豆蔻_{二两，面裹煨}　吴茱萸_{一两，盐汤炮}

用大枣百枚、生姜八两切片同煮，枣烂去姜，取枣肉捣丸。每服二钱，临卧盐汤下。若平旦服之，至夜药力已尽，不能敌一夜之阴寒故也。

补骨脂辛苦大温，能补相火以通君火，火旺乃能生土，故以为君。肉蔻辛温能行气消食、暖胃固肠。五味咸能补肾，酸能涩精。吴萸辛热除湿燥脾，能入少阴、厥阴气分而补火。生姜暖胃，故大补下焦元阳，使火旺土强则能制水而不妄行矣。本方单用补骨脂、肉豆蔻，名二神丸，治同。火乃土之母，补骨脂补肾，为癸水；肉豆蔻厚肠胃，为戊土。戊癸化火，同为补土母之药。许学士曰：有全不进食者，服补脾药皆不效，予授二神丸，顿能进食。此病不可全作脾治，盖肾气怯弱，真元衰削，是以不能化食，如鼎釜之下无火，物不熟也。**本方单用吴萸、五味，名五味子散，治同。本方除五味子、吴萸，加茴香一两、木香五钱，姜煮，枣丸，亦名四神丸，治同。**茴香亦暖肾之药，木香行气而实大肠，用以疏肝和脾，不使木盛克土也。

《薛氏医案》云：脾胃虚寒下陷者，补中益气汤加木香、肉果、补骨脂；脾气虚寒不禁者，六君子汤加炮姜、肉桂；命门火衰，脾土虚寒者，宜八味丸；脾胃气血俱虚者，十全大补汤送四神丸；大便滑利，小便秘涩，或肢体尽肿，喘嗽吐痰，为脾肾亏损，宜金匮加减肾气丸。

大顺散暑暍门　治冒暑伏热，脾胃受湿，水谷不分，清浊相干，吐泻。

感应丸　治新旧冷积泻痢等症。

木香　肉豆蔻　丁香两半　干姜炮　百草霜一两　杏仁一百四十粒，去皮、尖　巴豆七十粒，去心、皮、膜，研去油

巴豆、杏仁另研，同前药末，和匀，用好黄蜡六两，溶化，重绢滤去滓，好酒一升，于砂锅内煮数沸，候酒冷蜡浮，用清油一两，铫内熬熟，取蜡四两，同化成汁，就铫内和前药末，乘热搅匀，丸如豆大。每服三十丸，空心姜汤下。

肉蔻逐冷消食，下气和中；丁香暖胃助阳，宣壅除癖；木香升降诸气，和脾疏肝；杏仁降气散寒，润燥消积；炮姜能逐锢冷而散痞通关；巴豆善破沉寒而夺门宣滞。寒积深锢，非此莫攻，百草霜和中温散，亦能消积治痢为佐也。《医贯》曰：此方神妙不可言，虽有巴豆，不令人泻，其积自然消化。

茯苓白术汤　等分，治脾虚不能制火，湿盛泄泻。

六一散 治泄泻，热泻。姜汤下。

戊己丸痢门 治热泻。粪黄、肛涩为热泻。

五苓散合小柴胡汤，名柴苓汤，治泄泻，发热口渴。

青州白丸子惊风门 治痰盛泄泻。肥人滑泄多属之痰，不食不饥责之痰。

健脾丸脾胃门，去人参、枳实、麦芽，加香附、木香、茯苓、半夏、神曲、黄连、当归、白芍，荷叶烧饭丸，名理气健脾丸，治脾胃虚弱久泻。

香砂六君子汤脾胃门 治虚寒胃痛，或腹痛泄泻。

参苏饮 加白术、扁豆、莲肉，治伤风泄泻。

逍遥散 治飧泄。

痛泻要方 治痛泻不止。

白术土炒，三两 白芍炒，二两 陈皮炒，两半 防风一两

或煎，或丸。久泻加升麻。

天真丸补血气 治一切亡血过多，形槁肢羸，饮食不进，肠胃滑泄，津液枯竭。久服生血益气，暖胃驻颜。

精羊肉七斤，去筋膜脂皮，批开，入下药末 肉苁蓉 山药湿者，十两 当归十二两，酒洗 天冬去心，一斤

为末，安羊肉内，缚定，用无灰酒四瓶，煎令酒干，入水二斗，煮烂，再入后药。

黄芪五两 人参三两 白术二两

为末，糯米饭作饼，焙干和丸。温酒下。如难丸，用蒸饼杵丸。

喻嘉言曰：此方可谓长于用补矣，人参补气，羊肉补形，苁蓉、山药为男子之佳珍，合之当归养营，黄芪益卫，天冬保肺，白术健脾，而其制尤精，允为补方之首。

胃风汤脾胃门　治风冷乘虚客于肠胃，飧泄注下，完谷不化。

理中汤加陈皮、茯苓，名补中汤，治泄泻。泻不已者，加附子；恶食、食不化，加砂仁。

四逆汤加官桂、良姜、半夏，名浆水散，治虚寒水泻，冷汗脉微，甚者呕吐，此为急病。浆水者，泄利浆水，澄彻清冷也。又曰加浆水煎。

香砂六君子汤脾胃门　治虚寒腹痛泄泻。

麻黄汤　小续命汤　并治厥阴经下利不止，脉沉而迟，手足厥逆，脓血稠黏。《机要》曰：此有表邪缩于内，当泻表而愈。

四君子加木香、藿香、干葛，名七味白术散，治脾虚肌热泄泻，虚热作渴。

案：宋徽宗食冰太过，病脾疾，国医不效。召杨介，进大理中丸。上曰：服之屡矣。介曰：疾因食冰，臣请冰煎此药，是治病之源也。果愈。

夏英公病泄，医以虚治不效。霍翁曰：此风客于胃也。饮以藁本汤而愈，能除风湿故耳。

时珍曰：一妇年六十余，溏泄五载，犯生冷油腻肉食即作痛，服升涩药，泻反甚，脉沉而滑，此乃脾胃久伤，积冷凝滞。法当以热下之。用蜡匮巴豆丸五十粒，服二日，遂愈。自是每用治泻痢，愈者近百人。巴豆炒，去烟令紫黑，可以止泻，世所不知。

《本草备要》主治注释

寇氏方：泻痢不止，用大黄、元明粉以推荡之，而泻痢反止。盖前垢不净，疾终不除，经所谓通因通用也。**四时暴泻痢**四肢、脐腹令坐深汤中，浸至腹上，四围用物遮围。升阳之药，无速于此，此㓡庵方也。

骨碎补研末，入猪肾煨熟，止久泻。久泻多属肾虚，不可专责脾胃　白芍泄泻不可缺　升麻、木香、赤小豆、五倍子、代赭石、芡实并治泄泻　藁本治胃风泄泻　泽泻治湿泻水泻　车前子治暑湿泄泻　苡仁、土茯苓、木鳖子、山药、萆薢止水泻　五味子并止泻　香附止吐、泻　肉蔻、罂粟壳、枣仁、金樱子、石榴皮、赤石脂并治久泻　姜止湿泻　肉桂止湿盛泄泻。土为木克，不能防水　猪苓、黄柏治水泻　乌梅同上　诃子佐白术、莲子治虚寒久泻　吴茱治冷泻　熟藕实大肠止泻　硫黄治久患泄泻，垂命欲尽，服无不效。但中病即已，不可尽剂　柿干涩肠　鸡肫皮治便数黄连寒味多泄，惟此味厚肠胃而止泄泻

肠风　脏毒　澼　痔瘘　脱肛

血之在身，有阴有阳。阳者，顺气而行，循流脉中，调和五脏，洒陈六腑，谓之荣血；阴者，居于络脉，专守脏腑，滋养神气，濡润筋骨。若感内外之邪而受伤，则或循经之阳血，至其伤处为邪气所沮，漏泄经外，或居络之阴血，因着留之邪渍裂而出，则皆渗入肠胃而泄矣。世俗率以肠风名之，不知风乃六淫中之一耳，若肠胃受火热二淫，与寒、燥、湿怫郁其气，及饮食劳力，伤其阴络之血者，亦可谓之肠风乎？《针经》曰：阳络伤则血外溢而吐衄，阴络伤则血内溢而便溺。戴氏以随感而见色鲜者为肠风，积久而发，色瘀者为脏毒。又云：色鲜为热，自大肠气分来；色瘀为寒，自小肠血分来。或曰肠风者，风邪淫胃；脏毒者，湿邪淫胃。脏毒、肠风之血出于肠脏之间，五痔之血出于肛门蚀孔，处治各不同。此病多由湿、热、风、燥之邪，如久不愈者，不宜纯用寒凉，须兼温补及升提药。大法凉血用槐角、地榆、扁柏、条芩、炒连、栀子、生地，和血用阿胶、当归、川芎、白芍，风湿用秦艽、防风、荆芥、苍术、茯苓，血瘀少加桃仁、红花、苏木，宽肠用枳壳，升提用升麻，生血补气加人参、黄

芪、白术、甘草①。粪前为近血，出肠胃；粪后为远血，出肺肝。

瘘，漏也。痔属大肠，大肠与肺为表里，肺移热于大肠，故肠风痔瘘。清脏热，则腑热亦清矣。粪前有血名外痔，粪后有血为内痔，谷道努肉名举痔，头上有孔名痔瘘，内有虫名虫痔，大法用槐角、地榆等，与治肠风略同，不宜专用寒凉，须兼补剂收功。

五痔：牝痔、牡痔、脉痔、肠痔、血痔，多因湿热下流伤血分，无所施泄，则逼肛门而为痔肿。

手阳明大肠，庚金也，清燥主收，司行津液，以从阳明胃土之化，旺则生化万物。人或醉饱入房，酒热留着，忍精不泄，流注篡间，前阴之气归于大肠，木乘火势而侮燥金，火就燥则大便闭而痔作矣。受病者燥气也，为病者胃湿也。湿、热、风、燥四气合邪，法当泻火、润燥、疏风、和血、止痛。

讱庵曰：肠风宜先用逍遥散，次用归脾汤。

槐花散 治肠风脏毒下血。

槐花炒 侧柏叶杵 荆芥炒黑 枳壳炒

等分为末。每三钱，米饮下。柏叶生而西向，禀兑金之正气，能制肝木。木主升，金主降，升降相配，夫妇之道和，则血得以归肝。故仲景用以治吐血不止，气血虚寒。用柏叶汤养阴燥湿，最清血分；槐花疏肝泻热，能凉大肠；荆芥散瘀搜风，风血二病要药；枳壳宽肠利气。

本方除柏叶、荆芥，加当归、防风、黄芩、地榆，酒糊丸，名**槐角丸**，凉血疏风，**治同**。本方加当归、生地、川芎，入乌梅、生姜，**名加减四物汤**，补血凉血。若以风为虚象者，盖风客于肠胃故也，**治同**。本方除柏叶、枳壳，加当归、川芎、熟地、白术、青皮、升麻，亦名**槐花散**，治肠澼下血，湿毒下血。

---

① 甘草：原脱，据《医方集解·理血之剂》补。

败毒散加荆芥、防风，治肠风下血清鲜。

羌活　独活　柴胡　前胡　川芎　枳壳　桔梗　茯苓　甘草　防风　荆芥　加姜三片，薄荷少许。

胃风汤脾胃门　治肠风下血。胃有风湿，流入大肠，故下血。

龙脑鸡苏丸见口门　治肠风。

六味地黄丸　治便血。

搜风顺气丸中风门　治肠风下血。

人参樗皮散　治脏毒挟热下血。挟热者，谓挟各热及饮酒煎炙之热也。

人参　樗根白皮东引者，去粗皮，醋炙

等分为末，米饮或酒调下。

参苏饮感冒门　合四物、茯苓补心汤，治便血。

防风通圣散感冒门　治便血，肠风，痔瘘。

经验方　四两吴萸四两连，二味同炒不同研。粪前萸调酒，粪后酒调连。

黑地黄丸　治血虚久痔。气不摄血则妄行，湿热下流则成痔。此治血虚久痔之圣药。

苍术酒浸　熟地一斤　五味子半斤　干姜春、冬一两，秋七钱，夏五钱

枣肉丸，米饮或酒下。嘉言曰：此方治脾肾两脏之虚，而去脾湿，除肾燥，两擅其长，超超元箸①，视后人之脾肾双补庞杂者，相去远矣。

秦艽白术丸　治痔疮、痔瘘有脓血，大便燥结，痛不可忍。

秦艽　白术　归尾酒洗　桃仁研，一两　枳实麸炒　皂角子

① 超超元箸：亦作"超超玄箸"。谓言辞高妙，不同凡俗。

烧，存性　泽泻五钱　地榆三钱

面糊丸。大便秘涩，若以大黄推之，其津液益不足，用当归和血，加油润之剂，自然软利矣。

本方除白术、枳实、地榆，加苍术、黄柏、大黄、槟榔、防风，名秦艽苍术汤，治同。东垣曰：肠头成块者，湿也；作大痛者，风也；大便燥结者，兼受火热也。去风、热、火、湿四者之邪，以破气药兼之，治法全矣。本方除枳实、皂角、地榆，加防风、升麻、柴胡、陈皮、大黄、黄柏、红花、炙甘草，名秦艽防风汤，治痔瘘，大便时疼痛。如无痛者，非痔瘘也。

本方用秦艽一味，加羌活、防风、麻黄、升麻、柴胡、藁本、细辛、黄芪、炙甘草、红花，名秦艽羌活汤，治痔瘘成块，下垂，不任其痒。本方除地榆，加大黄、红花，名秦艽当归汤，治痔瘘，大便燥结、痒痛。以上皆东垣方。

《本草备要》主治注释

槐实治肠风、血痔。十月上已采，渍牛胆中，阴干，一日食前吞一枚，佳　山茶花治肠风。为末，入童便、姜汁，或酒调服，可代郁金　棕榈烧黑，与发灰同用更良。初起勿用　吴茱萸治肠风、痔疾，利大肠壅气，故治之　没药治痔瘘　芜荑治痔瘘　柿干治肠风、痔瘘，脏清则腑热亦除　圆眼治肠风，血不归脾　代赭石治肠风　石燕治肠风、痔瘘，磨汁饮之　马兜铃治血痔、瘘疮　花粉治疮痔　赤芍治肠风　首乌治疮痔　续断治肠风、痛痔　茜草治肠风、痔瘘　荆芥治肠风、痔瘘，最散血中之风　木贼治肠痔瘘、脱肛　蒺藜治痔瘘　射干治肠风、痔瘘。肝经湿气，因疲劳而发。便毒者，用三寸，与姜同煎，利两行，效　干葛治肠风　白芷治肠风、痔瘘　苦参治肠风　香附治肠风、痔瘘　丹皮治肠风　山豆根治五痔　黄芩治澼　木鳖子治痔　赤石脂治肠澼、痛痔　砒石外用枯痔　葱、金银花为肠澼、脏毒要药　儿茶治痔肿　伏龙肝治肠风　鸡肫皮治肠风　五灵脂、阿胶治血痔肠风　龟板治五痔　扁柏、地骨皮凉血而补正气　黄柏治痔血、肠风　诃子佐樗皮治肠澼便血　荸荠治下血　黄连讱庵曰：治下血用连、蒜，一阴一阳，寒因热用，热因寒用，最得制方之妙　赤小豆除大便血　枳壳肺与大肠相表里，风邪入肺则并入大肠，风热相搏而为肠风下血。枳壳苦寒，下泄之气，则血热清而风自除，且能引诸药至病所，为风病不可少之味　卷柏生石上，俗名万年松。盐水煮、井水煮各半日，焙，用治肠风、脱肛　升麻治脱肛　罂粟壳同上　白矾、石灰同上　龙骨治脱肛。涩可去脱，牡蛎、龙骨之属是也　五倍子治五痔，收脱肛

惊悸　怔忡　健忘

心藏神而生血，心伤则不能生血而血少，故怔忡、健忘、惊悸、盗汗。汗者，心之液也。脾主思而藏血，脾伤则血不归脾，故不眠。脾主肌肉故肌热，脾主四肢故体倦，脾不健运故食少，脾不能统血则妄行。

有触而心动曰惊，无惊而自动曰悸，即怔忡也。有因心虚火动者，有因肝虚胆怯者，有因水停心下者，火畏水故悸也。肾燥者心亦躁，火屈于水故躁也，水停心下则肾燥。

心也者，君主之官也，神明出焉。思虑过度，耗其心血则神伤而成心劳，故怔忡、健忘。怔忡者，惕惕然动不自安也。丹溪曰：怔忡大概属血虚与痰。经曰：血并与下，气并于上，乱而善忘。又曰：盛怒伤志，志伤善忘。又曰：静则神藏，躁则消亡。人不耐于事物之扰，扰其血之阴者将竭，故失其清明之体而善忘也。夫药固有安心养血之功，不若宁神静虑，返观内守为尤胜也。惊悸由于胆虚。心虚胆怯，气郁生涎，涎与气搏，变生诸症。触事易惊，或梦寐不祥，或短气悸乏，温胆汤主之。心血虚则易动，故怔忡、惊悸不得安宁也。

人参养荣汤 治脾肺气虚，荣血不足，惊悸健忘，此方统治诸病。薛立斋曰：气血两虚而变现诸症。莫能名状，勿论其病，勿论其脉，但用此汤，诸症悉退。

人参　白术　黄芪蜜炙　甘草炙　陈皮　桂心　当归酒拌，一钱　熟地　五味子炒，杵①　茯苓七分　志肉五分　白芍钱半

加姜、枣煎。五脏交养互益，所以能统治诸病也。

孔圣枕中丹 治读书善忘，久服令人聪明。读书易忘者，心血不足，而痰与火乱其神明也。

败龟板酥炙　龙骨研末，入鸡腹，煮一宿　志肉　石菖蒲九节，煮

等分为末，每服酒调一钱，日三。此手足少阴药也。龟者甲虫之长，阴物之至灵者也；龙者鳞虫之长，阳物之至灵者也。借二物之阴阳，以补吾身之阴阳，假二物之灵气，以助吾心之灵气也。又人之精与志，皆藏于肾，肾精不足则志气衰，不能上通于心，故迷惑、善忘也。志肉苦泄热而辛散郁，能通肾气，上达于心，强志益智。菖蒲辛散肝而香舒脾，能开心孔而利九窍，去湿除痰。又龟能补肾，龙能镇肝，使痰火散而心肝宁，则聪明开而记忆强矣。

定志丸 益心强志，能疗健忘。

志肉　石菖蒲二两　人参　茯苓一两

蜜丸，朱砂为衣。张子和方无菖蒲，加茯神、柏子、枣仁，亦名定志丸，酒糊丸，姜汤下，安魂定惊。

天王补心丹 终南宣律师课诵劳心，梦天王授以此方，故名　治思虑过度，心血不足，怔忡健忘，心口多汗，大便或秘或溏，口舌生疮等症。

生地四两，酒洗　人参　玄参炒　丹参炒　茯苓一用茯神　当

---

① 杵：原作"株"，据《医方集解·理血之剂》改。

归酒洗　五味子一两，炒　桔梗　志肉炒，五钱　枣仁炒　柏子仁炒，研去油　天冬炒　麦冬炒

蜜丸弹子大，朱砂为衣。临卧灯心汤下一丸，或噙含化。一方有石菖蒲四钱，无五味子。一方有甘草。

归脾汤　治思虑过度，劳伤心脾，怔忡健忘，惊悸盗汗等症。

温胆汤　治胆虚痰热不眠，虚烦惊悸。即二陈加枳实、竹茹，加姜，或加枣，或加人参、枣仁。

养心汤　治心虚血少，神气不宁，怔忡惊悸。

黄芪蜜炙　茯苓　茯神　当归酒洗　川芎　半夏曲一两　甘草炙，一钱　柏子仁炒，椹去油　枣仁炒　志肉　五味子　人参　肉桂二钱半

每服五钱。

泻青丸痿门　治肺火郁热不能安卧，多怒多惊。肝虚胆怯，故多惊。

二陈汤加胆星、枳实、石菖蒲，治惊悸健忘，怔忡不寐。

羌活胜湿汤《三因》加柴胡　治卧而多惊悸，多魇溺者。邪在少阳、厥阴也。

妙香散梦遗门。王荆公　治惊悸。

桑螵蛸散小便门　能安神魂，疗健忘。

十味温胆汤后梦遗门　治怔忡、健忘、惊悸。

《本草备要》主治注释

志肉强志益智，治迷惑、善忘、惊悸　石菖蒲开心孔、利九窍，为水草之精英，神仙之灵药　茯苓治忧患、惊悸，心肝不足　茯神疗心虚多患、健忘　郁李仁治悸，用酒能入胆　圆眼保心养血　地黄能交心、肾、胆，故治诸症　淮药治健忘　虎骨治惊悸　龙骨安

魂镇惊　琥珀宁心定魂　黄松节茯神心木，治健忘　柏子仁益智宁
神　枣仁宁心

三黄金花丸湿热门　治中外诸热，寝汗咬牙，梦语惊悸。

六君子汤加枣仁、生姜，治振悸不得眠。

泻青丸诸痿门　治肝火郁热不能安卧，多惊多怒。肝胆之经
行于两胁，火干之故卧不安。肝在志为怒，故多怒。肝虚胆怯，故多
惊，亦由血虚。

《本草备要》主治注释

志肉强志益智，治迷惑、善忘、惊悸　柏子仁益志宁神，肾藏
志，心藏神　石菖蒲益心安神，通九窍　枣仁疗胆虚不眠，胆虚寒
也，故温胆汤加之。肝虚则胆亦虚，肝不藏魂故不寐，血不归脾卧亦
不安　丹砂泻心经邪热，清肝镇心　金箔镇心肝，定惊悸，安魂魄。
肝经有风热，则为惊痫失志，魂魄飞扬。肝属木而畏金，故治之　淮
山药益心气，治健忘　百合润肺宁心　栀子治心烦懊憹不得眠　甜
瓜蒂治懊憹不得眠　淡豆豉治懊憹不得眠　郁李仁酒浸能入胆治
悸，目张不得眠。目系内连肝胆，恐则气结，胆横不下。润能散结，
随酒入胆，结去胆下而目瞑矣　榆白皮治喘嗽不眠。《嵇康养生论》：
榆令人瞑　阿胶治烦渴不眠　益智仁、麦冬、神曲、菊花、贝
母、五味、扁豆、干葛俱治不眠　羚羊角治梦魇惊骇　鹿角治梦
与鬼交，酒服一袋，鬼精即出　龙齿镇心安魂　真珠同上　虎睛安
魄　人参治多梦纷纭，安精神，定惊悸　茯苓、茯神定魂安魄

梦遗失精

心，君火也，君火一动，相火随之。相火寄于肝胆，肾之阴虚则
精不藏，肝之阳强则气不固，故精脱而成梦矣。阳即邪火也。《准绳》
曰：病之初起，亦有不在肝肾，而由心、肺、脾之不足者，然必传于

肝、肾，而精乃走也。又曰：心、肾是水火之脏，法天地施生化成之道，故藏精神，为五脏之宗主。若由他脏而致肾之泄者，必察四属以求其治。大抵精自心而泄者，则血脉空虚，本纵不收；自肺而泄者，则皮槁毛焦，喘急不利；自脾而泄者，色黄肉消，四肢懈怠；自肝而泄者，筋痿色青；自肾而泄者，色黑髓空而骨堕。即脉亦有可辨也。

丹溪曰：主闭藏者，肾也；司疏泄者，肝也。二脏皆有相火而其系上属于心。心，君火也，为物所感，则易于动心动，则相火翕然随之，虽不交会，精亦暗流而渗漏矣。是以圣贤只是教人收心、养性，其旨深矣。娄全善曰：详古治梦遗方，属郁滞者居大半，庸医不知为郁，但用涩剂固脱，愈涩愈郁，其病反甚矣。

心、肾为水火之脏，心神伤则火动，火动不已则肾水受伤。肾主藏精，所受五脏六腑所输致之精，皆不得藏而时下矣，故为遗精梦泄。戴氏曰：遗精有因用心过度，心不摄肾以至失精者；有思色欲不遂，致精失位输泄而出者；有色欲太过，滑泄不禁者；亦有年壮气盛，久旷精满而泄者。

讱庵曰：治遗精大法有五，心神浮越者，神砂、磁石、龙骨之类镇之；痰饮迷心者，猪苓丸之类导之；思想伤阴者，洁古珍珠粉丸滋阴降火；思想伤阳者，谦甫鹿茸、苁蓉、菟丝等补阳；阴阳俱虚者，丹溪作心虚治，用珍珠粉丸、定志丸补之。

茯菟丸 治遗精白浊。

菟丝子十两　五味子八两　石莲肉　白茯苓三两　淮药六两

将菟丝用酒浸，浸过余酒煮淮药糊为丸。漏精盐汤下，赤浊灯心汤下，白浊茯苓汤下。

水陆二仙膏 治遗精白浊。

金樱膏取半黄者，熬膏一斤。熟则全甘而失涩性　芡实一斤，蒸熟为粉

和丸，盐酒下。

金锁固精丸 治精滑不禁。精滑者，火炎上而水趋下，心肾不交也。

沙苑 蒺藜炒 芡实蒸 莲须二两 龙骨酥炙 牡蛎盐水煮一日夜，煅粉，一两

莲子糊粉为丸，盐汤下。

珍珠粉丸 治梦遗。

黄柏 蛤粉

等分。柏盐水炒焦黑色，蛤煅。

猪苓丸 治梦遗。

猪苓末，二两，先将一半炒半夏令黄，取半夏为末，糊丸。更用猪苓末一半同炒，微裂，砂瓶养之。申未间，空心盐酒汤任下。释曰：半夏有利性，猪苓导水。盖肾闭导气使通之意也。

莲子清心饮淋门 遗精淋浊，遇劳即发，五心烦热。

六味地黄丸 治遗精。

七宝美髯丹 治心肾不交，遗精。

妙香散王荆公 治梦遗失精。

淮药二两，姜汁炒 人参 黄芪 志肉 茯苓 茯神一两 桔梗三钱 甘草二钱 木香二钱五分 麝香一钱 辰砂二钱，另研为末

每服二钱，酒下。

十味温胆汤 治梦遗。

橘红 半夏 茯苓或用茯神 甘草 枳实麸炒 竹茹 人参 志肉 枣仁 熟地

加姜、枣。

《本草备要》主治注释

石莲肉、龙骨、益智仁等分为末，每服二钱，空心米饮下 龙骨、五倍炒、赤石脂、牡蛎煅、余粮石等分为末，水丸 晚蚕蛾

干为末，每服三钱，空心下　牡蛎、五味子、地黄、萸肉、枸杞子、车前子、沙苑、蒺藜、莲须、杜仲治梦遗　覆盆子、黄柏、沙苑、蒺藜、莲须、五味、砂仁、鱼胶、萸肉治梦遗、泄精

肉苁蓉、萆薢、漏芦、罂粟壳、山药、伏龙肝、莲子、芡实、巴戟、续断以上并治梦遗　菟丝子止遗泄、固精首剂　韭子治遗精　椿樗皮治梦遗滑精　茯苓治遗精，益心肾。若虚寒之人，又当用温热之味峻补其下，非淡渗出味所能治

胡桃①肉皮涩，敛肺固肾涩②精，今药中罕用。讱庵曰：若用之当胜金樱莲须也　花椒治泄精，下焦虚寒　泽泻泄精，亦有因湿热者，用此味良

心肾气郁，清浊相干，热蓄膀胱，溺涩而痛曰淋。气淋便涩余溺，劳淋劳房即发，冷淋寒战后溲，膏淋便出如膏，石淋精结成石。尿血而痛即血淋也，色鲜者，心与小肠实热；色瘀者，肾与膀胱虚冷。大法治淋，宜通气清心，平火利湿，不宜用补，恐湿热得补增剧也。又有中气不足，致小便不利者，宜补中益气，经所谓气化则能出是也。

精与浊所出之窍不同，便浊即是膏淋，肝胆之火也。精浊乃精气滑出，不便亦然，此肾水不足，淫火薰蒸，故精离其位也。朱丹溪曰：巢氏《原病候论》曰白浊者，由劳伤肾，肾气虚冷故也。历代宗其说，不惟白浊之理不明，所治之法亦误。不思《内经》本无白浊之名，惟言少阴在泉客胜，泄便变；少阳在泉客胜，则溲白。又言思想无穷，入房太甚，发为白淫，与脾移热于肾出白，二者皆随溲而下，

①　胡桃：原作"核桃"，据《本草从新》卷十改。
②　涩：原作"泄"，据《本草从新》卷十改。

夫非白浊之源乎?《原病式》因举《内经》谓诸病水液浑浊皆属于热，言天气热则水浑浊，寒则清洁，可谓发圣人之旨，以正千载之误矣。予尝闻先生论赤白浊，多因湿热下流膀胱而成。即《灵枢》所谓中气不足，溲便为之变是也。必先补中气，使升举之，而后分其脏腑气血、赤白虚实以治。与夫其他邪热所伤者，固在泻热补虚。设肾气虚甚，或火热亢极者，则不宜过用寒凉之剂，必以反佐治之，要在权衡轻重而已。

叶氏曰：遗滑多作肾虚补涩之而罔效，不知此因脾胃湿热所乘，饮酒厚味痰火之人多有此疾。肾虽藏精，其精本于脾胃饮食生化而输于肾。若脾胃受伤，湿热内郁，使中气淆而不清，则所输皆浊气，邪火扰动，水不得而安静，故令遗浊也。

淋病在溺窍，属肝胆部；浊病在精窍，属肾膀胱部。或由湿热，或由虚寒，大抵热者多而寒者少。赤属血，白属气。或由败精瘀血壅塞窍道，痛涩异常，非是热淋，不宜用热药治。

治浊固本丸　治胃中湿热渗入膀胱，下浊不止。

莲须　黄连炒，二两　黄柏　益智仁　砂仁　半夏　茯苓一两　猪苓二两　甘草炙，二两

精浊多由湿热与痰，黄连泻心火，黄柏泻肾火，所以清热。二苓所以利湿，半夏所以除痰。湿热多由于郁滞，砂仁、益智辛温利气，又能固肾强脾，既以散留滞之气，且稍济连、柏之寒。甘草补土，莲须固脱。

六一散　治石淋。暑热皆阳邪，在下则便秘，火气煎灼，精结成石，则为石淋。

本方加生柏叶、生车前、生藕汁，名三生益元散，治血淋。

八正散小便门　治湿热下注，淋痛，尿血，或因热为肿。湿热下注，小便不通，详小便门。

萆薢分清饮　治虚阳白浊，小便频数，漩白如油，名曰膏

淋。肾气虚，则不能管束而小便数；膀胱有热，则水道涩而清浊不分。或败精渗入胞中，及服热药、饮食、痰积渗入，皆成淋浊。小便如膏油，后三消门白茯苓汤释详明之，极妙。

川草薢　石菖蒲　乌药　益智仁等分　甘草梢减分

入盐，食前①服。一方加茯苓，此以疏泄而为禁止者也。肾水虚则心肺俱热，使小便赤而涩也。肾既虚热，膀胱不足，加之以渴饮，则小便淋涩，由脏虚不能主其腑也。

琥珀散　治气淋，血淋，膏淋，砂淋。大抵多属于热，热甚生湿，则水液浑浊而为淋。冷者，十不一二。

滑石二钱　琥珀　木通　萹蓄　木香　当归　郁金炒，一钱

滑石滑可去着，利窍行水。萹蓄苦能下降，利便通淋；琥珀能降肺气，通于膀胱；木通能泻心火，入于小肠；血溺由于血乱，当归能引血归经；气淋由于气滞，木香能升降诸气；诸淋由心肝火盛，郁金能凉心，散肝下气而破血也。大法郁金、琥珀开郁，青皮、木香行气，蒲黄、牛膝破血，黄柏、生地滋阴。东垣用药凡例，小腹痛用青皮疏肝，黄柏滋肾。盖小肠小便，皆肝肾部位。

莲子清心饮　治忧思抑郁，发热烦躁，或酒色过度，遗精淋浊，遇劳即发，四肢倦怠，五心烦热，夜静昼甚。烦躁遗精淋浊者，心虚而有热也。心火妄动，则不能下交于肾，故元精失守也。遇劳则发为劳淋，劳则动其心火也。昼偏热者，阳虚也。

石莲肉　人参　黄芪　茯苓　柴胡三钱　黄芩炒　地骨皮麦冬　车前子　甘草炙，二钱

空心服。

小蓟饮子　治下焦结热而成血淋。心主血，小肠其腑也。热

---

①　前：原作"煎"，据《医方集解·利湿之剂》改。

甚搏血，流入胞中，与便俱出为血淋。盖小便必自小肠渗入膀胱，心热者，小肠必热。经所谓胞移热于膀胱，则癃秘，溺血是也，然热必兼湿。戴氏曰：多有热极而血凝黑者，未可便以为冷也。痛为血淋，不痛为溺血。

小蓟　蒲黄炒黑　藕节　滑石　木通　生地　栀子炒　淡竹叶　当归　甘草各五分

小蓟、藕节，退热散瘀，生地凉血，蒲黄止血，木通降心肺之火下达小肠，栀子散三焦郁火，由小便出，竹叶凉心而清肺。

龙胆泻肝汤耳门　治白浊，溲血。肝脉络于阴器，白浊，溲血，皆肝火也。一方除当归、生地、泽泻、木通、车前，加人参、五味、麦冬、黄连、知母，亦名龙胆泻肝汤，治同。

七宝美髯丹　治淋沥。

六味地黄丸　治淋沥。

还少丹　治白浊。

龙脑鸡苏丸见口门　治热淋。

滋肾丸腰肾门　治淋症。

羌活胜湿汤湿热门　加泽泻五分，治淋症。

三黄金花丸吐血门　治淋秘。

茯菟丹遗精门　治白浊。

导赤散见舌门　治小肠有火，便赤淋痛。

枳术丸　加半夏、泽泻各一两，治脾湿淋症。有外皮窍小，溺时艰阻，非淋症也。以牛骨作屑，塞于皮端，窍渐展开，勿药自愈。

五淋极难见效，茎痛欲死，惟用牛膝一两，入乳香少许，煎服数剂即安。热淋、白淋，磁石、海金砂三钱，用红枣煮熟去皮为丸，南枣亦可，空心盐汤下。小便淋沥，痛不可忍，鸡肫内黄皮五钱，阴干，烧存性，作一服，白汤下，立愈。

小便及溺血者，紫菀服一两，立效。心虚赤浊，莲子六一汤，用石莲子肉六两，炙甘草一两，为末，每服一钱，灯心汤下。淋浊并泄精，用牡蛎、莲须、车前子、泽泻、茯苓、肉桂、甘草、黑栀、木通、芡实、滑石、黄芩、莲子、灯草二十节，空心服。白浊，石莲子、龙骨、益智仁等分为末，空心服二钱。

案：一人病血淋，痛胀欲死，李时珍以藕汁调发灰，每服二钱，三日而愈。

《本草备要》主治注释

甘草梢止茎中痛，淋浊症中要药　牛膝治淋痛、尿血　天门冬治淋　白薇治热淋　益母草治血淋　泽泻治淋沥　贝母同上　白茅根、鸡苏、黄芩、苦参并治淋，并溺血　木通治淋沥不通　通草、灯草并通淋　瞿麦、蒲公英并为通淋要药妙品，至验至效　萹蓄治热淋　地肤子通淋，无阴则阳无以化　石苇治淋闭　海金砂治五淋茎痛　萆薢治茎痛，遗浊　薏仁治热淋。益土所以生金，故补肺清热，白色入肺，微寒清热　瓦松即生古瓦上者，亦治淋　滑石治淋闭，偏主石淋　浮石通淋　阿胶治血淋　蛤蚧通淋　石决明通五淋　桑螵蛸通五淋　茯苓治淋沥　琥珀通五淋　猪苓治淋浊　枳实治淋闭　石燕磨汁饮之，通淋　苍术脾精不禁，淋浊不止，腰背酸疼，宜用此以敛脾精，精生于谷故也　栀子治五淋　榆白皮治五淋　沉香治气淋　石莲子、藕节并治五淋　生地、白茅根、郁金、苦参、泽泻、漏芦、伏龙肝、扁柏并治尿血　青盐、鸡肫皮、韭子、龙骨、桑螵蛸并治溺血　车前草子并通淋，子能利水窍而固精窍

汗　自汗　盗汗　兼伤寒汗后诸症

心之所藏，在内者为血，发于外者为汗，汗乃心之液也。五脏六

腑表里之阳，皆心主之，以行其变化，随其阳气所在之处而生津，亦随其火扰所在之处泄而为汗，是汗尽由心出也。醒而出汗曰自汗，属阳虚；睡而出汗曰盗汗，属阴虚。汗者，心之阳；寝者，肾之阴。阴虚睡熟，卫外之阳乘虚陷入阴中，表液失其固卫，故渱渱然汗出。渱，音七。觉则阳气复而汗止矣。因热邪乘阴虚而出者，汗必热；因寒邪乘阳虚而出者，汗必冷。有火者，谓有面赤、口渴、唇燥、便赤、音重、脉数诸症。

凡伤风、伤湿、中暑、风温、柔痉、气虚、血虚、脾虚、胃虚、亡阳、痰饮、惊怖、劳役、房室、痈疡、产蓐等症，皆能令人出汗。经又曰：饮食饱甚，汗出于胃；惊而夺精，汗出于心；持重远行，汗出于肾；疾走恐惧，汗出于肝；摇体劳苦，汗出于脾。

凡头汗，左颧属肝，右颧属肺，鼻属脾，颐属肾，额属心。津液自胃腑旁达于外，为手足汗，有因胃热、胃寒二症。自汗亦有属实者，故外感初症多自汗。

当归六黄汤　治阴虚有火，盗汗发热。

当归　生地　熟地　黄芩　黄柏　黄连等分　黄芪加倍

此手足少阴药也。盗汗由于阴虚，当归、二地所以滋阴；汗由火扰，黄芩、连、柏所以泻火，湿无热不作汗，湿得热蒸则令人出汗；汗由腠理不固，倍用黄芪，所以固表。切庵曰：此盗汗与伤寒盗汗不同，伤寒盗汗，邪在半表半里，故以和表为主，古法小柴胡加桂主之。此属阴虚，故以补阴为主。士材曰：阴虚则元气有降而无升，而复用此苦寒肃杀之剂，得毋犯虚虚之戒乎？惟火实气强者宜之，不然苦寒损胃，祸弥深耳。

《准绳》曰：阴虚阳必凑，故发热自汗，当归六黄汤加地骨皮；阳虚阴必乘，故发厥自汗，黄芪建中汤，甚者加附子，或香附汤。有湿热合邪，汗出不休，以风药胜其湿，甘药泄其热，羌活胜湿汤；有痰症，冷汗自出，宜理气降痰，痰去则汗自止；有用固涩药，汗愈不收止可，理心血，汗乃心之液，心失所养，不能摄血，故溢而为汗，大补黄芪汤加枣仁；有微热者，更加石斛，下灵砂丹。𬜬庵曰：自汗阳虚，盗汗阴虚，然亦有过服参、芪，而汗反甚者，以阳盛阴虚，阳愈补而阴愈亏也，又宜清热养血而汗自止。

牡蛎散 治阳虚自汗。

牡蛎煅，研 黄芪 麻黄根一钱 浮小麦百粒

煎服。

柏子仁丸 治阴虚盗汗。

柏子仁炒、研去油，二两 人参 白术 半夏 五味子 牡蛎 麻黄根一钱 麦麸五钱

枣肉丸，米饮下五十丸，日三①服。

附：扑汗法

白术 藁本 川芎各二钱半 米粉两半

为末，绢袋盛，周身扑之。治汗出不止。

又方，龙骨、牡蛎、糯米，等分为末，扑之。

又方，用麻黄根、蛤粉、粟米，等分为末，绢袋盛扑之。

温经益元散十全大补加陈皮，去川芎 治汗后头眩心悸，筋惕肉𥆧，或汗出不止。太阳宜汗，汗多则亡阳，故有诸症；阳明宜下，下多则亡阴，故有下利身痛之症。

大补黄芪汤十全大补去白芍，加山萸、五味、防风、苁蓉，入姜、枣煎 治气血两虚，自汗不止。

人参养荣汤惊悸门 治发汗过多，身振脉摇，筋惕肉𥆧。

还少丹 治发热盗汗。

逍遥散 治盗汗。

---

① 日三：原作"三日"，据《医方集解·收湿之剂》乙正。

归脾汤 治惊悸盗汗。

调中益气汤理气门 治气虚多汗。

黄芪六一散 治盗汗。

黄芪六两 甘草一两

大枣煎，热服。

升阳除湿汤 羌活胜湿汤见湿门 除川芎，加归、芪、苍术、升麻，治阴汗不绝。

五苓散湿门 治暑湿相搏，自汗身重。渴去桂，加黄连。

人参白虎汤 治身热汗出。

六味地黄丸 治自汗、盗汗。

人参散诸热门 治盗汗倦怠，一切血热虚劳。

玉屏风散 固表圣药。防风合黄芪、白术，为玉屏散，取其相畏而相使也。

归脾汤 治盗汗。

案：海藏曰：晋郎中童子盗汗七年，诸药不效，予与凉膈散、三黄丸，三日病已。盖肾主五液，化为五湿。肾水上行，乘心之虚。心火上炎而入肺，欺其不胜，皮毛以是而开为汗出也。先以凉膈散泻胸中相火，次以三黄丸泻心火以助阴，则肾水还本脏，玄府闭而汗自已矣。玄府，汗孔也。

《本草备要》主治注释

葳蕤止自汗 大麻仁治胃热汗多 半夏并治汗 天雄发汗，又能止阴汗 糯米收自汗 浮小麦止虚汗盗汗 淡豆豉得葱则发汗，炒熟则止汗 柏子仁止汗 桑叶末服，止盗汗 牡蛎从正曰：寝汗不禁，涩以牡蛎、五倍之属 地骨皮止虚汗 白芍固腠理，止汗 五味敛汗 石斛止自汗 白术无汗能发，有汗能止 泽泻止阴汗 酸枣仁敛汗

卷之八

经

经期总诀：妇人天癸有常经，血满冲任匝月行；先期预知是血热，过期血少自分明；若然色淡因痰滞，热极多来紫黑形；气滞临行先作痛，虚时行过腹中疼；去多不住加凉血，来少无多大补荣；经闭要推虚实候，血枯气隔热痰因。

朱丹溪曰：经水者，阴血也，阴必从阳，故其色红。上应于月，其行有常，故名曰经。为气之配，因气而行。成块者，气之凝；将行而痛者，气之滞；行后作痛者，气血俱虚也，色淡亦虚也；错经妄行者，气之乱。紫者气之热，黑则热之甚也。今人见紫黑作痛成块，率指为风冷乘之，而用温热之剂，祸不旋踵矣。经曰：亢则害，承乃制。热甚则兼水化，所以热则紫，甚则黑也。若曰风冷，必须外得，设或有之，十不一二也。寒则凝而不行，既行而紫黑，故知非寒也。

李士材曰：若血受病，亦先调气，谓气不调则血不行，气夫血妇也。如妇人经病，先柴胡以行经之表，次四物以行经之里，亦先气而后血也。

风、寒、湿、热袭伤营血，则经水不调。先期属热，后期属寒，又有血虚、血瘀、气滞、痰阻之不同，肥人痰多而经阻，气不运也。气血不和，因而凝滞，不以时至，凝滞则血必瘀。瘀血不去，则经不调，必去其瘀而经始调。大抵妇人之病，首重调经，经调则百病散。

李梴曰：妇人以血为主，天真气降，血脉流行，一月一见，其来有常，故曰月经。或外被风、寒、燥、湿、暑、热，或内伤生冷，或七情郁结，为痰为瘀，凝滞于内，曰血滞；或用力太过，入房太甚，或服食燥热以致火动，邪气盛而津液衰，曰血枯。若经后被惊，血气错乱而妄行，逆上则出于口鼻；水血相搏，则为水肿；怒极伤肝，则为眩晕、呕血、瘰疬、疮疡等病；湿热相搏，则为崩带；凝结于内，则为癥瘕。变症百出，不出血滞与血枯而已。血滞经闭宜破者，原因饮食热毒，或暴怒、凝瘀、积痰，直须大黄、干漆之类，推陈致新，俾旧血消而新血生也。若气旺血枯，起于劳役、忧思，却宜温补。或兼痰火、湿热，尤宜清之凉之，每以肉桂为佐者，热则血行也，但不可纯用峻药，以亏阴道。至于耗气益血之说，虽女科要法，但气为血配，气热则热，气寒则寒，气升则升，气降则降，气行则行，气滞则滞。如果郁火，气盛于血者，方可用单香附散、抑气散、木香、槟榔、枳壳，行气开郁。若气乱则调，气冷则温，气虚则补，男女一般，阳生则阴自长，气耗则血亦涸，岂可专耗其气哉？

芎归六君子汤 治经水后期，其来涩少，形体肥盛。气虚而痰滞于络也。

当归　川芎　人参　白术　茯苓　甘草　橘红　半夏

加姜、枣煎。

连附四物汤 治经水过期，紫黑成块。紫黑成块，注已见前。色淡白者，虚也，或挟痰停水以混之也，如烟尘、豆汁、屋漏水混浊模糊者，湿痰也。

四物汤加香附、黄连。四物加芩术汤名温六合汤，治经水过多。黄芩抑阳，白术补脾，脾能统血。四物加芩连汤，治经水适断，五心烦热，经来色黑，或如豆汁。热兼湿也，芩、连苦燥湿而寒胜热。四物加栀、连，为热六合汤；加姜、附，为寒六合汤；加陈、朴，为陈朴六合汤；加羌、芄，为气六合汤。皆经产通用之剂也。

四物汤 治妇人经病。紫黑脉数为热，加芩、连；血淡脉迟为寒，加桂、附；肥人有痰，加半夏、南星、橘红；有痰有火，加黑栀、知母、黄柏；郁者，加木香、砂仁、苍术、神曲；瘀滞，加桃仁、红花、延胡、肉桂；气虚，加参、芪；气实，加枳壳。

本方加艾叶、四制香附、阿胶，名**妇宝丹**，治虚寒月水不调。

本方加阿胶、艾叶、甘草，名**胶艾汤**，治冲任虚损，经水淋沥。

柏子仁丸　治经行复止，血少神衰。女子善怀，每多忧思。忧多则伤心，心伤则不能生血而血少，血少则肝无所藏而冲任之脉枯，故经闭不行。经曰：月事不来者，胞脉闭也。胞脉属心而络于胞中，今气上逼肺，心气不得下降，故月事不来也。

柏子仁去油　牛膝酒浸　卷柏五钱　泽兰　续断二两　熟地一两

蜜丸米饮下。

柏子仁安神而养心，地黄、续断、牛膝补肝肾而益冲任，卷柏、泽兰活血脉而通经闭。卷柏生用破血，炙用止血。

五积散伤寒表里门　加醋艾，治妇人经水不调。

固经丸　治经行不止，及紫黑成块。冲任为经脉之海，若无损伤，则阴阳和平，血气调适矣。若劳动过度，损伤脏腑，冲任之气虚，不能约制经血，故经多暴下。或由阴虚阳搏为热所乘，致伤冲任，血得热则妄行也。脉数疾小为顺，大者为逆。紫黑成块，注：血得寒则凝，既行而紫黑，故知非寒也。

龟板炙，四两　白芍酒炒　黄柏酒炒，三两　黄芩炒，二两　香附童便浸，炒　樗皮炒，两半

酒丸。经多不止者，阴气不足以制胞络之火，故越其常度也。黄芩泻上焦之火，黄柏泻下焦之火，龟、芍滋阴养血，壮水以制阳光，樗皮涩以止脱。

正气天香散气滞经阻　治月水不调。妇人多忧郁，故气病为多。气为血配，气滞则血亦不能行，故经不调。

香附八钱　乌药二钱　陈皮　苏叶一钱　干姜五分

每服五六钱，煎。诸药调理气血，干姜入气兼入血，解郁散肝，令气调而血和，则经行有常，自无壅滞之患。

返魂丹即益母草膏丸，《产宝》 治月经不调，赤白带下，胎前产后一切诸病。

五月五日，六月六日，或小暑日，益母花正开时，连根采收阴干，用花叶及子，石臼捣末，蜜丸。或捣汁，于砂锅内文武火熬成膏服，忌铁，如胎动腹痛，下血不止，当归汤下；横生逆产，胎衣不下，炒盐汤下。产后血晕，口渴、狂言，产后中风，失音、口噤，及血结奔痛，时发寒热，面赤心烦，或鼻衄，舌黑口干，并童便和酒下；产后喘嗽，恶心吐酸，胁痛无力，酒下；产后泻血，枣汤下；产后痢疾，米饮下；产后崩，糯米汤下；产后带下，胶艾汤下；产后二便不通，烦躁口苦，薄荷汤下。凡产后，以童便化下一丸，能安魂魄，调经络，破血痛。经不调者服之则调，久无子者服之则孕。益母草功专消水行血，去瘀生新，利大小便，故为经产良剂。益母草，一名茺蔚。李时珍曰：根、茎、花、叶、实皆可用，若治血分风热，明目调经，用子为良；若胎产疮肿，消水行血，则可并用。盖根、茎、花、叶专于行，子则行中有补也。

逍遥散 血虚潮热，脐腹胀满，经候不调。

温经汤 治经凝作痛，新故相搏，血室停寒。

当归 川芎 白芍 桂心 丹皮 莪术各半两 人参 川牛膝 甘草各一两

每服五钱，水煎。温服，不拘时。

益胃升阳汤补中益气加炒芩、神曲 治经候凝结，血块暴下，脾虚水泻。

玉烛散四物合凉膈是也。取四时和气，谓之玉烛之义也 治闭经腹痛，体瘦善饥。

归尾 生地 川芎 赤芍 大黄 芒硝 甘草此子和玉烛散。

当归散见妊娠　加山萸肉，治经三四月不行，或一月再至。数月不行者，血少也，滋之以芎、归、白芍，补之以白术、山萸。一月再至者，脾虚有热也。白术能补脾，黄芩能凉血，山萸能固经。

郁金散　治经脉逆行，上为吐衄。论详鼻衄门。

郁金为末，加韭汁与姜汁，童便服。

升阳举经汤　治经水不止。

黄芪　当归　白术各三钱　羌活　防风　藁本各二钱　独活　附子炮　甘草炙，各钱半　人参　熟地　川芎各一钱　细辛六分　桃仁十个，去皮尖，研　红花　肉桂盛夏勿用　白芍各五分

每服三钱，渐加至五钱。

调经汤小柴胡与四物各半

柴胡　半夏　人参　甘草　黄芩①

清金养血汤　治妇人经候不调，骨蒸劳热，咳嗽，或有汗无汗，比之逍遥散之类，取效甚捷。

川芎六分　当归　白芍　香附童便浸　麦冬　白术各一钱　丹皮　地骨皮　生地各八分　五味子九粒　甘草炒，二分

不拘时服。

木香槟榔丸见痢门　活血通经，调和气血。量轻重用之。

人参荆芥散后妊娠　治月水不调。

归脾汤　治经带。

阿胶汤妊娠门　治损伤冲任，月水过多，淋沥不断。此即崩症。

抑气散　治妇人气盛于血，变生诸症，头晕膈满。凡人气血

---

① 黄芩：此后疑有脱文。此处仅为小柴胡汤（缺生姜、大枣），后应由四物汤组成。

和平，则无诸疾。苟血少气多，壅于胸膈则满，上攻于头则晕矣。

香附四两　陈皮二两　茯神　甘草炙，一两

为末，每服二钱。

经曰：高者抑之。香附散郁气，陈皮调诸气，茯神安心气，甘草缓逆气，气得其平则无亢害之患矣。若郁甚者，不必泥此。讱庵曰：气盛于血，固当抑气。若过用行气之药，则真气耗散，阴火愈盛，而成气血两虚矣。是方平和，为可常用或用滋血之药，使阴血先足而阳火自平，亦正治之一法。盖补其不足，正所以制其有余也。

《本草备要》调经主治注释

丹皮、生地、益母子、泽兰、兰叶、阿胶、柴胡俱调经
延胡、香附均治月候不以时至　艾附丸治妇人诸病　菴蕳子治经涩
茜草一两酒煎，通经甚效　姜黄通经　三棱、大黄、葶苈、瞿麦、
附子、漏芦、王不留行、芒硝、蟹、僵蚕、肉桂、花椒俱通经
桃仁、射干、红花、牛膝均治经闭　五灵脂生用通血闭，炒用能
止经多　代赭石治经不止　木通行经。火不亢于内，气血行故经调
莪术去瘀通经　干姜、桂枝皆温经　赤芍、鳖甲均治经阻　花粉
通经　枇杷叶治妇人发热咳嗽，经期先至，佐补阴清热之药服之，
可使经期正而受孕　苏木调经　蒲黄同五灵脂　艾叶调经　白薇调
经种子，古方多用之　麦冬治经枯　丹参调经　丹皮通经脉

妊娠伤寒

妇人伤寒与男子治法不同，男子先调气，妇人先调血，此大略之词耳。要之脉紧无汗名伤寒，脉缓有汗为伤风。热病脉洪大，中暑脉细弱，其症一也。

表实六合汤　治妊娠伤寒，头痛身热，无汗脉紧，太阳经病。

四物汤四两，每味一两　麻黄　细辛五钱。

此足太阳药也。凡妇人伤寒，六经治法皆同。惟怀妊者，则以安胎为主，药中有犯胎者则不可用也。海藏皆以四物为君，养血安胎，余同伤寒例分症而治。麻黄、细辛发汗解表，故加用之，治表实无汗者。

四物四两，加桂枝、地骨各七钱，名表虚六合汤。治妊娠伤寒，表虚自汗，身热恶寒，头痛项强，脉浮而弱。骨皮凉血，故能退热止汗。

四物四两，加防风、苍术各七钱，名风湿六合汤。治中风湿气肢节烦痛、头痛、身热、脉浮。

四物四两，加升麻、连翘各七钱，名升麻六合汤。治下后过经不愈，湿毒发斑如锦纹者。

四物四两，加柴胡、黄芩各七钱，名柴胡六合汤。治胸胁满痛而脉弦，少阳经症。

四物四两，加大黄五钱，桃仁十枚（麸炒）。治大便秘，小便赤，气满而脉沉数，太阳、阳明本病也，急下之。二味本忌，然伤寒间亦用之者，谓药病相当也。经曰：妇人重身，毒之何如？岐伯曰：有故无殒，亦无殒也。此之谓钦。

四物四两，加人参、五味各五钱，治汗下后咳嗽不止。

四物四两，加厚朴、枳实（麸炒）各五钱，治伤寒后虚痞胀满。阳明本虚者，本胃腑也。

四物四两，加栀子、黄芩各五钱，治汗、下后不得眠。

四物四两，加石膏、知母各五钱，治大渴而烦，脉长而大。

四物四两，加茯苓、泽泻各五钱，治小便不利，太阳本病，本膀胱腑。

四物四两，加阿胶、艾叶各五钱，一方加甘草，一方加甘草、黄芪、干姜。治汗、下后，血漏不止，损动胎气者。

四物四两，加附子、肉桂各五钱。治四肢拘急，身凉微汗，腹中痛，脉沉迟者，少阴病也。桂、附亦辛热动胎之药，间不得已而用之。

四物四两，加生地、大黄（酒浸），各五钱，治蓄血症。以上原本名四物大黄汤并六合汤之类。兹概节之，及妊娠寒伤亦并从减，以部首概之。

歌曰：妇人妊娠若蓄血，抵当桃仁莫妄施；要救母子俱无损，大黄四物对分之。吴绶曰：产后伤寒，不可轻易发汗。盖有产时伤力发热，有去血过多发热，有恶露不尽发热，有三日乳蒸发热，或早起劳动，饮食停滞，一皆发热，状类伤寒，要须详辨。大抵产后大血虚空，若汗之则变筋惕肉瞤，或昏迷不醒，或搐搦不定，或大便秘涩，其害非轻。凡有发热，且与四物汤，芎、归为君宜最多，白芍须炒过，酒蒸熟地黄佐之，加软苗柴胡、干姜、人参主之，最效。盖干姜辛热，能引血药入血分，引气药入气分，且能去瘀生新，有阳生阴长之道，以热治热，深合《内经》之旨，如瘀露不尽者，益母丸、黑神丸必兼用之。胃虚食少者，加白术、茯苓。有痰呕逆者，加陈皮、半夏。其余六经，治例皆同，必以四物为主，乃养血务本之要也。刘河间曰：大抵产病，天行从增损柴胡，杂病从增损四物，宜详察脉症而用之。切庵曰：芒硝散热破结软坚，大黄推荡走而不守，故二药相须同为峻下之剂。王好古曰：本草言芒硝堕胎，然妊娠伤寒可下者，兼用大黄以润燥、软坚、泻热，而母子相安。谓自病当之，故胎无恙也，经云有故无损云云，见前。

妊娠　胎前产后等症　安胎　催生下包衣
收子肠兼附疟痢并霍乱

《脉经》云：血旺易胎，气旺难孕。是以不孕多由于血热血少，而其源起于真阴不足，阳盛而内热，故营血日枯也，益阴清热则血自生旺而有子矣。亦有子宫寒而不孕者，当温暖子宫而即孕矣。又有肥人体盛而不孕者，以子宫脂满壅塞，故不受孕也，以二陈为君，而加气血药，则自受孕矣。

妇人受胎一月，形如露珠，乃太极动而生阳，天一生水，谓之胚，足厥阴脉主之，经水即闭，饮食稍异；二月如桃花瓣，乃太极静而生阴，地二生火，谓之胵（胵，音运，膜也），足少阳脉所主，若吐逆思食，名曰恶阻，有孕明矣，或偏嗜一物，乃一脏之虚，如爱酸物，乃肝经只能养胎而虚也；三月如清鼻涕，先成鼻与雌雄二器，乃分男女，手厥阴相火所主，胎最易动；四月始受水精以成血脉，形像具，手足顺成，手少阳脉所主；五月始受火精，筋骨四肢已成，毛发始生，足太阴脉所主；六月始受金气以成筋，口目皆成，足阳明脉所主；七月始受木精以成骨，游其魂，能动左手，太阴脉所主；八月始受土精以成皮肤，九窍皆成，游其魄，能动右手，手阳明所主；九月始受石精，百节毕备，三转其身，足少阴脉所主；十月神气备，足乃生，足太阳脉所主，惟手少阴、太阳无所主者，君主之官，无为而已。有堕胎者，须防三、五、七月，宜服清热、凉血、安胎之药。

启宫丸 治子宫脂满，不能孕育。肥而不孕，多由痰盛，故以二陈为君。

川芎　白术　半夏曲　香附一两　茯苓　神曲五钱　橘红　甘草

粥丸。

紫苏饮 治胎气不和，凑上胸腹，腹满头痛，心腹腰胁痛，名子悬。由下焦气实，相火旺盛，举胎而上，上逼心胸。

苏叶一钱　当归七分　白芍　人参　陈皮　大腹皮五分　甘草二分

加姜煎，空心服。心腹痛甚者，加木香、延胡。陈来章曰：

芎、归、芍以和其血，苏、橘、大腹以利顺其气，气顺血和则胎安矣。既利其气，而复以参、甘养其气者，顺则顺其邪逆之气，养则养其冲和之气也。

四物汤加艾叶、四制香附，童便、盐水、酒、醋，名艾附暖宫丸，治子宫虚冷不妊。

白术散　治子肿。面目、肢体虚浮如水状。胎中挟湿，水与血搏，湿气流溢，故令面目、肢体浮肿，亦名胎水，原因烦渴引饮过多，或泄泻损伤脾胃，脾虚不能制水。五、六个月多有之。

白术一钱　姜皮　陈皮　茯苓皮　大腹皮五分

为末，米饮下。《指迷方》有桑白皮，无白术，此即五皮饮。丹溪除姜皮、腹皮，加川芎、木通，补中、导水、行气。此症有服鲤鱼汤、鲤鱼粥者。

天仙藤散　治子气。妇人冲任。素受血风，因妊娠而足肿，喘闷妨食，甚则脚指出黄水，名子气，非水也。

天仙藤即青木香藤，微炒，苦温疏气活血，能解血中之风气　香附炒乌药　陈皮　甘草炙

等分，加紫苏三叶，木瓜、生姜各三片，空心煎服；或为末，盐汤调下，日三。

紫菀汤　治子嗽。

紫菀　天冬一钱　桔梗五分　甘草炙　桑白皮　杏仁三分竹茹二分

入蜜服。

安乐散　治子淋，心烦闷乱。子淋，膀胱小肠虚热也。虚则不能制水，热则不能通利，故淋。心与小肠相表里，故烦闷，亦有因房劳内伤胞门，冲任虚者，宜八珍汤或肾气丸。

人参　细辛一两　当归　甘草　灯草五钱　木通　滑石　麦

冬三钱

为末，每二钱，麦冬汤下。陈来章曰：虚热宜补，故用参、甘之甘；淋闭宜通，故用通、灯之渗。肺燥则天气不降，而麦冬能清之；肾燥则地气不升，而细辛能润之；血燥则沟渎不濡，而当归能滋之也。

胶艾汤半产漏下　治妇人漏下，或半产后，下血不绝，或妊娠下血，腹痛为胞阻。漏下者，怀妊而经来，以阳不足，谓之激经；半产者，四五月而坠胎，坠胎必伤其血海，血因续下不绝也。

阿胶　川芎　甘草二两　艾叶　当归三两　白芍四两　干地黄原未注分两

水五升，酒三升，煮取三升，内阿胶烊化服。一方加干姜二两。胡氏治胎动无干姜。严氏治胎动经漏，腰痛腹满，抢心短气，加黄芪。

又方，阿胶一斤，蛤粉炒，艾叶数茎，亦名胶艾汤。治胎动不安，腰腹疼痛，或胎上抢心，去血腹痛。《指迷方》加秦艽。

当归散　妊娠宜常服之。血少有热，胎动不安，及数半产难产者，并宜服之。胎无疾苦，临盆易产，产后百病悉皆治之。

当归　川芎　白芍　黄芩一斤　白术半斤

为末，酒调服，日二。

此足太阴、厥阴药也。冲任血盛，则能养胎而安胎，芎、归、芍养血而益冲任；又怀妊宜清热凉血，血不妄行则胎安，黄芩养阴退阳能除胃热，白术补脾燥湿亦除胃热。胎气系于脾，脾虚则蒂无所附，故易落。脾胃健则能运化精微，取汁为血以养胎，自无恶阻呕逆之患矣，故丹溪以芩、术为安胎圣药。

竹叶汤　治妊娠心惊胆怯，终日烦闷，名子烦。受胎四五个月，相火用事，或盛夏君火大行，俱能乘肺以致烦躁，胎动不安。亦有停痰积饮滞于胸膈，致令烦躁者。

麦冬钱半　茯苓　黄芩一钱　人参五分　淡竹叶十片

一方茯苓为君，无人参，有防风、知母，如有痰者加竹沥。**妊娠心烦，固多虚也，**如相火盛者，单知母丸；君火盛者，单黄连丸；心神不安者，朱砂安神丸。切不可作虚烦，用栀、豉等药。

参术饮　治妊娠转胞。转胞者，胎逼及胞压在一边，胞系转戾，脐下急痛，溲数或闭也。因气血虚弱，痰饮壅滞以致之。

当归　熟地　川芎　白芍　人参　白术　陈皮　半夏　甘草炙

加姜煎，空心服。此即八珍汤而去茯苓，加陈皮、半夏以除痰也。

朱丹溪曰：转胞之病，妇禀受弱者、忧闷者、性燥急者、食味厚者多有之。古方用滑利药鲜效，因思胞不自转为胎压，胎若举起，胞系自疏，水道自通矣。近吴宅宠人患此，脉似涩，重则弦。予曰：此得之忧患，涩为血少气多，弦为有饮。血少则胎弱不能举。气多有饮，中焦不清而隘，则胎知所避而就下。乃以上药与服，随以探吐喉中，吐出药汁。候气定，又与之，八贴而安。此恐偶中，后治数人，皆效。仲景云：妇人本肥盛，今反羸瘦，胞系了戾，但利小便则愈，宜服肾气丸，以中有茯苓故也。地黄为君，功在补胞，又法：将妊妇倒竖胞转，而小便自通矣。

托胎丸　治受孕一两月，惯堕胎者。

杜仲八两，糯米汤煎，浸透，炒断丝　续断二两，酒拌，焙　山药六两

为糊丸，或枣肉为丸，米饮下。二药大补肾气，托住胎元则不致堕。

安胎诀：安胎妙来似神仙，白术砂仁各一钱，阿胶归芎皆如是，续断艾叶八分煎，寄生一钱甘草五，条芩钱半便安然。如若腰疼加杜仲、木香、故纸水同煎。寄生难得，倍用续断代之，木香忌火。

安胎饮 安胎饮可安胎住，四物陈皮甘草预，人参白术紫苏芩，十味服之功乃著。

佛手散

佛手　当归　雀脑　芎

水煎将干入酒中，瞌伤胎宜用此，胎死胎安立见功。

羊肉汤　治产脱血虚。为效甚速。

当归　芍　牡蛎煅，一两　龙骨煅，五钱　生姜二两　附子炮，二两　桂枝七钱半

每服一两，羊肉四两，加葱白煮服。归、芍补阴，姜、附复阳，龙骨、牡蛎以收其脱，羊肉大补气血。

达生散 丹溪亦名束胎散　妊娠八九月，服数十剂，易生有力。诗云：诞弥厥月，先生如达。达，小羊也，其生甚易。产难多因气血虚弱，荣卫滞涩，服此则易生如达矣。

当归酒浸　芍药酒炒　人参　白术土炒　陈皮　紫苏一钱　甘草炙，二钱　大腹皮三钱

入青葱五叶，黄杨脑子七个，煎黄杨木，主产难。或加枳壳、砂仁。或春加川芎，夏加黄芩，冬如本方。或有别症，以意消息。

朱丹溪曰：产难往往见于郁闷安乐之人，富贵奉养之家，若贫贱者鲜有之。古方有瘦胎饮，为湖阳公主而作，恐非至到之言。予族妹苦于难产，遇胎则触而去之。予甚悯焉，视其形肥而勤于女工，知其气血久坐不运，男因母气虚亦不能自运耳，当补母气则儿健易产。令其有孕五六月，以《大全良方》紫苏饮加补气药，与之数十贴，得男甚快，因以其方，随母之性禀，与时令加减，服无不应，因名曰达生散云。昔湖阳公主产难，方士进瘦胎饮，用枳壳四两（炒），甘草二两（炙），五月后日服一钱。洁古改以枳、术，名束胎丸。寇宗奭明其不然，盖孕妇全赖血气以养胎，血气充实，胎乃易生。彼公主奉养

太过，气实有余，故可服之，若一概滥施，误之甚矣。讱庵曰：瘦胎饮又名枳壳散，治胎肥难产，临月服之。张氏加香附行气宽膈，姜汤下。许学士云：大率孕妇惟在抑阳助阴，其方甚多，亦恶群队。枳壳所以抑阳，四物汤所以养阴。然枳壳散差寒，宜以内补丸佐之，当归一两，地黄二两，为丸也。

钩藤汤　治瘛疭胎动不安。瘛疭，手足抽掣也。热为阳，风主动，肝风相火为病也。

钩藤钩　当归　茯神　人参一钱　桔梗钱半　桑寄生五分

风热加黄芩、栀子、柴胡、白术，风痰加半夏、南星、竹沥，风胜加全蝎、僵蚕。桑寄生难得，以续断代之。

羚羊角散子痫　治妊娠中风，涎潮忽仆，目吊口噤，角弓反张，名子痫。阴主静，阳主动。风，阳邪也。诸风眩掉，皆属肝木，故有搐搦、眩冒、反张之症。

羚羊角屑一钱　独活　防风　川芎　当归　枣仁炒　茯神　杏仁　薏仁五分　木香　甘草二分半

加姜煎，一方有五加皮。

人参荆芥散　治血风劳。血脉空虚，感受风邪，寒热盗汗，辗转不已，乃成劳也。

人参　白术　熟地　枣仁炒　鳖甲童便炙　羚羊角　枳壳柴胡　荆芥五分　防风　甘草炙　当归　川芎　桂心三分

加姜煎。

陈来章曰：血中之风，防风、荆芥散之；木盛生风，羚羊角、柴胡平之；阴虚发热，地黄、鳖甲滋之；血气痛涩，月水不调，芎、归、壳、桂调之；烦急食少，盗汗心忡，参、术、草、枣补而收之。

清魂散　治产后恶露已尽，忽昏晕不知人。产后气血弱，又感风也。

泽兰叶　人参三分　川芎五分　荆芥一钱　甘草炙，三分为末，温酒调下。更宜烧漆器，焠醋炭于床前，使闻其气。

气血虚弱，故以川芎、泽兰生其血，人参、甘草补其气。外感风邪，故以荆芥疏其风。风邪去，气血生，则神清矣。肝藏魂，故曰清魂。荆芥散血中之风，故以为君。

当归羊肉汤 治产后发热自汗，肢体疼痛，名曰蓐劳。

黄芪一两　人参　当归七钱　生姜五钱

用羊肉一斤，煮汁去肉，入前药，煎服，如恶露未尽加桂辛热行血，恶露下多加川芎，有寒加吴萸，有热加生地，有气加细辛。本方除人参、黄芪，用羊肉一斤、姜五两、归三两，名**当归生姜羊肉汤**。治产后腹中疞痛。疞，音鸠，又音绞。急痛也。

黑神散行血下胎　治产后恶露不尽，攻冲作痛，及胞衣不下，胎死腹中。由血滞不行也。

熟地　归尾　赤芍　蒲黄炒　桂心　干姜炒　甘草四两　黑豆炒，去皮，半升

每服二钱，酒、童便各半煎。《便产须知》有生地。

前症皆因瘀血不行，熟地、归、芍以濡血，蒲黄、黑豆之滑以行血，桂心、干姜以破血，甘草缓正气，童便散瘀血，酒行血分以助药力也。讱庵曰：产后恶露不行，坐蓐劳伤者，以前四味，从轻治之。若挟宿冷、气滞、血凝胞胎不下，则宜全用快行之也。《纲目》曰：寒多及秋冬宜之。若性急形瘦有火，及夏月当审用，此丹溪之论。蓐，音内，荐也，坐以生产。

古黑神散

百草霜　白芷

等分，每二钱，煎，入童便、醋少许和服。治横生逆产，及胎前产后，虚损崩漏等症。

失笑散血痛　治恶露不行，心包络痛，或死血腹痛。恶露阻而不行，上冲于包络，下阻于腹中，皆闷而作痛。

蒲黄　五灵脂

等分为末，煎膏，醋调服。

佛手散一名一奇散，又名君臣散　归君，芎臣，为末，治产后血虚头痛，胎动下血，服此即安，子死腹中，服此即下，催生神效。

催生仙方

麻油四两　白蜜二两　滑石一两

共烊热，服即产。或各半亦可。

又方，滑石一两，百草霜三钱，白芷三钱，隔纸炒黄，为末和之。如包衣不下，再用一钱，神效。

下死胎胞衣。切庵先生下死胎包衣方，珍珠一两，研极细，酒服效。如不细，伤脏腑。胞胎不下，以蓖麻子二粒，巴豆一粒，麝一分，捣膏贴脐中并足心，胎下去净。若子肠挺出，煮膏涂顶心即收。

催生神方　子死腹中，或双胎一死一生。食蟹肉，死者出，生者安，神验。蟹爪救产妇法，载后本草注释。

产后子肠不收方

醋三分　冷水七分

和噀产妇面，一噀一缩，三噀即收。又法，蓖麻子十四粒，去壳捣膏，涂顶心即收，收即净去。又法，皂角末，吹鼻中，嚏作立止。

产后血运，败血入肝，惟童便可以治之，降血甚速。又方，以硬炭烧红入罐中，醋淬使闻其香，甚妙。

产后血闷而死者，以红花数斤煎汤，寝妇于上而熏之可苏。

产后发痉，以脱血无以养筋也，宜十全大补。

催生四圣散

白芷二钱　枳壳二钱　冬葵子　木通各二钱

煎服即下。

三合散 四物、四君合小柴胡汤，治产后日久虚劳。

麻子苏子粥 治产后大便不通。产后有三种疾，郁冒则多汗，多汗则大便秘，故难于用药。

大麻仁 苏子

等分，洗净合研，再用水研取汁，煮粥啜。

或问产后禁用白芍否？曰：新产血气未平，恐其酸收作痛耳。其性专治血虚气痛，新产正血虚气痛之时，醇酒微炒用之何害？又血块凝滞作祸，不可泥于产后大补气血，放胆下之，用玉烛散无妨，推陈致新亦是补法。只因产后大补气血一语，致积血而殒者多矣。

参术膏 治产后胞损成淋沥症。

人参二钱五分 白术二钱 黄芪钱半 茯苓 陈皮 桃仁各一钱 炙甘草五分

用猪羊胞煮汤，入药煎服。

丹溪曰：收生不谨，以致损胞而得淋沥。有徐氏妇，壮年患此，因思肌肉破伤，在外者且可补完，胞虽在内，或亦可治。诊其脉虚甚，因悟曰：难产之人，多是气虚，难产之后，气血尤虚。因用峻补，以此膏，饥时与之，每剂一两，一月而安。盖令血气骤长，其胞可完。若稍迟缓，恐难成功。

《本草备要》妊娠主治注释

紫石英治女子血海虚寒不孕。冲为血海，任主胞胎。《经疏》云：女子系胞于肾及心包络，虚则风寒乘之，故不孕。紫石英辛温，走二经，散风寒，镇下焦，为暖子宫之要药 硇砂暖子宫。硇，音铙 覆盆子令女子多孕 淫羊藿治阴绝不产 补骨脂治妇人血虚。妇人之血脱气陷，亦犹男子之肾冷精流 蛇床子治子脏虚寒 阳起石治子宫虚冷 续断暖子宫，治胎漏 艾叶暖子宫，安胎 杜仲治胎漏，怀孕沥血 葱白一物汤发汗而安胎，加姜亦佳，即此亦治妊娠

伤寒　生地、大小蓟、紫苏、阿胶、知母、木香、砂仁、蕳子俱安胎　黄芩、白术安胎圣药　鹿角胶治血闭不孕，止痛安胎　胡黄连治胎蒸　竹茹治胎动　贝母治产难　益母草同上　木通、车前子、白蒺藜、王不留行、禹余粮、大麻仁、滑石俱催生　冬葵子滑胎　丹参安生胎，下死胎　牛膝治产难　麦芽下胎　花乳石下死胎、包衣。恶血化则胞胎无阻　红花同上　赤石脂催生下胎衣。能去恶血，故胞胎无阻。东垣云：胞胎不下，涩剂可以下之　枇杷叶治产后口干　茜根治产后血晕　苏木血晕胀满欲死。产后败血，非此无效　羚羊角主产后余痛　竹茹胎前不损子，产后不碍妇　伏龙肝催生下胎　夜明砂下死胎　蝉蜕催生下胞。童便治胞衣不下冰片治产难　皂荚下胎　皂角刺治胎衣不下　石燕两手合握，胎即下　泽兰治产后血沥、腰痛瘀行未尽，产前后百病皆治，产家要药白薇治产虚烦呕　郁金治产后败血攻心　姜黄同上　白芷治产后伤风，血虚头痛　知母治褥劳　青蒿同上，虚热相宜　干姜产后大热者宜之。此非有余之热，乃阴虚生内热也。能入肝利气，能入肝引众血药生血，须与补药同用　吴萸下产后余血，故产后必饮之　山楂治儿枕作痛。恶露积于太阴，少腹作痛，名儿枕痛，砂糖调服　黑芝麻蒸熟，主产后羸困　竹沥丹溪云：味甘性缓，能除阴虚之有大热者，寒而能补，胎后不碍虚，胎前不损子。世人因本草大寒二字，弃而不用，不知假火而成，何寒如此之甚耶？　柴胡新产发热不可用

治胎前疟热多口渴方

黄芩酒炒，二钱　柴胡一钱　硬石膏五钱至一两　麦冬五钱至一两　知母蜜炙，二钱至四五钱　橘红二钱至三钱　白茯苓三钱　竹叶五十片至一百片

胃虚加人参二钱至三五钱。河水煎，饥服，发日五更温服，滓再煎六分并进，如热甚寒亦甚，加姜皮二钱至四钱，白术三钱。

治胎前疟寒甚不渴少汗方

人参 姜皮各五钱至一两 橘红二钱至四钱

五更温服，再煎五六分并进。寒甚者，阳气虚而下陷也，益阳气则寒自止，邪自散矣，故应多服人参如贫人即以白术或葳蕤代之，如汗多，加黄芪五六钱。

治产后疟主方

当归三钱至五钱 柴胡一钱 鳖甲四钱至七钱 牛膝一两 白茯苓二钱 橘红三钱 姜皮一钱至二钱 干姜炒黑，四分至六七分

煎，露一宿，五更温服。如渴加麦冬六钱，竹叶五十片，青蒿三五钱，去姜皮、干姜不用；如渴甚更加知母三钱、花粉三钱；痰多加贝母四钱；如脾胃弱加人参三钱至一两，元气虚亦如之；有肺热者去人参，加白芍四钱；如汗多加黄芪二钱至五钱；寒甚加桂枝七分至一钱二分，干姜炒黑，七分；如恶露未尽亦如之，并加益母草五钱、黑豆（炒）一两、苏木五钱，打碎，别以绵裹，入药煎；热多加青蒿三四钱。

滞 下

凡胎前滞下，宜用黄芩、黄连、白芍、炙甘草、橘红、红曲、枳壳、莲肉、炒升麻。未满七月勿用滑石，症急者必须用之，不拘此例。

凡产后滞下，积滞虽多，腹痛虽极，不可用大黄等药行之，致伤胃气遂不可救。但用人参、白芍、当归、红曲、升麻（醋炒）、益母草、炙甘草一倍，滑石末四五钱足矣。

若恶露未尽，兼用乳香、没药各七分五分，炒砂仁末一钱，久之自愈。血虚加阿胶三钱，蛤粉炒。

妊娠霍乱

先吐，或腹痛吐泻，是因于热也；头痛体疼发热，是挟风也。若风犯皮肤，则气不通而风热上冲，必为头痛；若风入腹胃，则泄利呕吐，甚则手足逆冷，妊娠患此多致损胎。薛氏云：如内伤饮食，外感风寒，用藿香正气散为主；若因食滞，平胃散；若阳气虚寒，手足厥冷，须温补为急，理中汤。产后霍乱，脏腑虚冷，饮食不消，触冒风冷所致。若热而饮水者，五苓散；若寒而不饮水者，理中汤，虚冷者加附子来复丹。

崩　带

经漏不止曰崩，阴虚阳搏谓之崩。冲任经虚，被风袭，伤荣血，以致崩中暴下。时珍曰：此亦一说，但未及肝血虚滞亦自生风之意。

讱庵曰：冲为血海，任主胞胎。任脉通，冲脉盛，则月事以时下，无崩漏之患，且易有子。崩中由损伤冲任，气血俱虚。经曰：阴虚阳搏谓之崩，由阴虚而阳搏之，血得热而妄行也。带者，病本于带脉而得名。赤属血，白属气，由阴虚阳竭，荣气不升，卫气下陷，或湿痰、湿热蕴积而下流也。凡非时血行淋沥不已，谓之漏下；忽然暴下，如山崩然，谓之崩中。有五色以应五脏。《良方》曰：带下起于风寒、湿热所伤，入于胞中，或中经脉，流入脏腑。阴虚阳竭，荣气不升，卫气下陷，滞于下焦奇经之分，因带脉而得名。白属气，其状如涕，相连而下，言带者，亦病形也。有湿热流滞下焦者，有肝肾阴淫湿胜者，有惊恐而木乘土位浊液下流者，或思想无穷，而为白淫者，或余经湿热，屈滞小腹之下者。风寒湿热伤肝者，经色青如泥；伤心经者，色赤如津；伤肺经者，色白如涕；伤脾经者，黄如烂瓜；伤肾经者，黑如虾血。气虚者补中益气而兼升提，血虚者养血滋阴而兼调气。

如圣散　治崩漏不止。

棕烧　乌梅肉一两　黑姜半两

为末，每服二钱，乌梅汤下。涩能止血，故用棕；酸能收敛，故用乌梅；温能守中，故用干姜。黑能止血，故并煅，水胜火也。

固下丸　治赤白带。

樗皮两半　白芍五钱　良姜煅黑　黄柏煅黑，三钱

粥丸，米饮下。

当归煎丸　治赤白带下，腹中痛，不饮食，羸瘦。此血虚有热之症，法当凉补。《脉诀》云：崩中且久为白带，漏下多时骨本枯。言崩久则血少，复亡其阳，故白滑之物，下漏不止。

当归　熟地　阿胶炒　续断　白芍炒　赤芍炒　牡蛎煅粉，一两　地榆炒黑，三钱

醋糊丸，米饮下。

白芷散　治赤白带滑脱不禁。

白芷一两　海螵蛸二个，煅　胎发一钱，煅

为末，酒调下二钱。白芷辛温燥湿祛风，螵蛸咸温收湿和血，胎发补阴消瘀，煅黑又能止血也。

七宝美髯丹　治白带崩漏。

古黑神散妊娠门　治虚损崩漏。

凉血汤　治血崩不止。

川芎五分　当归　生地各一钱　黄芩　黄连　知母　防风　柴胡　黄柏盐水拌炒　荆芥　红花各八分　细辛　蔓荆子　羌活各六分　藁本五分　甘草　升麻各四分　食前服。

归脾汤　治经漏崩带。

《本草备要》崩中主治注释

鹿角胶治下血崩中不止　五灵脂治崩中。非正治之药，乃去风

之剂，与荆芥、防风治崩中义同　生地、何首乌同治　续断、益母草子并用同治　艾叶、延胡、茜草、凌霄花、地榆头若虚禁用白茅根、白芷崩带　升麻、鸡苏、木贼、白矾、石韦、砂仁、香附、赤石脂、禹余粮、代赭石、伏龙肝、鸡肫皮、乌骨鸡、阿胶、龙骨、海螵蛸、龟板、牡蛎、僵蚕、扁柏、诃子、椿樗白皮崩　秦皮同上　槐花、棕、竹茹、莲子、石榴皮、莲须同治荷叶、芡实同治　大、小蓟并治崩中带类　白果治带浊。赤者湿伤血分，从小肠来；白者湿伤气分，从肺大肠来。带浊并有寒、热二症，亦有因痰者，宜二陈加升麻、二术　艾叶治带要药　升麻能缓带脉之缩急　蜀葵花赤者治赤带，白者治白带　肉苁蓉治带　韭子同上　桑螵蛸能治白带、白淫　诃子取其收敛，同蛇床子、五味、山萸、杜仲、续断，治虚寒带下　棕烧黑存性，与发灰同服　蛤粉丹溪云：治白浊带下　槐米炒同　牡蛎盐水浸，煅为粉，等分为末服；或糊丸，米饮下，治白带甚效

乳奶　乳岩　乳痈　内外吹

猪蹄汤通乳　治乳少。

猪蹄一只，雄猪前蹄　通草即木通，一两

煮食。《广济方》用猪蹄四只煮汁，加土木瓜根、漏芦、木通各三两，着少米、葱、豉，煮稀粥食，治同。或以猪蹄汤调益元散服，以木梳梳乳房，乳汁自下。又，穿山甲、王不留行，皆通乳之药。俗曰：穿山甲，王不留，妇人见之乳长流。

皂蛤丸　治风邪客于乳房而成奶痈。此方能导其汗，散其风邪，汗出而病自愈矣。

皂角　蛤粉

等分为末，每服二钱，酒下。

治乳便用方　治乳痈初起，肿痛未成脓者。

蒲公英连根带叶，二两，捣烂

好酒半斤，同煎数沸，热服。存渣，敷肿上。盖睡一时许，再用连发葱白汤一钟，微汗而散。

乳吹肿验方

葡萄叶捣细

麦面醋调敷，即消。

乳痈奇验方　以头垢丸，下二三粒，少顷一吐而愈。

《本草备要》乳奶乳岩乳痈主治注释①

麦冬治乳闭　贝母同上　瓜蒌子、木通、通草、蒺藜、漏芦俱治乳闭，下乳　赤小豆、大麻仁下乳，又治乳痈　僵蚕俱下乳葱、冬葵子、滑石俱下乳　益母草治乳痈　黄芩同上　蒲公英治乳痈。肝经病，同金银花煎，入酒少许服　木鳖子治乳妬痈　百合治乳痈，亦可敷　榆白皮治妬乳，和陈醋淬敷，日六七易，效　皂角刺治妬乳　白梅敷乳痈　陈皮叶敷乳痈　青皮消乳肿　天花粉治乳痈　凌霄花主产乳余疾　茜根治乳结

乳吹乳痈验方　鲫鱼去鳞肠，入芫花，煮，去芫花，食汤并鱼，即出头。

《本草经疏》忌宜

乳岩、乳痈、内外吹，忌补气、升，辛温燥酸敛。宜散结气、和肝、凉血、活血、清热解毒。贝母、橘叶、连翘、花粉、山慈菇、山豆根、紫花地丁、黄连、甘草、柴胡、白芷、橘皮、牡鼠粪、乳香、没药、漏芦、夏枯草、金银花、瓜蒌仁、头垢、

---

①　本草……注释：此14字原缺，据前后文例补。

人爪、鲮鲤甲、半枝莲、茜根。

小 儿

小儿百病，皆胎毒痰热所生。初生未食乳之前，用牛黄三五厘，合黄连、甘草末蜜调，令咂之，甚妙。小儿牙关紧闭，急、慢惊风，用杜牛膝绞汁，入好酒，灌之即苏；以醋浡拌渣，敷项下，服之，取其吐痰。风痫，或因母腹中受惊，或因大惊而得。盖小儿神气尚弱，惊则神不守舍，舍空则痰涎归之，以致痰迷心窍。或感风、寒、暑、湿，或饮食不节，逆于脏气，郁而成涎，闭塞诸经，厥而乃成。或数日一发，或一日数发。发则眩仆倒地，昏不知人，瘛疭抽掣，口眼㖞斜，或随脏气作六畜之声。痫有五，每脏各有畜所属。心痫，其声如羊；肝痫，其声如犬；脾痫，其声如牛；肺痫，其声如鸡；肾痫，其声如猪。筋急而缩为瘛疭，缓而伸为疭，伸缩不已为瘛。卒然眩仆抽掣，或口眼㖞斜，吐涎而身软，时发时止为痫，皆阴虚血热，风火相搏，痰随火涌。

牛黄丸痉门末　治风痫迷闷，涎潮抽掣。

沉香天麻丸　治小儿因惊发搐，痰多眼白，痫瘛筋挛。小儿神气尚弱，惊则神思无依，又动于肝风，风火相扇，故痰壅心痫，而筋挛抽搐掣也。搐，音触，牵制也。

羌活五钱　独活四钱　沉香　益智仁　川乌二钱　附子炮　天麻　防风　半夏三钱　当归　甘草　僵蚕钱半

每服五钱，姜三片煎。

安虫散虫门　治小儿腹痛，状似惊痫。腹痛有积痛、食痛、虚痛，大同小异，惟虫痛者，口唇淡而沫自出，当随症用药。虫与痫相似，小儿本怯，故胃虚冷则虫痛。而心痛与痫略相似，但目不斜、手不搐也。

金液丹虚损门　治慢惊。

凉膈散口门　治小儿惊急。

紫雪伤寒变现　治小儿惊痫。

定志丸惊悸门　安魂定惊。

木香槟榔丸痢门　治小儿惊痫积热。量其轻重用之。

风引汤祛风门　治小儿惊痫，日数十发。

控涎丹身体门　加朱砂、全蝎，治惊痫。加穿山甲、鳖甲、延胡索、莪术，治惊风成块。

夺命丹单用礞石一味，制如滚痰丸　治小儿急慢惊风痰涎壅盛。药不可下，命在须臾。薄荷自然汁，蜜调温服。

青州白丸子痉门后　治小儿惊风。皆风痰壅塞经络，此治风痰之上药，热痰迷窍者非所宜。

金匮风引汤脚门　治惊痫，日数十次。

玉屑无忧散喉门　治小儿奶癣。

地骨皮散　治虚热潮作，及伤寒壮热、余热。风热、潮热、壮热，三者相似。潮热者时间发热，过时即退，来日依时发热，此欲发惊也；壮热者，心热也，内热不已，甚即发惊痫也，导赤散主之；风热者，身热而日中气热，有风症，人参生犀角散主之；湿热者，脾热也，但温而不热也，泻黄汤主之。

六神散诸热门　治小儿表热，病去后又发热。详论见本汤后。

地骨皮　知母　柴胡　甘草炙　人参　半夏各等分　姜一片

大连翘饮　治小儿丹毒发热，痰涎壅盛，一切诸疮痧疹，颈项生核，或伤风伤寒，时行发热等症，并宜服之。

连翘去心　瞿麦　滑石　车前子　牛蒡子　赤芍　栀子　木通　当归　防风　黄芩　柴胡　甘草　荆芥　蝉蜕　石膏各五分加灯心二十根，母子同用。

六味地黄丸　治小儿行迟、齿迟、脚软、囟开、阴虚发热，诸病皆属肾虚，用之应手神效。

消毒犀角饮 治小儿丹毒，身热气粗，啼叫，惊搐不宁等症。

犀角镑 防风各一钱 甘草五分 黄连三分 灯心二十根 徐徐服之。

僵蚕治丹，金银花、芸苔即油菜与花也治游风丹肿，捣药傅之。白苎根捣贴赤游丹毒。马齿苋、鸡肠草并敷丹毒。地肤子叶作浴汤，去皮肤风热丹肿。七味主治出《本草备要》。

《本草备要》主治小儿惊痫杂症注释

杜牛膝治乳蛾、喉痹、急慢惊风，已见前 丹皮、天麻小儿诸病要药 使君子同上 款冬花定惊 紫菀治惊痫，亦虚而有热 南星治风痰，专治湿痰惊痫，身强口噤① 细辛辛益肝胆，故胆虚惊痫宜之 薄荷治骨蒸惊热 黄连定惊 胡黄连惊痫良药，消果子积 龙胆草治惊痫邪气，肝经风火也 青黛治惊痫 防己治热气诸痫，降气下痰 附子治慢惊 磁石治惊痫，重镇怯 灯草烧灰涂乳，止夜啼 金治惊痫风热，肝胆之病 犀角定惊 代赭石半钱，冬瓜仁汤调服，治慢惊 白矾、五灵脂、夜明砂、雄黄俱治惊痫 牛黄清心解热、利痰治惊、通窍辟邪，治小儿百病 阿胶小儿惊风后，瞳仁不正者，以阿胶倍人参服之最良。阿胶育神，参益气 羚羊角、麝香、熊胆、龙骨皆镇惊安魂，治十二痫 龙齿同上 真珠镇心安魂，治惊痫 僵蚕治惊痫，肤如鳞甲，由气血不足。亦治胎垢，煎汤浴之 蝎治惊痫抽挛，口眼㖞斜。慢惊属脾，虚者慎用。蝎为惊风要药 蜈蚣治惊痫 发合鸡子黄，煎为水，疗惊热。鸡子能去风痰 柏子仁定惊 虎头骨、巴豆、淡竹叶、

---

① 噤：原作"禁"，据《本草备要》卷之一改。

芦荟、芜荑、秦皮俱治惊痫　白梅同上　冰片治惊痫痰迷　朱砂治癫痫　钩藤钩治小儿惊啼瘛疭、热拥、客忤胎风、班疹，主肝风相火之病。相火散行于胆、三焦、心包，风静火息，诸症自除　蜈蚣治脐风噤口　青蒿治风毒瘟　前胡治夜啼　蝉蜕治惊痫夜啼　肉蔻治吐逆，乳食不下　卜子同上　蚯蚓屎治阴囊忽虚热肿痛，以生甘草汁，入轻粉末，涂之　胡麻生嚼，治头疮　秦艽、炙甘草各一两，一方加薄荷五钱，每服一二钱，治潮热，食减瘦弱　桑螵蛸炙，饲可止夜遗尿　韭子、益智仁、牡蛎、龙骨、金樱子、鸡屎白并治遗尿。《素问》云：足厥阴病则遗尿，韭子入足厥阴　五加皮五钱、牛膝、木瓜各二钱半，为末，每服五分，米饮下，酒二三滴，治小儿三岁不能行

疳　积

五疳、便浊、泻痢、腹虫，皆由脾胃虚弱，因而气凝食滞、湿热瘀塞而成，脾胃健则积滞消、湿热散、水道利，而前症尽除。

治疳神方

宣黄连　胡连各五钱　朱砂二钱五分，另研入雄猪胆内，以线扎缚，将胆悬挂在罐内，煮一时，取出捣烂，研芦荟、麝香各一分，饭丸如麻子大。每六粒或至十二粒止，米饮下，随儿大小加减。

使君子补脾、杀虫、消积，忌茶　柴胡治五疳羸瘦　前胡、黄连同猪肚煮，为丸，除疳　青黛治热疳，杀虫　百部、百草霜、皂矾、五谷虫并治疳积　甘松治风疳齿䶛　木鳖治疳积　地黄甘能杀虫　五灵脂、蟾蜍治劳疳、疳积　蟾酥治脑疳　芦荟治五疳　黄丹治疳疾　海螵蛸治疳虫　阿魏治疳劳　密蒙花治疳气攻眼　椿樗皮去疳䘌　海桐皮同上　月明沙解毒杀虫，治劳疳

秘传芝麻药方　治小儿伤积，食积、黄瘦、疳积等症。

卜子一两，炒　杏仁三钱　三棱　莪术各五钱　青皮五钱，以上四味炒焦存性　青木香三钱　五谷虫五钱，炒　楂肉一两　谷芽一两，炒焦，另研　橘红三钱　明雄五分　阿魏五分，煎去油，约成二分

以上各制，共末，用晚米饭捣细，和丸如菜子、芝麻大。每一岁用一粒，随粥饭下。二三日后或作泻，不必虑。

走马疳

走马疳，言患迅速，不可迟延故也。其患多在痧痘余毒所中，又有杂病热甚而成者，牙根作烂，随便黑腐作臭，甚者牙龈脱落，根柯黑朽，不数日间遂致穿腮破唇，诚为不治。初起宜用芦荟消疳饮，外用人中白散或冰片散二药搽之。取去黑腐，内见红肉血流者为吉；如取时顽肉不脱，烂渐开，掀肿外散，臭味不止，更兼身热不退者，俱不治。

芦荟消疳饮　治小儿走马疳，身热气粗，牙龈腐烂，气臭。

芦荟　柴胡　川连　胡连　牛蒡子　元参　桔梗　黑栀　石膏　薄荷　羚羊角　甘草　升麻各三分　淡竹叶十片　食后服。

口疳方
冰片　儿茶各五钱　石膏　雄黄各三钱
研末吹，神效。

人中白散
人中白煅红，二两　儿茶一两　黄柏　薄荷　青黛各末，六钱　冰片五分

共再研极细，用温汤漱净，再吹药疳上，日用六七次。吹药涎从外流为吉，内收涎毒入里为凶。

痈疡

朱丹溪曰：痈疽皆因阴阳相滞而生。盖气阳也，血阴也。血行脉中，气行脉外，相并周流。寒与湿搏之，则凝滞而行迟为不及；热与火搏之，则沸腾而行速为太过。气得邪而郁，津液稠黏，为痰为饮，积久渗入脉中，血为之浊，此阴滞于阳也；血得邪而郁，隧道阻滞，或溢或结，积久渗出脉外，气为之乱，此阳滞于阴也。百病皆由于此，不止痈疽而已也。《内经》曰：荣气不从，逆于肉理，乃生痈肿。又曰：诸痛痒疮，皆属心火。切庵曰：外科方症，至为繁多，并取可通用者，录之以备缓急。其余各症，各有专方，不能多录。痈疽之生，始于喜怒忧乐之不时，饮食居处之不节，或金石草药之发动，寒暑燥湿之不调，致阴阳不平，而蕴结营卫，凝涩而腐溃。轻者起于六腑，浮达而为痈；重者发于五脏，沉涩而为疽。浅者为疖，实者为痈，深则为疽矣。发于外者，为背疽、脑疽、眉疽等疽；发于内者，为肝痈、肺痈、肠痈等痈。外症易识，内症难明。太阳经虚，从背而出；少阳经虚，从鬓而出；阳明经虚，从髭而出；督脉经虚，从脑而出。凡肿而痛者为实邪，肿而不痛为虚邪。肿而赤者为结热，肿而不赤为留气停痰。血滞则气壅，气壅则经络满急，故肿且痛。

李东垣曰：疮疡及诸病面赤，虽伏火热，禁不得攻里，为阳气拂郁，邪气在经，宜发表以去之。故曰：火郁则发之。虽大便数日不见，宜多攻其表，以发散阳气，少加润燥药以润之。如见风脉风症，只宜发表风药，便可以通利大便。若止干燥秘涩，尤宜润之，慎不可下。九窍不利，疮疡郁冒，皆不可下，汗之则愈。《机要》曰：治疮须明托里、疏通脏腑、调和荣卫三法。内之外者，其脉沉实，发热烦躁，外无焮赤，痛深于内，其邪深矣，当疏通脏腑以绝其源；外之内者，其脉浮数，焮肿在外，形症外显，恐邪气极而内行，当先托里；内外之中者，外无焮恶之气，内亦脏腑宣通，知其在经，当和营卫。

用此三者，虽未即瘥，必无变症。齐德之曰：世人皆谓乳、没珍贵之药可住疼痛，不知临病制宜，殊非一端。热痛凉之，寒痛温之，风痛除其风，湿痛导其湿，燥痛润之，塞痛通之，阴阳不和者调之，虚痛补之，实痛泻之，脓郁而闭者开之，恶肉败溃引之经络，闭涩者利之，不可执一而无权也。《经疏》云：痈疽皆由荣家实热，气逆所结，急宜凉血活血，散结解毒，大剂连进，内外夹攻，务使消散，即势大毒盛，一时不能散尽，亦必十消七八，纵使溃脓，保无大害。若失于救治，使热毒内攻，其膜必坏，坏则神人不能救矣。

真人活命饮　治一切痈疽肿毒，初起未消者。

银花三钱　陈皮　当归酒洗，钱半　防风七分　白芷　甘草节　贝母　天花粉　乳香一钱　没药二味另研，候药熟下　皂角刺五分　穿山甲三大片，剉蛤粉炒，去粉用

用好酒煎。毒在上饱服，在下饥服，善饮者多饮酒以助药势，忌酸物、铁器。此药当服于未溃之先，未成者散，已成者溃。若已溃后不可服。

金银花酒　治一切痈疽恶疮，不问发在何处。或肺痈、肠痈，初起便服，奇效。

金银花五两。干者亦可，不及生者力速　甘草一两

水二碗，煎一碗，再入酒一碗，略煎，分三服，一日一夜尽服，重者日二剂，服至大小肠通利，则药力到。外以生者捣烂，酒调敷毒四围。

金银花寒能清热解毒，甘能养血补虚，为痈疽圣药，甘草亦扶胃解毒之上剂也。

本方用金银花二两，甘草一两，加黄芪四两，酒一升，重汤煎服，名回毒金银花汤，治痈①疡色变紫黑者。

---

① 痈：原作"痛"，据《医方集解·痈疡之剂》改。

附忍冬膏金银花一名忍冬藤　四月采鲜花，捣汁熬膏，茶酒任点服，养阴退阳，补虚疗风，尤宜于火热炽盛之人，永无疗疽之患，窨酒亦佳。花叶同功，而花尤胜。

蜡矾丸　治一切疮痈恶毒，先服此丸，护膜托里，使毒不攻心。

黄蜡二两　白矾一两

先将蜡溶化，候少冷，入矾，和匀为丸，酒下。每十丸二十丸，渐加至百丸则有力，疮愈后服之亦佳。

心为君主，不易受邪，凡患痈疽，毒上攻心，则命立倾矣。黄蜡甘温，白矾酸涩，并能固膜护心，解毒定痛，托里排脓，使毒不致内攻，故诸症所必用也。

托里散　治一切恶疮发背、疗疽、便毒始发，脉弦洪实数，肿甚欲作脓者。脉弦洪实数，乃实热坚硬之症，故宜下也。

金银花　当归一两　大黄　朴硝　花粉　连翘　牡蛎　皂角刺三钱　黄芩　赤芍一钱

每五钱，半酒半水煎。

神授卫生汤《外科正宗》　治痈疽发背，脑疽对口，丹瘤瘰疬，毒恶疗疮，湿痰流注及外科一切疮症。但未成者即散，已成者即溃，能宣热散风，行瘀活血，解毒消肿，疏通脏腑，且药性平和，功效甚速，诚外科首用方也。

羌活八分　防风　白芷　川山甲土炒，研　沉香　红花　连翘　石决明煅，各六分　金银花　皂角刺　归尾　甘草节　花粉各一钱　乳香五分　大黄酒拌炒，二钱，脉虚便利者勿用。

水二碗，煎八分。病在上部，先服药，随后饮酒一杯；病在下部，先饮酒一杯，随后服药，借酒以行药势。

破棺丹　治诸疮肿热。

大黄二两半　芒硝　甘草各二两

救苦胜灵丹方一名救苦化坚汤，东垣　治瘰疬，马刀挟瘿，从耳下或耳后下项至肩，或入缺盆中缺盆在两胁，乃手足少阴经分。其瘰疬在颈下或颊车，乃足阳明经分，受心脾之邪而作也，今将三症合而治之。

黄芪护皮毛，实元气，活血生血，疮家圣药　连翘能散诸经血凝气聚，十二经疮药中不可无也　漏芦　升麻各一钱　葛根五分，此三味足阳明本经药　丹皮去肠胃中留滞宿血　当归　生地　熟地此三味和血，凉血，生血　白芍各三分。酸寒能补中益肺，治腹痛必用之。夏倍用，冬寒少用　防风五分　羌活　独活一钱。此三味必开手足太阳症，脊痛、项强、腰似折，项似拔者用之　防风辛温，若疮在膈已上，虽无太阳症亦当用之，为能去上部风邪，去病带拘急　柴胡八分，功同连翘。疮不在少阳经去之　牛蒡子解毒，无肿不用　人参各三分，补肺气，如气短不调及喘者加之　甘草炙，五分。能调中，和诸药，泻火，益胃气，亦治疮邪　肉桂二分。能散结积阴症。疮疡当少用之，此寒因热用之意，又为阴寒覆盖其疮，用大辛热以消浮冻之气。烦燥者去之　黄连以治烦冈　黄柏炒，各三分。如有热或腿脚无力加之，如烦燥欲去衣者，肾中伏火也，更宜加之，无此勿用　昆布昆布咸能软坚，疮坚硬者宜用　三棱煨，二分　莪术煨，三分。此二味，疮坚甚者用之，不坚勿用　益智二分。唾多者，胃不和也，病人吐沫吐食，胃寒者加之　麦芽一钱。治腹中缩急，兼消食补胃　神曲炒能化食　厚朴一钱二分。腹胀加之，否则勿用

蒸饼为丸，每服三钱。如气不顺加陈皮、木香，大便不通加酒炒大黄，血燥加桃仁、大黄，风燥加麻仁、大黄、秦艽、皂角子煨用。

解照东垣注各药下。东垣立此法，以听用者之进退，倘能随症加减，实能统治诸疡，嘉惠无穷。

散肿溃坚汤 治同前诸症。

黄芩八钱半，酒炒半熟用 知母 黄柏酒炒 花粉酒洗 桔梗 昆布五钱 柴胡四钱 升麻 连翘 甘草炙 三棱酒洗 莪术酒洗，炒，三钱 葛根 归尾酒洗 白芍二钱 黄连一钱

每服六七钱，先浸半日，煎，食后热服，服后仰卧。取药在上膈，另将半料蜜丸，留药汤吞之，量虚实服。

飞龙夺命丹 治一切疔肿痈疽，恶疮初发，或发而黑陷，毒气内攻者。

天南星 雄黄 巴豆去油，一钱 黄丹 乳香 硇砂 信石①五分 斑蝥十六个，去头足炒 麝香少许

为末。蟾酥和为丸，如黍米大。每服十丸，或十四丸。量人虚实，好酒送下，疮上下服法如前，忌油腻，此十二经通行之药也。毒气内攻，疮疡黑陷，非平剂所能胜，南星、雄黄、黄丹味辛性燥，能杀毒破痰；巴豆、硇砂大毒大热，能祛寒化积；斑蝥、蟾酥、辛寒至毒，能拔疔毒、下恶物；信石燥烈劫痰，麝香香窜通窍，乳香能使毒气外出，不致内攻，引之以酒，使行经络，无毒不泻也。此乃厉剂，所谓药若不瞑眩，厥疾不瘳，此类是也。此方世俗多用之，然香窜燥毒之剂，盖无经不至者，备汗、吐、下三法。病因食禽兽一切毒发及疮，脉沉细紧数，毒蕴在里，并湿毒，用之神效。若大热大渴，毒气燃发，脉浮洪在表，及膏粱积热之人，不宜轻用，世人多不分此，又有以半夏代雄黄者，殊不知雄黄治诸疮，及百节中大风中恶者之意也。

托里十补散 治痈疮初发或已发，邪高痛下，疮盛形羸，

---

① 信石：砒石。《本草备要》卷之四记载："出信州，故名信石。"

脉无力者。若痈疽不因膏粱、丹毒、火热，因虚气郁者，止补形气、调经脉，自当消散，不得汗之、下之也。

　　黄芪　人参　当归二钱　川芎　桂心　白芷　防风　厚朴
桔梗　甘草一钱

　　每服二钱，加至五六钱，热酒调下。本方加白芍、连翘、木香、乳香、没药，亦名托里散，治发背疔疮。此为表里气血之药，共成助阳内托之功也。丹溪曰：若冬月肿疡，用之可转重就轻。若溃疡夏月用之，以桂、朴之温散，佐以防风、白芷。吾恐虽有参、芪，难为倚仗，世人不分冬夏，无论经络，不能无误也。

　　托里黄芪汤　治诸疮溃后，脓多内虚。溃后脓血出多，阴阳两竭，宜大补气血。

　　黄芪　人参　当归　桂心　茯苓　志肉　麦冬　五味炒

　　等分，每服五钱，食远服。丹溪曰：痈疽溃后，补气血、理脾胃，实为切要。否则数月之后，虚症仍见，转成他病也。

　　托里温中汤　治疮疡为寒变而内陷，脓出清解，皮肤凉，心下痞满，肠鸣切痛，大便微溏，食则呕逆，气短呃逆，不得安卧，时发昏愦。此孙彦和治王伯爵臂疡方也。六脉沉微，色变肤凉，加以呃逆，胃中虚寒极矣，遂于盛夏用此大辛热之剂，盖舍时从症之变法也。

　　附子炮，四钱　干姜炮　羌活三钱　木香钱半　茴香　丁香
沉香　益智仁　陈皮　甘草炙，一钱

　　加姜五片煎。

　　止痛当归汤　治脑疽、背疽，穿溃疼痛。

　　当归　生地　白芍　黄芪　人参　甘草炙　官桂各一两

　　归、地活血凉血；参、芪益气补中；官桂解毒化脓，毒化成脓则痛渐止；白芍和脾，酸以敛之；甘草扶胃，甘以缓之，痛自减矣。

灸法火攻拔毒　治一切痈疽恶疮。

凡人初觉发背，欲结未结，赤肿焮痛，以湿纸覆其上，先干处即痈头也。取独头大蒜切片，安于头上，用艾灸之，三壮换一蒜片，痛者灸至不痛，不痛者灸至痛时方住，最要早觉早灸为上。若有十数头者，即用蒜研作饼铺头上，聚艾子饼上烧之。若发赤肿一片，中间有黄粟米头子，便用独蒜片安于头上，着艾灸十四壮，或四十九壮，使毒气外出则易愈。李迅曰：痈疽着艾，胜于用药。三壮一易，百壮为率。但头项以上，切不可用，恐引气上，更生大祸也。史源曰：有灸至八百壮者，约艾一筛，初坏肉不痛，直灸至好肉方痛。至夜火焮满背高阜头孔百数，则毒外出，否则内逼五脏而危矣。《纲目》曰：《精要》谓头上发毒不得灸，此言过矣。头为诸阳所聚，艾炷宜小，壮数宜少，小者如椒粒，少者三五壮而已。切庵曰：东垣灸元好问脑[①]疽，以火艾炷如两核许者，灸至百壮，始觉痛而痊。由是推之，则头上发毒，灸之痛者，艾炷宜小，壮数宜少。若不痛者，艾炷大，壮数多，亦无妨也。

火攻法　凡痈疽不起，瘀肉不腐，瘰疬流注，臁顽恶疮不愈，用桑木片扎成小把，燃火吹息，灸患处。内服补托药，真良方也。凡痈疽不成脓者，死不治，毒气盛而元气衰也。

消无名肿毒极验方

肥皂极肥大者一个　蛤粉四两　马料豆半升

肥皂去子，将二味填满，用麻扎固，以泥包裹，炭火烧炼，俟烟去尽，去外泥，入土内一夜拔火毒，研细末，用醋调敷。干即加醋于上，或再去更敷。

生肌散　敛疮长肉。初起者禁用。

寒水石煅　滑石二两　龙骨　海螵蛸一两　蜜陀僧　枯矾

---

① 脑：原作"胸"，据《医方集解·痈疡之剂》改。

定粉即铅粉　干胭脂五钱

共为细末，掺疮口上。此阳明药也。阳明主肌肉，疮口不敛，盖因脓水散溢而溃烂也。石膏亦名寒水石，滑石解肌热，龙骨、枯矾善收涩，胭脂活血解毒，螵蛸、陀僧、定粉收湿燥脓，故敛而生肉也。

又方槟榔、枯矾各一两，陀僧、黄丹、血竭各一钱，轻粉五分，亦名生肌散。

又张子和方，黄连三钱，佗僧五钱，胭脂、豆粉各二钱，雄黄、轻粉各一钱，亦名生肌散。

芙蓉敷法：一切痈疽肿毒，用芙蓉花或叶、根皮捣烂，或干研末，蜜调涂四围，中间留头，干则频换。初起者即觉清凉，痛止肿消；已成者即脓出；已溃者即易敛。疡医秘之名为清凉散、清露散、铁箍散，皆此物也，或加赤小豆末，或苍耳烧存性为末，和入亦妙。芙蓉辛平，性滑涎黏，清肺凉血，散热止痛，消肿排脓。

绿豆粉　甘凉无毒，主解诸热，益气，解酒食诸毒，治发背、痈疽、疮肿及汤火伤灼。

《经疏》曰：绿豆粉所禀气味与绿豆同，故能解诸热及酒食毒、汤火灼也，发背、痈疽、疮肿皆热毒所致，甘寒解阳明之热，则毒气不致犯胃而呕恶，肠胃清凉而诸毒散矣。热伤气，除热故能益气也。

护心散　又名内托散，又名乳香万全散。凡有疽疾一日至十三日内，宜连进十余服，方免变症，使毒气出外。服之稍迟，毒气内攻，渐生呕吐，或鼻生疮菌，不食即危矣，四五日亦宜间服之。

真绿豆粉一两　乳香半两

灯心同研，和匀，以生甘草煎，浓汤调一钱，时时呷之。若毒气冲心，有呕逆之症，大宜服此。盖能压热下气，消肿解毒，服至一两，则香彻疮孔，真圣药也。一方有丹砂二钱五分。

乳香黄芪散《外科正宗》　治痈疽发背，诸毒疔疮，疼痛不可忍者，或未成者速散，已成者速溃。败腐脓毒，不假刀砭，恶肉自脱。

乳香 没药各五分 黄芪 罂粟壳去筋膜，蜜炒 人参 甘草川芎 当归 白芍 陈皮 熟地各一钱

量病上下，食前后服之。

托里消毒散 治痈疽已成，不得内消，服此以托之，未成者可消，已成者即溃，腐肉易去，新肉易生。此时不可用内消、泄气、寒凉等药致伤胃气。

人参 川芎 白芍 黄芪 当归 白术 茯苓 银花各一钱白芷 皂角刺 桔梗各五分 脾弱者去白芷，加人参。

排脓内托散 治痈疽、脑项诸发等疮已溃，流脓时宜服。

当归 白术 人参各二钱 川芎 白芍 黄芪 陈皮 茯苓各一钱 香附 肉桂各八分 甘草五分 白芷项之上加三分 桔梗胸之上加五分 牛膝下部加五分 姜三片

透脓散在后。

神功内托散 治痈疽、脑项诸发等疮，至十四日后当腐溃流脓时，不作腐溃兼疮不高肿，脉细身凉者用。

当归 白术 黄芪 人参各一钱五分 白芍 茯苓 陈皮附子各一钱 木香 甘草炙，各五分 川山甲炒，八分 煨姜三片大枣二枚

当归拈痛汤见脚门，切庵曰：此方东垣本为治脚气湿热之剂，后人用治诸疮，甚验。

猪膏酒治疮疥最良

猪脂二斤 金银花 煮酒饮。

经验方 治下部湿疮久不愈，兼治脓窠疮。

五加皮 石菖蒲 连翘 苍术 木瓜 土茯苓 黄柏 黄

芪 苡仁 金银花 鳖 虱 胡麻

经验方 芜邑梁接骨。皮肤秽烂，二三年不愈，服此六七剂瘥。

生地 银花 连翘 蝉蜕 丹皮 白鲜皮 红花 防风 白芷 木通 灵仙 甘草 青木香 续断 桔梗 荆芥 白蒺藜 加灯心。

京省名医治疗毒定验方

核桃壳半边，填人屎其中，合毒上，用艾灸，其毒自消。

马齿苋捣烂，和梳垢，封疔毒。又烧为灰，和多年醋淬，先灸疔毒以封之，根即出。生绞汁服，当下恶物。

一方圆眼肉贴，频换，或和吐沫，效。

透脓散 治痈疽诸毒，内脓已成，不穿破者，服之即破。

黄芪四钱 川山甲炒末，一钱 川芎一钱 当归二钱 皂角刺一钱五分

服法如前，饮酒。

出痈疽头，蚕茧烧灰，酒服。服一枚，即出一头，二枚出二头，神效。白茅针溃痈疽，酒煮服，一针溃一孔，二针溃二孔。牛蒡子吞一枚，出头同上，韭子亦然。

《周礼·天官》：疡医凡疗疡，以五毒攻之。疡，音羊，疮痍也。郑注：五毒之药作之，合黄垫①，置石胆、丹砂、雄黄、矾石、磁石其中，烧之三日三夜，其烟上著，以鸡毛扫取之以注疮。垫，音武。

《本草备要》主治痈疽疮疡一切肿毒消散注释

瓜蒌仁、红花、大小蓟、大黄、蒲黄、姜黄、三棱散一切血瘀，消肿止痛 白芷、升麻、连翘、牛蒡子、金银花、石菖蒲、防己俱消肿散毒 皂角刺宜通窍锋锐，直达病所，能至患处，溃散

---

① 黄垫（móu）：黄土制的瓦器。

痈疽、肿毒、恶疮 **柴胡**散十二经疮疽血凝气聚，功同连翘 **连翘**治血热 **柴胡**治气热少异 **陈皮、葶苈、射干、紫檀香、山豆根**俱消散痈肿 **薄荷**消散皮肤瘾疹疮疥 **苍耳子**上通顶脑，下走肢脚，外达皮肤，散一切毒。作汤浴，治遍身瘙痒 **甘遂**末傅肿处，浓煎甘草汤服之，其肿立消 **苎根**捣贴消痈肿 **香附**生用消痈疽疮疡 **芙蓉花**消肿，已见前方 **大戟**消散头项胁肿 **山药**能消热肿。盖补正气，则邪气自消。丹溪云：补阳气，生捣敷，能消痈毒肿硬 **鹿角**消肿，醋磨涂痈疽肿毒 **榆白皮**消赤肿，傅 **皂荚**涂之则肿消 **楮树皮**煎汤洗恶疮。茎主瘾疹作痒，单煮洗浴 **石决明**研末涂肿毒 **地肤子**散恶疮，煎洗，疮疥亦良 **枳壳、荆芥、防风、苦参、白蒺藜**消痈肿 **败蒲**煎汤沐浴，治风疹作痒 **天南星**为末敷，消肿毒 **贝母**敷恶疮 **石苇**炒末，冷酒调服，消痈疽 **紫草**血热则脓闭，得此凉之，则血行毒出 **白芥子、卜子**消肿，痰行则肿消 **续断**消肿毒，外科需为上品 **漏芦**治痈疽发背，古以漏芦汤为首，称咸软坚，寒胜热，散热解毒，排脓止血，生肌杀虫 **蒲公英**一名黄花地丁。化热解毒，消肿核，拔疔毒 **益母草**同上 **紫花地丁**同上 **木鳖子**消肿专入，外科要药 **蒜**消痈肿，捣烂，麻油调敷，干则易之 **赤小豆**消肿、清热解毒，敷一切疮疽，鸡子白调末箍之。性极黏，干则难揭，入苎根末则易起 **醋**治痈肿，外科敷药多用之，取其敛痈热、散瘀解毒。讱庵曰：贝母性散而敛疮口，盖能散所以能敛。醋性酸收而散痈肿，盖消则内散，溃则外散，收处则是散处，两者一义也 **黑大豆**活血解毒，古称解毒。试之不然，再加甘草，其验乃奇。消肿止痛，捣涂一切肿毒 **犀角**消痈化脓 **草蘩蒌**一名鸡肠草。发背疮疡，捣烂涂敷 **苏木**消肿毒，破死血，非此无功 **黑参**解毒消肿 **土茯苓**治杨梅疮毒，一切疮疡痈毒。讱庵曰：患肿疥者，煎汤代茶，甚妙，至验 **益母草**根捣烂，入烧盐少许，敷拔疔毒如神 **牡蛎**咸以软坚，以柴胡引之去胁下硬，茶引之消颈核，大黄引之消股间肿，以贝母为使消积结　**蛤粉**功同上，用盐水浸渍，煅　**浮萍**浓煎汁浴，治恶疾疮癞遍身，又止瘙痒　**蛇床子**疮疡要药。煎汤浴，去风痒**乌药**一切肿痛之属气者皆可治。疮疖疥癞，皆由于血逆，理气亦治之**僵蚕**治瘙痒，皆风热为病　**桃仁**治皮肤血热瘙痒　**羌活**治肤痒　**五倍子**治风湿疮　**蝉蜕**治风热疮疡　**萹蓄**治虫疥　**青蒿**治瘙痒　**白鲜皮**治风疥　**青葙子**治虫疥恶疮　**苦参、黄柏**治湿热虫疮　**草薢**治恶疮　**商陆**傅恶疮　**瞿麦**决痈消肿

《本草备要》止外痛注释

凡血热、血瘀则作肿痛，血壅不流则为痛，气行则痛止，血和痛亦止。

当归止痛和血　**川芎、甘草、石菖蒲、白芍、木通、莪术、三棱、连翘、白芷、白芥子、白矾、五灵脂、穿山甲、蜜、黄白蜡、松脂、扁柏叶、苏木、降真香**亦可外涂定痛　**山豆根、乳香、没药、乌药、续断、延胡、红花、王不留行、儿茶、盐、香附**生用　**砂仁、藿香、牛膝、连翘、花粉**

《本草备要》排脓生肌注释

毒气化则成脓，补其气故为内托。不成脓者，死不治。

黄芪为排脓内托之圣药，生用　**桂心**能引血化汗，化脓内托痈疽　**泽兰**排脓　**威灵仙**蚀宿脓　**白芷**排脓又能蚀脓　**穿山甲、桔梗**养血又排脓　**地榆、大黄、枯矾、丹参**以上俱排脓　**犀角**化脓**赤小豆**排脓　**乌梅**蚀恶肉，烧灰存性，研末傅之

《本草备要》生肌敛口注释
经验敛口方

蛀竹屑　柏末　潮脑　乳香　没药　轻粉　冰片　黄丹

白腊

　　为细末，熔化贴。

　　白蔹生肌、止痛、敛疮。方多用之，故名。每与白及相须　木通、漏芦、扁柏、花粉、丹参以上生肌　白及蚀败疽死肌，盖去腐逐瘀生新之圣药　木鳖子生肌　僵蚕灭痕　蒟子生肌　续断生肌　自然铜、黄丹去瘀长肉，拔毒解热，外用　黄蜡、白蜡生肌，外科要药　白矾蚀恶肉，生好肉　琥珀从辛温药则生肌　桂心生肌　贝母敷敛疮口。火降邪散，疮口自敛，非其性收敛也　五倍子散热毒，敛疮口。热毒散，则自敛　代赭石金疮长肉　花乳石止金疮出血，刮末敷之即合，仍不作痛　石灰风化者良。圹灰火毒已出，主顽疮脓水淋漓，敛疮口尤妙，散血定痛，生肌，止金疮血，腊月用黄牛胆汁和，纳胆中，阴干用。杀疮虫，蚀恶肉，灭瘢痕，和药点痣　赤石脂溃疡，收口长肉　真珠生肌收口　血竭治疮口不合，止痛生肌，不可多使　蛀竹屑、黄柏末俱外用药味　脚心垢男用女，女用男，敷口即收敛　附子治痈疽不敛

杨梅疮

　　诃庵曰：杨梅疮，古方不载，明正德间起于岭表，其症多属阳明、厥阴，而兼及他经。盖相火寄于厥阴，肌肉属于阳明故也。医用轻粉劫剂，其性燥烈，入阳明劫去痰涎，从口齿出，疮即干瘦，然毒气窜入经络、筋骨，血液枯涸，筋失所养，变为拘挛、痈漏，竟致废锢。土茯苓能解轻粉之毒，去阳明湿热，用一两为君，苡仁、金银花、防风、木瓜、木通、白鲜皮各五分，皂荚子四分，气虚加人参七分，血虚加当归七分，名搜风解毒汤。

杖疮极验方

　　上好石灰用无根水浸搅少顷，澄清，去灰取水，用桐油二两，入水内

搅，敷上，恶血从毛孔而出即愈。

癣

消风散风门　治癣酒下。

湿癣方

芦荟一钱　炙甘草五分　为末傅之，立干。

《本草备要》治癣主治注释①

麻油治癣　天南星治疥癣　艾叶杀虫治癣，苦酒煎服　芜荑治湿癣，燥湿杀虫　大风子取油，治疮癣　蛇床子为末，治湿癣使君子治疮癣　栀子、五加皮、海桐皮、白鲜皮、漏芦俱治癣紫草治瘑癣。瘑，音戈　百部治癣，杀虫　白矾治湿癣　楮实树汁涂癣效　荔枝核为末，醋调，搽效　牙皂、金银花治癣

跌打损伤　从高坠下以及斧刀箭伤

跌打损伤，韭汁和童便饮。散其瘀血。骨折者，蜜和葱白捣匀，厚封。酒调白及末，服二钱。

防风通圣散　治折跌损伤。

胶艾汤妊娠门　加干姜，治从高坠下，损伤五脏，吐血，及金疮，经肉绝者。

复元活血汤损伤积血　治从高坠下，恶血留于胁下，疼痛不可忍者。凡损伤，必有恶血停滞，不问伤在何经，恶血必留于胁下，以肝主血故也。

柴胡五钱　当归　花粉　川山甲炮，二钱　甘草　红花二钱桃仁五十粒，去皮、尖，研　大黄一两，油浸

---

① 本草……注释：此10字原缺，据前后文例补。

每服一两，加酒，以利为度。原文曰：肝胆之经，行于胁下，属厥阴、少阳，故以柴胡引用为君。诸药破血润血，气味相合，各有攸归，痛自去矣。

跌打损伤方

归尾　桃仁　泽兰　菴蔺子　大黄各三钱

酒煎服。韭汁和童便饮，散其瘀血。骨折治法见前。

刀斧伤割，海螵蛸末，傅之血立止。古圹石灰为末，傅之亦佳。金疮血出不止，用原蚕蛾炒为末，敷之。

《本草备要》主治注释

琥珀合金创　续断主折跌金疮，以功命名　白蔹治扑损金疮骨碎补治折伤，唐太宗因功命名　益母草去瘀生新　泽兰治扑损，破宿血　海螵蛸刀斧伤，刮末敷之，血立止　狗脊毛同上　三七治折伤金疮，甚效　苧根折伤、金创，捣贴易痂　生地主折跌绝筋菴蔺子治闪挫气痛折伤　鹿角胶主折跌伤损，瘀血成病，甘温入血通行，又兼补益，故伤损自愈　磁石止金疮血　茜根治蹉跌，留无病之血，行已伤之血　合欢续筋骨，能补心脾、生血脉　牛膝治伤折恶血　蒲黄治扑打损伤　红曲治跌打损伤，和血　萝卜生捣，涂跌打伤　花乳石止金疮出血，刮末敷之即合，仍不作痛　黄蜡续绝伤　苏木治扑伤　干漆续筋骨伤　半夏、南星治破伤打跌，散血之功也

出竹木刺并箭镞

螳螂一个　巴豆半粒，为末，敷伤处。微痒且忍，极痒撼拔之，以黄连、贯众汤洗拭，石灰敷之。

邢曹进，飞矢中目，拔矢而镞留于中，痛困俟死。一僧教以寒食饧点之。至夜疮痒，一钳而出，旬日而瘥。饧，音夷，即米熬糖也。

象牙诸铁及杂物入肉。刮取屑，细研，和水敷疮上，立出。

白梅刺入肉中，用嚼烂傅之，即出。　牛膝、王不留行、酸枣仁壳并出竹木刺。

汤火伤

蓸子捣烂和蜜涂之。薤亦同功。　梨切片贴。　萝卜生捣敷，治汤火伤。　蛤粉治汤火伤。　绿豆粉治汤火伤灼。　山茶花麻油调末涂。　白蔹杀火毒，治金疮扑损，故名。每与白及相须。　大黄为末，鸡子白或麻油调敷。　薤白捣细，和蜜调涂。　青鱼胆涂火热疮。

名公经验方

黄蜡　白蜡各一两　白蔹一两，为末　雄猪板油四两　麻油一两

先将板油化开，再入二蜡烊化，离火，再入白蔹、麻油，即愈。

鸡子清调大黄末涂之，炒黄柏末亦可。一法以冷烧酒浇淋甚妙。

汤火伤验方

乌桕树外粗皮炒为末，桐油或麻油调敷痛即止，易愈。

又经验方

细茶叶　炮过者，晒干为细末，用麻油调敷，痛即止而易愈。或用罐盛藏，即以湿烂者敷上，亦佳。

猘犬毒　蛇　蝎　蜈蚣　蜘蛛　蚯蚓　河豚　砒毒　蛊毒　菌蕈　药毒　食毒　酒毒以及种种诸毒

蜡矾丸痈疽门　治毒蛇、猘犬所伤。

雄矾丸同上　治蛊，毒蛇、犬、虫咬毒。

紫雪伤寒变现　治瘴毒、蛊毒、热毒、药毒。

烧盐探吐法　单用烧盐煮水调饮，以指探吐。《千金》用此法三饮三吐，通治蛊毒。

疯狗咬伤　急用番木鳖半个，碎切。用斑蝥七个，去头足翅，若过一日加一个，糯米一撮，慢火炒脆，去斑蝥取米。研末，好酒调服，取下恶物。多日凶者，头上有红发三根，拔去之。若仍凶，腹内有狗声者，再加木鳖一个，斑蝥二十一个，如前制法与服，后以黄连、甘草解之。三月不可闻锣鼓声，再发则难治，终身不得食羊犬肉。稍轻者，急于无风处捏去恶血，孔干者针刺出血，用小便或盐汤洗净，捣葱贴上。若常犬咬者，洗净血水，用虎骨煅研，敷患处，或烂嚼杏仁敷之。

凡恶蛇犬蝎及虫伤，急于伤处上下扎缚，使毒不得散走，随浸粪缸内，食蒜饮酒令饱，使毒不攻心。或矾石、甘草等分，冷水服二三钱，更捣蒜敷患处，加艾圆灸之。此法兼治百虫毒螫。又方，贝母为末，酒调，尽醉饮之，顷久酒自伤处流出，候水尽，以药渣敷疮上，虽垂死可活。凡蜈蚣伤，取大蜘蛛放伤处，吸去毒，即放蜘蛛于水中，令吐毒以全其命。又方，生鸡血敷之。又法，盐水洗净，鸡涎或鸡粪涂之。壁虎咬，用桑柴灰水煎数沸，滤浓汁，调白矾末涂之。蝎子螫咬，用白矾、半夏等分，醋调涂之。蜘蛛咬伤，有浑身生丝或带红色者，饮羊乳可瘥。

凡中蛊毒，令尝白矾不知涩，食生黑豆不知腥，即是中毒。可浓煎石榴皮汁饮之；或热茶化胆矾半钱，探吐出毒；或米饮调郁金末三钱，令下。凡中砒霜毒，急饮以人溺及人粪，或捣乌、柏树根叶汁或蓝汁令服，或刺羊血热服，或取生螺研冷水服；中盐卤毒，纵食生豆腐浆解之。虫蚘入腹，黄土和水服之。服铅粉者，以麻油调蜂蜜，加饴糖与服。绿豆汤、甘草汤，并能解百毒。大黑豆和甘草煮食解诸毒，切庵先生云甚验。中蛊毒者，郁金同升麻服，不吐即下。毒蛇咬，五灵脂一两，雄黄五钱，酒调服，滓敷患处。中蚯蚓毒，以盐水解之。中一切鱼肉、菜果、药物、菌蕈诸毒，地浆解之。掘地尺许深，取其土，搅水化浆服之。中蜈蚣毒，以桑汁、盐、蒜涂之。蛇蝎诸毒，巴豆能疗之。中巴豆毒，以豆汁解之。金液煎解轻粉、水银毒。蚯蚓、蜈蚣毒，鸡屎涂可解。中蟹毒者，冬瓜汁、紫苏、蒜、豉、芦根汁皆可解也。蝎毒，以蜗牛涎解之。中蟹毒者，捣藕节，热酒调服。宋张收尝为猘犬所伤，食虾蟆脍而愈。《经疏》云：疗猘犬伤疮，良不诬也。误服轻粉成废痼，筋挛、痈肿、疳漏。诸苦，用土茯苓、黄连、黑铅、铁浆、陈酱制服。

《本草备要》总解诸毒注释

青黛傅蛇犬毒　犀角解毒。凡饮食有毒，以犀角搅之，则生白沫　荸荠末服可避蛊毒　羚羊角辟恶鬼、虎狼，治蛊毒，解诸毒　木香解蛊毒　橄榄解河豚毒，煮汁服之，必愈而解　白矾治虎犬蛇虫伤蛊，化开浇伤处，极效。内可服，外可敷　硫黄辟鬼魅恶　南星用敷箍蛇虫咬伤　蚯蚓屎以盐研敷蛇犬伤。苏恭主傅狂犬伤，出犬毛者神效　楮树汁涂，蝎螫毒　木鳖治蜂毒　菴䕡子能制蛇，蛇见之则烂　白芷解砒毒、蛇伤　雄黄杀百毒解蛇伤　山豆根解蛇咬、蜘蛛伤，疗人马急黄　兰花叶杀蛊辟恶　茜根、乌药、槟榔、椿白皮并治蛊毒　商陆泻蛊毒　扁豆叶敷蛇虫咬最佳　葱解毒，杀药毒、鱼肉毒，连须煎可除。狂犬蛇虫伤，和盐窨即解　韭解药毒、食毒、狂犬蛇虫毒　蒜化肉食，杀蛇虫、蛊毒　姜杀半夏、南星、厚朴、菌蕈、野禽毒。早行含一块，辟雾露山岚邪气　水银解金银、铜锡毒　杏仁制锡毒，犬咬毒　萝卜解酒毒，制面毒、豆腐积　扁豆、芦根并解河豚毒　绿豆解一切金石、草木、砒石诸毒　蟹解鳝鱼毒　紫苏解鱼蟹毒　胡椒杀一切鱼肉、鳖、蕈菌毒　蒲公英解食毒　硇砂音铙。治肉积有殊功　朱砂解毒，胎毒、痘毒更相宜　土茯苓解杨梅疮毒，误服轻粉毒　花椒杀鱼虫毒　五味子解酒毒　白茅根、干葛并花、秦艽、蛤粉、桑椹、黄连、草蔻、扁豆、苦参、枳实子以上并解酒毒　食盐、槟榔、砂仁并醒酒　白蔻消酒积　白果、乌梅、西瓜、甘蔗、梨并醒酒，杀酒毒　橄榄同上　冰解烧酒毒　赤小豆解小麦毒　蟹解漆疮，漆见之化成水　醋杀鱼肉、菜蕈、诸虫毒　石菖蒲、益母草、莪术解百药毒

救急良方

人之以疾病死而得终其天年者，虽不幸犹幸也。乃有暴横之遭，大如缢、溺、砒、蛊、蛇虫之伤，小如骨硬、刀斧、汤火之害，坐视其转死而莫之能救者多矣。兹取简便良方以备缓急，倘用此而救活一命，于人心独无恔乎。恔，音效，快也。

暴　死

凡人涎潮于心，卒然倒扑，急扶入暖室，扶策正坐，用火炭沃醋，使醋气冲入病人鼻中，良久自苏。或捣韭菜汁灌鼻中，或用皂角末吹入鼻中，得嚏则醒。仓卒无药，急于人中穴及两足大拇指离甲一韭菜许，各灸三五壮即活。

凡人卒然昏倒，身冷无痰，此名气厥，亦名中气；若身温有痰者，则名中风。但扶正坐，气顺即安。或用皂角末吹鼻，令嚏亦佳。

凡冬月中寒卒倒，身强口噤、手足厥冷，如无医药，当浓煎姜汤灌之。冻死有气者，以灰炒热盛囊中，熨其心头，冷即易之。若遽以火烘，冷与火争必死，浴以热汤亦死。或用姜汁、热酒各半，温服。

凡暑月道中中热卒死，以路上热土围脐，令人尿其中即活，姜汤、童便乘热皆可灌之。或用热土、大蒜等分，捣水灌之。或置日中，或令近火，以热汤灌之即活。切勿饮以冷水及卧冷地，正如冻死人，若遽近火即死。

缢 死

急用手裹衣物紧塞谷道，抱起解绳，安放正平，揪发向上，揉其项痕，捻圆喉管，脚踹两肩，以两管吹气入耳内，或刺鸡冠热血滴口中，男用雌，女用雄，鼻即气转。或再屈伸其手足，将手磨之。若气不接，将腰打三四拳，或以皂角末搐鼻，切不可割断绳索。虽旦至暮，身冷犹可活。

溺 死

急倒提出水，用牛一头，令横卧，以腹合牛背上，牵牛徐行，令吐出腹中之水，以老姜擦牙即活。口噤者搅开，横一箸于牙间，使水得出。如无牛，以锅覆地，将溺人脐对锅脐，俯卧，以手托其头，水出即活。或俯卧凳上，脚后稍高，蘸盐擦脐中，待其水自流出。或用皂角末绵裹，纳下部，出水即活。切忌火烘，逼寒气入内不救。

魇 死

如原有灯，即得。切忌火照。但痛咬其脚跟，或咬大拇指而唾其面，或以皂角末吹入鼻中，得嚏即醒。

绞肠痧

胃气虚卒中天地邪恶秽污之气，郁于胸腹之间，上不得吐，下不得泻，以致肠胃绞痛异常，胸腹骤胀，遍体紫黑，头顶心必有红发，寻拔去之，急以三棱镵①针刺委中。委中穴在两膝下湾，横纹中间两筋之中，刺入一分，挤热血，可立苏，次用新汲凉水，投入盐两许，恣饮，得吐泻即止，切忌火、酒、姜、蒜及谷气、米饮热汤入口即死。

霍乱绞肠痧

以针刺其手指近甲处一分半许，出血即安，仍先自两臂捋下，令

---

① 镵（chán 缠）：锐器，治病用的石针。

恶血聚于指头后，刺之。

鬼击卒死

诸病鬼击，然着人，如刀刺状，胸胁腹中切痛，不可抑按，或吐血、鼻血，以醇酒吹两鼻内良。

卷之九

补养论

补者，补其所不足也。养者，栽培之，将护之，使得生遂条达，而不受戕贼之患也。人之气禀，罕得其平，有偏于阳而阴不足者，有偏于阴而阳不足者，故必假药以滋助之，而又须优游安舒，假之岁月，使气血归于和平，乃能形神俱茂而疾疢不生也。经曰：圣人不治已病治未病，不治已乱治未乱，夫病已成而后药之，乱已成而后治之，譬犹渴而穿井，斗而铸兵，不亦晚乎。

诸方散入各门。

消导论

消者，消其积也。导者，行其气也。脾虚不运则气不流行，气不流行则停滞而为积，或作泻痢，或成癥痞，以致饮食减少，五脏无所资禀，血气日以虚衰，因致危困者多矣。故必消而导之，轻则用和解之常剂，重必假峻下之汤丸。盖浊阴不降，则清阳不升，客垢不除，则真元不复。如戡定祸乱，然后可以致太平也。消导诸方散入各门，峻剂见攻里门。

收涩论

滑则气脱，脱则散而不收，必得酸涩之药，敛其耗散而后发者可返，脱者可收也。如汗出亡阳，此气脱也。若亡血不已，崩中暴下，诸大吐衄，此血脱也。《十剂》曰：涩可去脱，牡蛎、龙骨之属是也。气脱兼以气药，血脱兼以血药，亦兼气药，气者血之帅也。阳脱者见鬼，阴脱者目盲，此神脱也。当补阳助阴，非涩剂所能收也，诸方同前。

三部原本诸方散入各门。

理气论

经曰：诸气膹郁，皆属于肺。又曰：怒则气上，喜则气缓，悲则气消，恐则气下，寒则气衰，热则气泄，惊则气乱，劳则气耗，思则气结，九气不同，百病皆生于气也。夫人身之所恃以生者，此气耳，源出中焦，总统于肺，外护于表，内行于里，周流一身，顷刻无间，出入升降，昼夜有常，曷尝病于人哉。及至七情交攻，五志妄发，乖戾失常，清者化而为浊，行者阻而不通，表失护卫而不和，里失营运而弗顺。气本属阳，及胜则为火矣。人身有宗气、营气、卫气、中气、元气、胃气、冲和之气，上升之气而宗气尤为主。及其气为病，则为冷气、滞气、上气、逆气、气虚诸变症矣。河间所谓五志过极皆为火，丹溪所谓气有余便是火。无病之时，宜保之养之，和之顺之。病作之时，当审其何经何症，寒热虚实而补泻之。

补中益气汤升阳补中　治烦劳内伤，身热心烦，头痛恶寒，懒言恶食，脉洪大而虚，或喘或渴，或阳虚自汗。宜本汤加麻黄根、浮小麦、升、柴，俱宜蜜水炒过，欲其引参、芪至表，故又不可缺。或气虚不能摄血，或疟痢脾虚，久不能愈，一切清阳下陷、中气不足之症。中者，脾胃也，脏腑、肢体皆禀气于脾胃，饥饱劳役伤其脾胃，则众体无以禀气而皆病矣。阳气下陷则阴火上乘，故热而烦，非实热也。头者，诸阳之会，清阳不升，则浊气上逆，故头痛，或作或止，非如外感头痛不休也。阳虚不能卫外，故恶寒、自汗；气虚故懒言，脾虚故恶食。脾胃虚则火上干肺故喘，金受火克不能生水故渴，脾虚不能统血则血妄行而吐下，清阳下陷则为泻痢。气血两虚，则疟不止，名痎疟。痎，老也，李东垣《内外伤辨惑论》，另列部门。

黄芪蜜炙，钱半　人参　甘草炙，一钱①　白术土炒　陈皮留白
当归五分　升麻　柴胡三分　姜三片，枣二枚，煎。

如血不足，加当归。精神短少，加人参、五味。肺热咳嗽，
去人参。嗌干，加葛根。风药多燥，葛根独能止渴者，以其能升胃
中清气，入肺而生水耳。头痛，加蔓荆子，痛甚加川芎；脑痛，
加藁本、细辛；风湿相搏一身尽痛，加羌活、防风。有痰，加
半夏、生姜；胃寒气滞，加青皮、蔻仁、木香、益智；腹胀，
加枳实、厚朴、木香、砂仁；腹痛，加白芍、甘草；热痛，加
黄连；能食而心下痞，加黄连；咽痛，加桔梗；有寒，加肉桂；
湿胜，加苍术；阴火，加黄柏、知母；阴虚，去升、柴，加熟
地、山茱、山药；大便秘，加酒煨大黄；咳嗽，春加旋覆、款
冬，夏加麦冬、五味，秋加麻黄、黄芩，冬加不去根节麻黄；
天寒，加干姜；泄泻，去当归，加茯苓、苍术、益智。观此加减
则用药之大较，亦可得而识矣。

此足太阴、阳明药也。肺者气之本，黄芪补肺固表为君。
脾者肺之本，土能生金，脾胃一虚，肺气先绝。人参、甘草补脾
益气，和中泻火为臣。东垣曰：参、芪、甘草，泻火之圣药。盖烦
劳则虚而生热，得甘温以补元气，而虚热自退，故亦谓之泻。白术燥
湿强脾，当归和血养阴为佐。补阳必兼和阴，不然则已亢。升麻
以升阳明清气，右升而复其本位。柴胡以升少阳清气，左旋而上
行，阳升则万物生，清升则浊阴降。加陈皮者以通利其气，同补
药则补，独用则泻脾。生姜辛温，大枣甘温，用以和荣卫，开腠
理，致津液。诸虚不足，先建其中。中者，脾胃是也。

李东垣曰：脾胃虚者，因饮食劳倦，心火亢甚而乘其土位；其次

① 一钱：原脱，据《医方集解·理气之剂》补。

肺气受邪，须多用黄芪，而人参、甘草次之。脾胃一虚，肺气先绝，故用黄芪以益皮毛而固腠理，不令自汗。上喘气短，故以人参补之；心火乘脾，用炙草甘温以泻火热而补脾元，若脾胃急痛并大虚，腹中急缩，宜多用之；中满者减之，白术苦甘温，除胃中之热，利腰脐间血；胃中清气在下，必加升麻、柴胡以升之，引参、芪、甘草甘温之气味上升，以补胃气之散而实其表，又缓带脉之缩急；气乱于中，清浊相干，用去白陈皮以理之，又助阳气上升以散滞气。脾胃气虚，为阴火伤其生发之气，荣血大亏，血减则心无所养，致令心满而烦，病名曰悗。悗，门上声，故加甘辛微温之剂生阳气。仲景之法，血虚以人参补之，阳旺则能生阴血，更以当归和之。少加黄柏以救肾水，泻阴中伏火。如烦犹不止，少加生地补肾水，水旺则心火自降。

李士材曰：虚人感冒不任发散者，此方可以代之。东垣曰：肌热者，表热也，服此汤一二服，得微汗则已，非正发汗，乃阴阳气和，自然汗出也。《准绳》曰：凡四时伤寒，通宜补散。故丹溪治伤寒，多用补中益气汤，气虚者四君子加发散药，血虚者四物汤加发散药。东垣治风湿，用补中益气加羌活、防风、升麻、藁本、苍术。海藏治风湿无汗者，用神术汤，有汗者用白术汤。治刚痉，神术汤加羌活、麻黄；治柔痉，白术汤加芪、术、桂心；治中暍，脉弦细芤迟者，用黄芪汤。此皆仲景所谓辛苦之人触冒之病，伤寒是也。《明医杂著》云：发热有数种，治各不同。仲景论伤寒、伤风，此外感也，故宜发表以解之，此麻黄、桂枝之义也。感于寒冷之月，即时发病，故用辛热以胜寒。如春温之月，则当变以辛凉之药；夏暑之月，则当变以甘苦寒之剂；又有冬温，此天时不正，阳气又泄，用药不可温热；又有寒疫，却在温热之时，此阴气反逆，用药不可寒凉；又有瘟疫，沿门阖境相似者，此天地之厉气，当随时令，参气运而治，宜辛凉甘苦寒之药以清热解毒。若夫饮食劳倦，为内伤元气，则真阳下陷，内生虚热，故东垣发补中益气之论，用甘温之药，大补其气而提其下陷，此用气药以补气之不足也。又有劳心好色，内伤真阴，阴血既伤，则阳气偏胜而变为火，是谓阴虚火旺劳瘵之症，故丹溪发阳有余阴不足之论，用四物加黄柏、知母，补其阴而火自降，此用血药以补血之不足者也。又有夏月伤暑之病，虽属外感，却类内伤，东垣所谓清暑益气是也。又有因暑热而过食冷物以伤其内，或过取风凉以伤其外，此则非暑伤人，乃因暑而致之病，治宜辛热解表、辛温理中之药，却与伤寒治法相类者也。外感之与内伤，寒病之与热病，气虚之与血虚，如冰炭相反，治之若差，则轻病必重，重病必死矣。《医贯》曰：读伤寒书而不读东垣书，则内伤不明而杀人多矣；读东垣书而不读丹溪书，则阴虚不明而杀人多矣。东垣《脾胃论》，深明饥饱、劳役、发热等症，俱是内伤，悉类伤寒，切戒汗下。以为内伤多而外感少，只须温补，不必发散。如外感多内伤少，温补中带加发散，以补中益气为主。如内伤兼寒者加麻黄，兼风者加桂枝，兼暑者加黄连，兼湿者加羌活，实万世无疆之利，此东垣特发阳虚发热之一门也。然阴虚发热者，十之六七，亦类伤寒，今人一见发热，则曰伤寒，须用发散。发散而毙，则曰伤寒之法已穷。余尝于阴虚发热者，见其大热面赤，口渴烦躁，与六味地黄汤一大剂即愈。如下部恶寒足冷，上部渴甚躁极，或饮而反吐，即加肉桂、五味，甚则加附子冷饮，以此活人多矣，此丹溪发明阴虚发热之外，尚遗未尽之旨也。

本方除当归、白术，加木香、苍术，名调中益气汤，东垣治脾胃不调，胸满肢倦，食少短气，口不知味，心和则舌知味。及食入反出。本方加白芍、五味子，亦名调中益气汤东垣，治气虚多汗，余治同前。补中汤纯用甘温，所谓劳者温之，损者温之。此加白芍、五味之酸，以收耗散之气，有发有收，此东垣别开一路，以广补中之妙者乎。本方加苍术倍分，半夏、黄芩、益智各三分，名参术益胃汤东垣，治内伤劳倦，燥热短气，口渴无味，大便溏黄。本方去白术，加草蔻、神曲、半夏、黄柏，名升阳顺气汤，治饮食劳倦所伤，满闷短气，不思食，不知味，时恶寒。吴鹤皋曰：升、柴辛甘升其清，清升则阳气顺矣；柏皮苦寒降其浊，浊降则阴气顺矣；参、芪、甘草、当归补其虚，虚补则正气顺矣；半夏、陈皮利其膈，膈利则痰气顺矣；豆蔻、神曲消其食，食消则谷气顺矣。东垣曰：升麻、柴胡味薄性阳，引脾胃清气行于阳道，以滋春气之和，又引参、芪、甘草上行，充实腠理，使卫外为固。凡补脾胃之药，多以升阳补气名之者此也。又曰：但言补之以辛甘温热之剂及味之薄者，诸风药是也，此助春夏之升浮者也，此便是泻秋收冬藏之药也，在人之身，乃肝心也。但言泻之以酸苦寒凉之剂，并淡味渗泄之药，此助秋冬之沉降者也，在人之身是肺肾也。诸加减主治方散入各门。吕晚村云：此方原为感症中有内伤一种，故立此方以补伤寒书之所未及，非补虚方也。今感症家多不敢用，而以为调理补虚服食之药则谬矣。调理补虚，乃通其义而转用者耳。

《本草备要》主治注释 末附短气论

黄芪补肺气，益元气　甘草补三焦元气　人参大补肺中元气　沙参专补肺气　白术补气　黄精补中益气　葳蕤补中益气　狗脊温养气　石斛涩元气　志肉壮气　五味子益气　柴胡能引清气上行，主阳气下陷　升麻能升阳气于至阴之下　茯苓宁心益气　枸杞益气　地骨皮凉血而补正气　天麻益气强阴　连翘散诸经血凝气聚　苏叶下气。子同上　益智固气　白茅根补中益气　大枣补中益气　白果温肺益气　胡桃补气　荸荠温中益气　胡麻补气　天冬、麦冬俱益气　鸡苏、醋、旋覆花、乌药、胡椒、郁李仁、桑白皮、紫菀俱下气　白敛、没药俱散结气　志肉同上　谷芽、麦芽下气　葱通上下阳气　薤子、薤白泄下焦大肠气滞　卜并子熟用俱降气　白芥子利气　滑石、蟹散结气　枳实、枳壳俱破气　厚朴同陈皮则下气　橘红下气带发散　荜茇大能下气　砂仁快气　白豆蔻散滞

气　肉蔻下气　草蔻破气开郁　百合补中益气　山药益心气　羊肉益气血　牛肉益气　阿胶益气。肺主气，肾纳气　紫河车大补气血　藿香快气　甘松理诸气　荜茇温中下气　琥珀能使肺气下降而通膀胱　大腹皮下气　沉香能降能升，上至天，下至泉，理诸气，下气而坠痰涎不伤气　檀香理气要药　吴茱温中下气　延胡索能行血中气滞，气中血滞，治气凝血结　郁金下气，行滞气，亦不损正气　姜黄理血中之气　莪术破气中之血　三棱散气结，功近香附而力峻　桔梗利胸膈凝滞之气　杏仁降气，利胸膈滞气　陈皮同补药则补，补则留白，下气则去白　青皮入肝胆气分，破滞削坚　山楂健脾行气　木瓜气脱能收，气滞能和　枇杷叶降气，气降则火降痰消　荔枝核散滞气　淡豉、黑豆均下气　神曲散气　香附乃血中气药，通行十二经八脉，主一切气。人身以气为主，气盛则强，虚则衰，顺则平，逆则病，绝则死矣。七情之气，香附为君，随症而加升降消补之药。丹溪曰：天行健，运不息，所以生生无穷，即此理耳。时珍曰：凡人病则气滞而馁，香附为气分君药，臣以参、芪，佐以甘草，治虚怯甚速也　木香三焦气分之药，能升降诸气，泄肺气，疏肝气，和脾气。时珍曰：诸气膹郁，皆属于肺。上焦气滞用之者，金郁则泄之也。中气不运，皆属于脾，中焦气滞用之者，脾胃喜芳香也。大肠气滞则后重，膀胱气不化则癃秘，肝气郁则为痛，下焦气滞用之者，塞者通之也　莪术虽为泄剂，亦能益气，故治气短不能接续

附气短论

《金匮》云：平人无寒热，气短不足以息者，实也。又云：膈上有留饮，其人短气而渴。丹溪治许白云脾疼胯痛而短气，大吐下之二十日，吐胶痰一桶而安。伤寒病短气，气促不能相接，与喘不同，有实有虚，有表有里，此为水停心下，亦令短气。水气内渍，所传不一，故有或为之症。切庵曰：伤寒失于汗下而短气为实，汗下后短气

者为虚。表实宜发汗，表虚宜解肌。

理血论

人身之中，气为卫，血为营。经曰：营者，水谷之精也，调和五脏，洒陈于六腑，乃能入于脉也。生化于脾，总统于心，脏受于肝，宣布于肺，施泄于肾，溉灌一身。目得之而能视，耳得之而能听，手得之而能摄，掌得之而能握，足得之而能步，脏得之而能液，腑得之而能气。出入升降，濡润宣通，靡不由此也。饮食日滋，故能阳生阴长，取汁变化而赤为血也。注之于脉，充则实，少则涩。生旺则诸经恃此长养，衰竭则百脉由此空虚。血盛则形盛，血弱则形衰。血者难成而易亏，可不谨养乎。阴气一伤，诸变立至。妄行于上则吐衄，妄行于下则肠风。衰涸于内则虚劳，枯槁于外则消瘦。移热膀胱则溺血，阴虚阳搏则崩中，湿蒸热瘀则血痢，火极似水则色黑。热胜于阴发为疮疡，湿滞于血则为瘾疹，凝涩于皮肤则为冷痹。蓄血在上则善忘，蓄血在下则如狂。跌扑损伤则瘀恶内聚，此皆失于摄养变为诸症也。心阳火也，主血，凡伤其阳，则火怫郁而血凝。

四物汤 治一切血虚及妇人经病。经期先后诸症论详经门。

当归酒洗　生地三钱　白芍二钱　川芎钱半

凡血症通宜四物汤。如凉血，心加黄连，肝条芩，肺枯芩，大肠实芩，胆黄连，肾、膀胱黄柏，脾生地，胃大黄，三焦地骨皮，心包络丹皮，小肠山栀、木通；如清气，心与包络加麦冬，肺枳壳，肝柴胡、青皮，脾白芍，胃干葛、石膏，大肠、三焦连翘，小肠赤茯苓，膀胱滑石、琥珀。血虚加龟板，血燥加人乳，瘀血加桃仁、红花、韭汁、童便行之；暴血加薄荷、玄参散之；血不止加炒蒲黄、京墨，久不止加升麻引血归经。妇人经血紫黑，脉数为热，加芩、连；血淡脉迟为寒，加桂、附；人肥有痰加半夏、南星、橘红；人瘦有火加黑栀、知母、黄柏；郁者加木香、砂仁、苍术、神曲；瘀滞加桃仁、红花、延胡、肉桂；气虚加参、芪；气实加枳、朴。

　　此手少阴、足太阴、厥阴药也。心生血，脾统血，肝藏血。当归辛苦甘温，入心脾生血为君；生地甘寒，入心肾滋血为臣；白芍酸寒，入肝脾敛阴为佐；川芎辛温，通上下而行血中之气为使也。川芎入厥阴心包肝经，上行头目，下行血海，血海冲脉也。《玉机微义》曰：川芎血中之气药也，通肝经，性味辛散，能行血滞于气也；地黄血中血药也，通肾经，性味甘寒，能生真阴之虚也；当归血中主药也，通肝经，性味辛温，分三治，全用活血，各归其经也；芍药阴分药也，通脾经，性味酸寒，能和血，治血虚腹痛也。此特血病而求血药之属者也。若气虚血弱，又当从长沙，血虚以人参补之，阳旺则能生阴血也。辅佐之属，若桃仁、红花、苏木、丹皮、血竭，血滞者所宜；蒲黄、阿胶、地榆、百草霜、棕榈灰者，血崩所宜；苁蓉、锁阳、牛膝、枸杞、龟板、夏枯草、益母草者，血虚所宜；乳香、没药、五灵脂、凌霄花者，血痛所宜；乳酪血液之物，血燥所宜；姜、桂，血寒所宜；苦参、生地汁，血热所宜。苟能触类而长，可应无穷之变矣。丹溪治阴虚发热，于血药四物汤，亦分阴阳。血之动者为阳，芎、归主之；血之静者为阴，地、芍主之。血之阴不足，虽芍、归辛温亦不用；血之阳不足，虽姜、桂辛热亦用之，与泻火之法正治从治相同。吴鹤皋曰：天地之道，阳常有余，阴常不足，人身亦然，故血者难成而易亏。夫草木无情，安能生血？以地、芍能养五脏之阴，芎、归能调营中之气，阴阳调和而血自生耳。若夫失血太多，气息几微之际，慎勿与之。盖四物阴类，非所以生物者也，当重用参、芪以固欲绝之气。故曰脱血者，先益其气。否则川芎香窜，反能耗气，气血双亡而死矣。故凡虚损胃虚气弱之人，皆不宜多服。或问四物汤是女门专药，于内亦有脾胃药乎？一阳子曰：四物汤，隐潜脾胃，治法人昧久矣。脾经少血多气，当归、地黄生血溉灌脾经。

土畏贼邪，木来克土，芍药能泻木补脾。肝欲散，用川芎之辛以散之，非制木补土，脾胃之药乎？或曰：产后禁用芎、芍否？曰：新产血气未平，恐芍药酸收作痛耳。芍药专治血虚气痛，新产正血虚气痛之时，醇酒微炒，用之何害？又血块凝滞作祸，不可泥于产后大补气血，放胆下之，用玉烛散无妨，推陈致新，亦是补法。只因产后大补气血一语，致积血而殒者多矣。

附子和玉烛散

归尾　生地　川芎　赤芍　大黄　芒硝　甘草

治经闭腹痛，体瘦善饥。取《尔雅》四时和气，谓之玉烛之义也。

本方加黄柏、知母，名知柏四物汤，再加玄参，名滋阴降火汤，治阴虚有火，知、柏、四物蜜丸，名坎离丸，治阴虚嗽血。此后详论入劳瘵门，并劳瘵。忌用四物、知、柏，亦入本门。本方加羌活、防风一用秦艽，名六合汤，治风虚眩晕，风秘便难。蜜丸名补肝丸，肝以散为补也。本方加木香、槟榔，名治气六合汤，治血虚、气滞，或血气上冲。本方四物各七钱，加防风一两，栀子、黄芩、黄连各三钱，每服五钱。如脉实加大黄，名生地黄连汤。海藏：治妇人血风症去血过多，因而燥涸，循衣摸床，撮空闭目，扬手掷足，错语失神，脉弦浮而虚。男子去血过多，亦有此症。陶节庵曰：大承气汤，气药也，自外而之内者用之；生地黄连汤，血药也，自内而之外者用之。气血合病，循衣摸床症同。自气之血，血而复之气者，大承气汤下之；自血之气，气而复之血者，生地黄连汤主之。二者俱不大便，此是承气汤对子，又与三黄石膏汤相表里，是皆三焦包络虚火之病也。病既危急，只得以此降血中之伏火耳。《纲目》曰：四物与桂枝、麻黄、白虎、柴胡、理中、四逆、茱萸、承气、凉膈等，皆可作各半汤，此易老用药大略也。

当归补血汤东垣　治伤于劳役，肌热面赤，烦渴引饮，脉大而虚。血实则身凉，血虚则身热，此以饥饱劳役伤其阴血，虚阳独胜，故饥热烦渴，与阳明白虎症无异。但白虎症得之外感，实热内盛，故脉大而长，按之有力。此症得之内伤，血虚发热，脉洪大而无力。《内经》所谓血虚脉虚是也，误服白虎汤必毙。

　　黄芪炙，一两　当归酒洗，二钱

　　空心服。

　　此足太阴、厥阴药也。当归气味俱厚，为阴中之阴，故能滋阴养血。黄芪乃补气之药，何以五倍于当归，而又云补血汤乎？盖有形之血，生于无形之气，又有当归为引，则从之而生血矣。经曰阳生则阴长，此其义耳。切庵曰：病本于劳役，不独伤血而亦伤气，故以二药并补之也。

　　归脾汤引血归脾　治思虑过度，劳伤心脾，怔忡健忘，惊悸盗汗，发热体倦，食少不眠，或脾虚不能摄血，致血妄行，及妇人经带。心藏神而生血，心伤则不能生血而血少；脾主思而藏血，脾伤则血不能归脾，脾不能统血则妄行，故致诸症。诸注详各症。

　　人参　白术土炒　茯神　枣仁炒　龙眼肉二钱　黄芪炙，钱半
当归酒洗　志肉一钱　木香　甘草炙，五分①

　　姜、枣煎。

　　参、术、芪、草甘温以补脾，茯神、龙眼、志、枣以补心，志肉苦泄心热，枣仁酸敛心气，木香行气舒脾，既以行血中之滞，又以助参、芪而补气。汪机曰：木香与补药为佐则补，与泄药为君则泄。气壮则能统血，血自归经而诸症悉除矣。切庵曰：治实火之血，顺气为先，气行则血自归经；治虚火之血，养正为先，气壮则自能摄血。《医贯》曰：心主血，脾统血，肝藏血，凡治血症，须按三经用药。志肉、枣仁补肝以生心火，茯神补心以生脾土，参、芪、

----

　　①　分：原作"五"，据《医方集解·理血之剂》改。

甘草补脾以固肺气，木香香先入脾，总欲使血归脾耳。

人参养荣汤见怔忡门　治脾肺气虚荣血不足，惊悸健忘，寝汗发热，食少无味，身倦肌瘦，色枯气短，毛发脱落，小便赤涩。

经曰：脾气散精，上输于肺，此地气上升也；肺主治节，通调水道，下输膀胱，此天气下降也。脾肺虚则上下不交而为否，荣血无所借以生。肺虚故气短，脾虚故食少。心主脉，脉属荣，荣虚血少，则心失其养，故惊悸健忘，寝汗发热。肺主皮毛，脾主肌肉，血虚火盛故肌瘦色枯，毛发脱落也。亦治发汗过多，身振脉摇，筋惕肉瞤。汗为心液，汗即血也。发汗过多，则血液枯涸，筋肉无以荣养，故有振摇瞤惕之症。

此手少阴、足太阴气血药也。五脏交养互益，能统治诸病。

薛立斋曰：气血两虚而变现诸症，莫能名状，勿论其病，勿论其脉，但用此汤，诸症悉退。喻嘉言曰：方内皆心脾之药，而注肺虚，误也，养荣原不及肺。切庵曰：肺主气，凡补气药，皆是补肺。气旺自能生血，即此便是养荣，便是补心、补脾，理实一贯。古方补血汤，黄芪五倍于当归，而云补血，非明证乎？况五脏互相灌溉，传精布化，专赖傅相之功，焉得谓养荣不及于肺也哉？如生脉散，保肺药也，而云生脉者，脉即血也。

本门诸方散入各症门类。

《本草备要》统治诸血主注释

〔批：冲脉起于二阴之中，直冲而上至脑，为十二经脉之海，上□带脉，横围于腰，如束带，总统主脉〕

当归补血润燥，为血中气药。治虚劳寒热，咳逆上气，温疟，澼痢，头痛腰痛，心腹诸痛。冲脉为病，气逆里急；带脉为病，腹痛满腰，溶溶如坐水中，及妇人诸不足一切血症，阴虚而阳无所附者。四物汤用之为君，治血之总剂。血虚佐以参、芪，血热佐以栀、芩，血积佐以大黄、牵牛。讱庵曰：血属阴，四物能养阴，阴得其养则血自生，非四物能生血也。若气虚血弱之人，当用人参，取阳旺生阴血之意。多有过服四物阴滞之药，而反致害者，使血气各有所归，故名血滞能散，血虚能补，血枯能润，血乱能抚。盖其辛温能行气分，使气调而血和也。四物汤用川芎者，特取其辛温而行血药之滞耳，岂真用此辛散之味，以养下元之血哉。讱庵曰：血属阴，阴无阳不生。芍、地酸寒为阴，芎、归辛温为阳，故借其相济以生血也　**川芎**行气搜风，补血润燥，散瘀调经止痛，上行头目，下行血海，治头胁腹气郁血郁诸痛，湿泄血痢，寒痹筋挛，目泪多涕，男妇一切血症　**干生地**补阴、凉血、滋阴、退阳、生血，治血虚发热、吐衄尿血、血运崩中、折跌绝筋，填骨髓，长肌肉，利大小便，调经安胎，又能杀虫，治心腹急痛。《本草汇》曰：丹溪云：气病补血，虽不中病，亦无害也。不知血药属阴，其性凝滞，若胃虚气弱之人过服归、地等剂，反致痞闷、饮食减少，变症百出，至死不悟，岂不惜哉？大抵血虚，故不可专补其气，而气虚亦不可遂补其血也。凡劳病，阳虚宜四君补气，阴虚宜四物补血，阴阳俱虚者，宜合用名八珍汤　**白及**涩补肺，性涩而收，得秋金之令，入肺止吐血。《摘玄》云：试血法，吐水内浮者，肺血也；沉者，肝血也；半浮沉者，心血也。各随所见，以羊肺心蘸白及末，日日服之佳　**白芍**补血泻肝，涩敛阴，安脾肺，固腠理，和血脉，收阴气，敛逆气。治肺胀喘逆，其收降之体。又能入血海至厥阴，治胎产一切血病。又曰：新产后忌用，同白术补脾，同参、芪补气，同归、地补血，同川芎泻肝，同甘草止腹痛，同黄连止泻痢，同防风发痘疹，同姜、枣温经散湿　**赤芍**入肝经血分，通血脉，泻肝火，散恶血。白补而收，赤散而泄。白益脾能于土中泻木，赤散邪能行血中之滞，产后俱忌　**熟地黄**平补肝肾，滋肾水，补真阴，填骨髓，生精血，聪耳明目，黑髭黑发，胎产百病，为补血之上剂。丹溪曰：胎前当清热养血为主，产后宜大补气血为主，虽有杂症，从末治之。王硕云：男子多阴虚，宜熟地；女子多血热，宜生地。以好酒拌砂仁末浸，蒸、晒九次用。地黄性寒，得酒与火与日则温。性泥，得砂仁则利气，且能引入丹田，六味丸以之为君。尺脉弱者加桂、附，所谓益火之原，以消阴翳也；尺脉旺者加知、柏，所谓壮水之主，以制阳光也　**何首乌**平补肝肾，涩精。苦坚肾，温补肝，涩收敛精气，添精益髓，养血祛风，强筋骨，乌髭发，令人有子，为滋补良剂。气血太和，诸病不生。七宝美髯丹以之为君。忌铁器　**丹皮**泻伏火而补血，退无汗之骨蒸，泻血中伏火，色丹故入血分。时珍曰：伏火即阴火也，阴火即相火也。世人专以黄柏治相火，不知丹皮之功更胜，和血凉血而生血，破积血，通经脉，为吐衄必用之药，又治神智不足。《内经》云：水之精为志，故肾藏志；火之精为神，故心藏神　**续断**补肝肾，理筋骨，宣通血脉而理筋骨，主伤中，补不足，暖子宫，破瘀血，女科、外科需为上剂　**琥珀**入足厥阴血分，消血瘕，破癥结　**柏子仁**益血　**侧柏叶**补阴止血，养阴滋肺而燥土，最清血分，为补阴要药，止吐衄崩痢一切血症　**肉桂**入肝肾血分，疏通血脉　**桂心**活血。辛走血，能引血化汗化脓　**地骨皮**泻热凉血，退有汗之骨蒸。补正气，使精气充足而邪火自退　**防风**凡治血，防风为上部之使，黄连为中部之使，地榆为下部之使　**苏木**多破血，少和血　**红花**入肝经而破瘀血，活血瘀行则血活。有热结于中，暴吐紫黑血者，吐出为好，吐未尽，加桃仁、红花行之。大抵鲜血宜止，瘀血宜行。少用养血，多用则行血　**茜根**活血行血，入厥阴心包、肝血分，消瘀　**童便**润肺散瘀。咸走血，治血衄、吐血、损伤一切血症，功效甚神　**韭**入血分而行气散瘀，治一切血症。捣汁，童便和服　**韭子**较根叶尤胜　**泽兰**通关窍，理血脉，行血而无推荡之患，养血而无腻滞之虞。一名孩儿菊　**血竭**入血分，补心包肝血不足，专除血痛，散瘀生新，为和血之圣药，治

内伤血聚　干姜引血药入血分，气药入气分，去瘀养新，有阳生阴长之意，故吐衄、肠风及产后血虚大热者，宜黑姜，乃热因热用，从治之法也。夫血遇热则走，生干姜行之，固其宜也。而吐衄、下血、崩漏、临产症，熟者反能止之，何也？盖物极则反，血去多而阴不复，则阳无所附，得此以助阳之生而阴复矣。且见火则味苦色黑，守而不走，血安得不止耶？然必病久气虚，亡阳而多盗汗，及手足冷者宜用，若初病火炽遽尔投之，是抱薪救火，危亡立致，可不谨乎！　槐花入肝、大肠血分而凉血，血凉则阴自足，治风热一切诸血病　射干能泻实火，火降则血散肿消而痰结自解，故能消老血　白头翁寒凉血，入阳明血分胃、大肠　冬葵子治血燥　红曲活血和伤　降真香治一切血症，当郁金，神效　干柿消宿血　牛膝散恶血，生用　木贼治诸血病　王不留行走血分，通血脉。乃阳明冲任之药，阳明多气多血，又能止血　旱莲草补肾止血，其功甚速　大麻仁破积血　赤石脂止血　花乳石能化血为水　禹余粮血分重剂能固下。李先知云：下焦有病人难会，须用禹粮、赤石脂。又治血闭　代赭石苦寒，养血气，除血热。入肝与心包，专治二经血分之病，治吐衄崩　白矾止血，治血痛　食盐治血热　儿茶止血　蔓荆子凉血　五灵脂入肝经血分，通利血脉，散血和血，血痹、血积诸血病　犀角治吐下、蓄血、发红，一切血病　五倍子止血，治下血　栀子炒黑止血　厚朴破宿血　五加皮逐皮肤之宿血　椿樗皮入血分而涩血，病不足者宜椿皮　山茶花治诸血，可代郁金　棕烧黑与发灰同服，治久血不止　干漆破日久凝结之瘀血，能化瘀血为水　桃仁治热入血室，血燥血痞，皮肤血热燥痒，蓄血如狂，并损伤积血及夜发疟　山楂散瘀血　荷叶凉血散血，去瘀血，留好血，治一切血症　香附得归、地则补血　蛀虫凡血在脏腑经络者，祛逐攻下，盖食血而能治血，因其性而为用也。去足翘，焙　**瓜蒌子**炒香，酒服，止血，治一切血症，寒降火也　**龟甲**补新血　**自然铜**消瘀血　**骨碎补**能破血止血，入血行伤，故治折伤　**海螵蛸**治血枯　**紫石英**甘辛，性温而补，重以去怯，湿以去枯，入心肝血分。故心神不安，肝血不足，用此重镇心、润补肝　**紫草**凉血活血　**凌霄花**一名紫葳。去血中火，破血祛瘀　**延胡索**为活血利气分第一药，治暴血上冲　**大、小蓟**破血下气，行而带止，止吐衄，破瘀生新，葆精养血　**地榆**入下焦，除血热　**蒲黄**生用行血消瘀，疗扑打损伤；炒黑性涩，主止血，治一切血症　**卷柏**生用破血通经，炙用止血，治肠风，收脱肛　**莲子**治一切血病　**藕节**治一切血病，和地黄汁、童便服之良　**菴蔺子**行血散结，散中有补，闪挫气痛折伤　**白茅根**清瘀血、血闭发寒热，治吐衄诸血，补中益气。时珍曰：良药也。世人以微而忽之，惟事苦寒之剂，伤冲和之气，乌足知此哉　**郁金**下气破血，治唾血、吐血、衄血、尿血、月经逆行、衄血　**姜黄**下气破血及血积　**莪术**破气中之血，消瘀通经　**三棱**破血中之气，散一切血症　**荆芥**炒黑，止下焦血。用山栀、干姜、地榆、蒲黄、五灵脂之类，皆应炒黑者，以黑胜红也

李士材曰：若血受病，亦先调气，谓气不调则血不行。诸血症见各门，惟汗孔出血谓之肌衄，心与肝也。又惊而动，动血者属心，怒而动血者属肝，忧而动血者属肺，思而动血者属脾，劳而动血者属肾。

用药加减约略

合前补中益气汤后注解，参看施治可得其纲矣。

时珍曰：枳桔汤治胸中痞满不痛，取其通肺利膈下气也；甘桔汤通治咽喉口舌诸病，取其辛苦散寒、甘平除热也。宋仁宗加荆芥、防风、连翘，遂名如圣汤。王好古加甘桔汤颇详，失音加

诃子，声不出加半夏，上气加陈皮，涎嗽加知母、贝母，咳渴加五味，酒毒加葛根，少气加人参，呕加半夏、生姜，吐脓血加紫菀，肺痿加阿胶，胸膈不利加枳壳，心胸痞满加枳实，目赤加栀子、大黄，面肿加茯苓，肤痛加黄芪，发斑加荆、防，痰毒加牛蒡子、大黄，不得眠加栀子。讱庵曰：观海藏所加，则用药之大较亦可识矣。

彼此相济主治约略

紫苏味辛入气分，色紫入血分，香温散寒，通心利肺，开胃益脾，发汗解肌，和血下气，宽中消痰，祛风定喘，止痛安胎，利大小肠，解鱼蟹毒。多服泄人真气。同陈皮、砂仁，行气安胎；同藿香、乌药，温中止痛；同香附、麻黄，发热解肌；同川芎、当归，和血散血；同桔梗、枳壳，利膈宽肠；同卜子、杏仁，消痰定喘；同木瓜、厚朴，散湿解暑，治霍乱脚气。

黄芩泻中焦实火，除脾家湿热，往来寒热，腹痛消痰。酒炒则上行，泻肺火，利胸中气，治上焦之风热湿热、火嗽喉腥、目赤肿痛等症。得柴胡退寒热，得白芍治下痢，得厚朴、黄连止腹痛，得桑皮泻肺火，得白术安胎之圣药。

砂仁辛温香窜，补肺益肾，和胃醒脾，快气调中，通行结滞。得檀香、豆蔻入肺，得人参、益智入脾，得黄柏、茯苓入肾，得赤石脂入大、小肠。又辛能润肾燥，引诸经归宿丹田。地黄用之拌蒸，亦取其能达下也。《经疏》曰：肾虚气不归元，用为向导，殆胜桂、附热药为害。

丹砂泻心经邪热，镇心清肝。时珍曰：同志肉、龙骨之类养心气，同丹参、当归之类养心血，同地黄、枸杞之类养肾，同厚朴、川椒之类养脾，同南星、川乌之类祛风。

淡豆豉时珍曰：能升能散，得葱则发汗，得盐则能吐，得酒则治风，得薤则治痢，得蒜则止血，炒熟又能止汗。

半夏体滑性燥，能走能散，能燥能润，和胃健脾，补肝润肾，除湿化痰，发表开郁。陈久者良，故与陈皮名二陈汤，为治痰之总剂，寒痰佐以干姜、芥子，热痰佐以黄芩、瓜蒌，湿痰佐以苍术、茯苓，风痰佐以南星、前胡，痞痰佐以枳实、白术，痰在上加引上药，痰在下加引下药，惟燥痰非半夏所司也。赵继宗曰：二陈治痰，风寒湿食诸痰则相宜。至于劳痰、失血诸痰，用之反能燥血①液而加病，故半夏古方有三禁，血家、汗家、渴家忌之，孕妇忌。

陈皮辛能散，苦能燥、能泻，温能补、能和。同补药则补，泻药则泻，升药则升，降药则降，为肺气分之药，宽中快膈、导滞消痰，大法治痰以健脾顺气为主。洁古云：陈皮、枳壳利其气而痰自下，宣通五脏，统治百病，皆取其理气燥湿之功，人身以气为主。丹溪曰：气顺湿除则百病散，橘红兼能除寒发表下气。治痰用利气药过多，则脾虚痰易生而反多。时珍曰：二贤散、润下丸治一切痰气，极效。世医徒知半夏、南星之属，何足以语此哉，二方见痰门。陶节庵曰：去实热用大黄，无枳实不通。温经用附子，无干姜不热。发表用麻黄，无葱白不发。吐痰用瓜蒂，无淡豉不涌。竹沥无姜汁不能行经络，蜜导无皂荚不能通秘结。

论寒因热用　热因寒用　正者反治　反者正治

凡阴症用姜、附，药宜冷服，热因寒用也。盖阴寒在下，虚阳上浮，治之以寒则阴益甚，治之以热，则拒格不纳，用热药冷饮，下嗌之后，冷体即消，热性便发，情且不违而致大益，此反治之妙也。又有寒药热饮治热症者，此寒因热用，义亦相同也。经曰：正者正治，反者反治。如用寒治热，用热治寒，此正治也；以寒治寒，以热治

---

① 血：原脱，据《本草备要》卷之一补。

热，此反治也。经所谓必伏其所主而先其所因是也，故亦曰从治。

病后调理服食

凡一切病后将愈，表里气血耗于外，脏腑精神损于内，气血虚弱，倦怠无力是其常也。最宜安心静养，调和脾胃为要，毋妄想，慎①起居，慎风寒，戒恼怒，节饮食，慎房劳是为切要。若再犯之，即良药亦难十全矣，勿以身命若蜉蝣，如灯蛾之扑焰，自损其身哉，戒诸谨诸。

凡病后有火者，宜服清火之药数剂。饮食须多餐少食，不可骤服补药，惟调理脾胃为主。土为万物之母，脾土健运，则生生无穷，体自健旺矣。

初愈，宜衣被适寒温。太热，则生虚热，心烦躁渴；太寒，即风邪乘空易袭。

伤寒时疫，身凉脉缓，宜进青菜清汤疏通余邪。如觉腹中宽爽，再进陈仓米。清饮以开胃中谷气，一二日许进糜粥钟许，日三四次，或五六次为度，慎毋太过。或用陈豆豉或清爽之物过口，或清水煮淡白鲞②，醋点极妙，再渐进活鲫鱼调理百日，方无食复劳复等症。

食后复发热，宜断谷即愈。服调脾胃之剂，忌用骤补大热等药，从缓医治，能收全功。一切病症，忌食猪油、湿面、鸡羊、腻滞、煎炒烧煿等物，犯之复发难治。病后切忌房劳，犯之舌出数寸，死。中风后，忌服辛散香燥等药，及猪、羊、鹅、鱼腥、荞麦面、蛋、芋滞气发病等物。劳嗽发热、水肿喘急，宜淡食，忌咸物。疟痢后，忌饱食诸血、香甜等物，及滑利之物。梨瓜生冷，切禁勿用。痈疽发背，忌同伤寒。虚损喘咳、骨蒸，忌用大热温补等药，宜服补阴。养益真元，庶几可也。产后切禁寒凉药物，虽在酷暑之日，亦不宜施。世多

---

① 慎：原作"毋"，据《续名医类案》卷十一改。
② 白鲞（báixiǎng 白想）：大黄鱼加工制成的咸干品。

误用，以致伤生。尤忌利小水药物，冬瓜亦不宜用。

一痘疹后不善调摄，多致危殆，因其忽略保护故也。凡病后，如水浸泥墙，已干之后，最怕重复冲激，再犯不救。凡翻胃新愈，切不可便与粥饭，宜用陈米炒焦三钱见土气，或炒后随用冷水淘去火气，煎汤细细啜之，可以小试陈米饮。若仓廪未固，不宜骤贮米谷，往往食早者，多不可救矣。据此理此法，不但施之翻胃新愈之后，凡病新愈后皆宜如此调理，渐次饮食。至于荤腥等物，愈宜缓迟，若用之早，不惟无益，而且反覆难健。

六君子汤 为病后调理，助脾进食之剂。

人参　白术　茯苓二钱　甘草一钱　黄芪　山药各二钱　姜三片，枣二枚，煎。

五皮饮肿满门　一方五加皮易陈皮，罗氏五加皮易桑白皮。治病后脾肺气虚而致肿满。

理中丸祛寒门　治大病瘥后喜吐，久不了了，胃中有微寒，宜此丸温之。

久病后小便数而大便难，庸医认为脾约症，妄以麻仁丸投之，误矣。丹溪曰：此因阴血枯槁，内火燔灼，热伤元气，又伤于脾而成，肺金受火，气无所摄；脾为肺子，肺耗则液亏，金耗则木寡于畏，土欲不伤，其可得乎？肺失传送，脾失转输，故大便秘而小便数也。理宜滋养阴血，使火不炽而金化行，木有制而脾土运，津液乃能入胃，肠润而通矣。

导赤各半汤 治伤寒后心下不硬，腹中不满，二便如常，身无寒热，渐变神昏不语，或睡中独语，目赤口干不饮水，与粥则咽，不与勿思，形如醉人，名越经症。伤寒不硬不满，二便如常，病不在脐也。神昏睡语，不思食，形如醉人，此邪热传于少阴心，心火上而逼肺也，邪热在阴故不渴。此症自足而传于经，故曰越经。

黄连　黄芩　犀角　知母　山栀　滑石　麦冬　人参　甘草　茯神

加灯心、姜、枣煎。

竹叶石膏汤　治伤寒解后，虚羸少气，气逆欲吐。伤寒解后，发热未尽，津液不足，故虚羸少气，虚热上逆故吐。

竹叶二把　石膏一斤　人参三两　甘草炙，二两　麦冬一升　半夏半升　粳米半升

芦根汤　治伤寒病后呕哕不下食。此由初病热盛时多服冷药，饮冷水，热势既退，冷气便发，故脾胃虚寒而不和，噫哕食臭，腹内雷鸣而泻利也。

芦根一升　竹茹一升　生姜二两　粳米一合

芦根甘寒，降伏火，利小水；竹茹甘寒，除胃热，清燥金；生姜辛温，祛寒饮，散逆气。三者皆能和胃，胃和则呕止。加粳米者，亦借以调中州也。

栀子大黄汤变现门　治伤寒食复。

枳实栀子汤　治伤寒劳复。

参苓白术散　治久泻，及大病后，痢后调理，消渴者尤宜。

人参　淮药　莲肉心去　白扁豆姜汁浸炒，各一斤半　白术二斤　桔梗炒黄色　砂仁　白茯苓　苡仁　炙甘草各一斤

上为细末，每服二钱，米汤调下。或加姜、枣煎服；或枣肉和丸，如桐子大，每服七十丸，空心米汤送下；或炼蜜丸，如弹子大，汤化下。

诸积及酒鳖　气鳖　血鳖

经曰：大积大聚其可犯也，衰其大半而止，过者死。东垣五积方，用三棱、莪术，皆兼人参赞助成功，所以治疗不宜专用下药，恐损真气，宜于破血行气药中加补脾药，气旺方能磨积，正旺则邪自消

也。㓎庵汇治积诸药，神曲、麦芽化谷食，萝卜化面食，砂仁、阿魏、山楂、黄连化肉食，紫苏化鱼蟹毒，葛花、枳椇消酒积、麝香消酒积、果子积，牵牛、芫花行水饮，三棱、莪术、鳖甲消癥瘕，木香、槟榔行气滞，礞石、蛤粉攻痰积，巴豆攻冷积，雄黄、腻粉攻涎积，䗪虫、水蛭破血积。嗜酒人血入于酒，为酒鳖；多气人血入于气，为气鳖；虚劳人败血杂痰，为血鳖。如虫之行，上侵人咽，下蚀人肛，或附胁背，或隐胸腹，惟用芫荑炒，兼暖胃理气之药，乃可杀之。㓎庵曰：积久成形，谓之积，属阴；聚散无常，谓之聚，属阳。积多是血，或痰或食；聚多是气，伤肉食。轻者宜蒜、山楂，兼黄连，重者宜矾红、枣肉为丸，服二钱，不可过，终身忌荞麦，伤面食宜炒卜子及杏仁。

硇砂丸一切积聚　治一切积聚痰饮，心胁引痛。硇，乃刀切，音铙。

硇砂　巴豆去油　三棱　干姜　白芷五钱　木香　青皮　胡椒二钱半　大黄　干漆炒，一两　槟榔　肉豆蔻一个

为末，酽醋二升，煮巴豆五七沸，再下三棱、大黄末，同煎五七沸，入硇砂熬成膏，和诸药杵丸，绿豆大，每五粒，姜汤下。

此治肉积、气积、血积通剂也。硇砂化肉食，性大热，能烂五金，本草言其能化人心为血，故治膈噎、癥瘕、肉积有殊功。干漆散瘀血；木香、青皮行滞气；三棱破沉寒锢冷；大黄、巴豆能斩关夺门。方内多辛热有毒之品，用之以破冷攻坚，惟大黄苦寒，假之以荡热去实。盖积聚既深，攻治不得不峻，用醋者，酸以收之也。《玉机微义》曰：方中因白芷散水行气，故更言治痰饮也。洁古曰：壮人无积，虚人则有之。皆由脾胃怯弱，气血两衰，四时有感，皆能成积。若遽以磨坚破结之药治之，疾似去而人已衰矣。干漆、硇砂、三棱、大黄、牵牛之类，得药则暂快，药过则依然。气愈消，疾愈大，竟何

益哉？故善治者，当先补虚，使气血旺，积自消，如满座皆君子，则小人自无容地也。不问何脏，先调其中，使能饮食，是其本也。

感应丸泄泻门　治新旧冷积。

倒仓法用牡黄牛肉二十斤，洗净，煮为糜，滤去渣，熬成琥珀色。前一晚不食，至日空腹坐空室，取汁，每饮一钟，少时又饮，积数十钟，身体觉痛，如病在上则吐，在下则利，在中则吐而利。利后必渴，即饮己溺数碗，以涤余垢。饥倦先与米饮，二日与淡粥，次与厚粥软饭，将养一月，而沉疴悉安矣。须断房事半年，牛肉五年。丹溪曰：牛，坤土。黄，中色。肉，胃药①。液，无形之物也。积聚既久，回薄肠胃曲折之处，岂铢两丸散所能窥犯乎。肉液充满流行，无处不到，如洪水泛涨，一切凝滞，皆顺流而去矣。此方传于西域异人。中年后行一二次，亦却疾养寿之一助也。王纶曰：牛肉补中，非吐下药，借补为泻，因泻为补，亦奇方也。

---

① 胃药：《丹溪心法》卷五中"论倒仓法"作"肉者，胃之药也，熟而为液"。

卷之十

治法提纲 阴阳　寒热　脏腑　经络　气血
表里　标本　先后　虚实　缓急

病在于阴，毋犯其阳；病在于阳，毋犯其阴。犯之者，是谓诛伐无过。病之热也，当察其源。火苟实也，苦寒、咸寒以折之；若其虚也，甘寒、酸寒以摄之。病之寒也，亦察其源。寒从外也，辛热、辛温以散之；动于内也，甘温以益之，辛热辛温以佐之。经曰：五脏者，藏精气而不泄者也，故曰满而不能实，是有补而无泄者，其常也。脏偶受邪则泻其邪，邪尽则止，是泻其邪，非泻脏也。脏不受邪，毋轻犯也。世谓肝无补法，知其谬也。六腑者，传导化物糟粕者也，故曰实而不能满。邪客之而为病，乃可攻也。中病乃已，毋尽剂也。病在于经，则治其经；病流于络，则及其络。经直络横，相维辅也。病从气分，则治其气，虚者温之，实者调之。病从血分，则治其血，虚则补肝、补脾、补心，实则为热为瘀，热者清之，瘀者行之。因气病而及血者，先治其气；因血病而及气者，先治其血。因症互异，宜精别之。病在于表，毋攻其里；病在于里，毋虚其表。邪之所在，攻必从之。受邪为本，现症为标；五虚为本，五邪为标。譬夫腹胀，由于湿者，其来必速，当利水除湿则胀自止，是标急于本也，当先治其标。若因脾虚，渐成胀满，夜剧昼静，病属于阴，当补脾阴；夜静昼剧，病属于阳，当益肺气。是病从本生，本急于标也，当先治其本。举一为例，余可类推矣。病属于虚，宜治以缓。虚者，精气夺也，若属沉疴，亦必从缓，治虚无速法，亦无巧法。盖病已沉痼，凡欲施治，宜有次第，故亦无速法；病属于实，宜治以急，实者，邪气盛也，邪不速逐，则为害滋蔓，故治实无迟法，亦有巧法。此病机缓

卷之十

三一七

急一定之法也。

脏气法四时并四气所伤药随所感论

夫四时之气，行乎天地之间，人处气交之中，亦必因之而感者，其常也。春气升而生，夏气长而散，长夏之气化而软，秋气收而敛，冬气藏而沉。人身之气，自然相通，是故生者顺之，长者敷之，化者坚之，收者肃之，藏者固之，此药之顺乎天者也。春温夏热，元气外泄，阴精不足，药宜养阴；秋凉冬寒，阳气潜藏，勿轻开通，药宜养阳。此药之因时制用，补不足以和其气者也。然而一气之中，初中末异，一日之内寒燠或殊。假令大热之候，人多感暑，忽发冰雹，亦复感寒，由先而感则为暑病，由后而感则为寒病，此药之因时制宜，以合乎权，乃变中之常也，此时令不齐之所宜审也。假令阴虚之人，虽当隆冬，阴精亏竭，水既不足，不能制火，则阳无所依，外泄为热，或反汗出，药宜益阴，地黄、五味、鳖甲、枸杞之属是矣。设从时令，误用辛温，势必立毙。假令阳虚之人，虽当盛夏，阳气不足，不能外卫其表，表虚不任风寒，洒淅战慄，思得热食，及御重裘，是虽天令之热，亦不足以敌其真阳之虚。病属虚寒，药宜温补，参、芪、桂、附之属是矣，设从时令误用苦寒，亦必立毙，此药之舍时从症者也。假令素病血虚之人，不利苦寒，恐其损胃伤血，一旦中暑，暴注霍乱，须用黄连、滑石以泻之，本不利升，须用葛根以散之，此药之舍症从时者也。从远之际，权其轻重耳。至于四气所伤，因而致病，则各从所由。是故经曰：春伤于风，夏生飧泄，药宜升之燥之，升麻、柴胡、羌活、防风之属是矣；夏伤于暑，秋必痎疟，药宜清暑益气以除寒热，石膏、知母、干葛、麦冬、橘皮、参、苓、术之属是矣；邪若内陷，必便脓血，药宜祛暑消滞，专保胃气，黄连、滑石、芍药、升麻、莲实、人参、扁豆、甘草之属是矣。秋伤于湿，冬生咳嗽，药宜燥湿、清热、和表、降气、保肺，桑皮、石膏、薄荷、杏仁、甘草、桔梗、苏子、枇杷叶之属是矣。冬伤于寒，春必病温，邪初在表，药宜辛寒、苦温、甘寒、苦寒以解表邪，兼除内热，羌活、石膏、葛根、前胡、知母、竹叶、柴胡、麦冬、荆芥、甘草之属是矣。至夏变为热病，六经传变，药亦同前散之，贵早治，若后时，邪结于里，上则陷胸中，下承气，中病乃已，慎毋尽剂，勿僭勿忒，能事备矣。已上皆四时六气所伤致病，症重舍时，时重舍症，用药主治之大法，万世遵守之常经。圣哲复起，不复改矣。所云六气者，即风、寒、暑、湿、燥、火是也，过则为淫，故曰六淫。淫则为邪，以其为天之气，从外而入，故曰外邪。邪之所中，各有其地。在表治表，在里治里，表里之间，则从和解。病有是症，症有是药，各有同存，不相越也，此古人之定法，今人之轨则也。

制方和剂治疗大法论

夫虚实者，诸病之根本也；补泻者，治疗之纲纪也。何谓虚，五脏六腑虚所生病也；何谓实，五脏六腑实所生病也。经曰：真气夺则虚，邪气盛则实。虚者补之，实者泻之，此万世之常经也。以补为泻，是补中有泻也；以泻为补，是泻中有补也。譬夫参、芪、炙甘草之退劳倦气虚发热，地黄、黄柏之滋水坚肾以除阴虚潮热，是补中之泻也。桑根白皮之泻肺火，车前子之利小便除湿，是泻中之补也。举斯为例，余可类推矣。升降者，病机之要最也。升为春气为风，化为木象，故升有散之之义；降为秋气为燥，化为金象，故降有敛之之义。饮食劳倦，则阳气下陷，宜升阳益气；泻利不止，宜升阳益胃；郁火内伏，宜升阳散火；滞下不休，宜升阳解毒、开胃除热；因湿洞泻，宜升阳除湿；肝木郁于地中，以致少腹作胀作痛，宜升阳调气，此宜升之类也。阴虚则水不足以制火，火空则发而炎上，其为症也，为咳嗽，为多痰，为吐血，为鼻衄，为齿衄，为头痛，为齿痛，为眼痛，为头眩，为晕，为眼花，为恶心，为呕吐，为口苦，为舌干，为不眠，为寒热，为骨蒸，是谓上盛下虚之候。宜用苏子、枇杷叶、麦门冬、白芍药、五味子之属以降气，气降则火自降，而气自归元，而又益之以滋水添精之药，以救其本，则诸症自瘳，此病宜降之类也。设宜降而妄升，当升而反降，将轻变为重，重必毙矣。

塞因塞用　通因通用　寒因热用　热因寒用
用热远热　用寒远寒论

经曰：塞因塞用者，譬夫脾虚中焦作胀，肾虚气不归元，致上焦逆满，用人参之甘以补元气，五味子之酸以收虚气，则脾得补而胀自消，肾得补而气自归元，上焦清泰而逆满自平矣。通因通用者，譬夫伤寒挟热下利，或中有燥粪，必用调胃承气汤下之乃安，滞下不休，得六一散清热除积而愈，皆其义也。寒因热用，是药本寒也，而反佐之以热。热因寒用，是药本热也，而反佐之以寒，则无拒格之患，故曰必先其所主，而伏其所因也。用热远热者，是病本于寒，法应热治，所投热剂，仅使中病，毋令过焉，过则反生热病矣。用寒远寒，义亦同此。

天地风气渐薄，人亦因之渐弱，用药消息亦必因之而变，不可执泥古法，轻用峻利论。

夫人在气交之中，其强其弱，卒莫逃乎天地之气明甚，是以上古之人度百岁乃去，今则七十称古稀矣，身形长大常过七尺，今则世鲜六尺之躯矣。其寿数精神，既已渐减，则血气脏腑亦应因之渐薄，乃天地之风气使然，有非人力所能挽回者。又况时下木造众生，识昏见陋，五欲炽然，难解难遏，斫丧戕贼，日惟不足，于是疾病丛生，虚多实少。临症施治，多事调养，专防克伐，此今日治法之急务也。设宜用热，亦当先之以温；病宜用寒，亦当先之以清。纵有积滞宜消，必须先养胃气；纵有邪气宜祛，必须随时逐散，不得过剂，以损伤气血。气血者，人之所赖以生者也，气血一亏，则诸邪辐辏，百病横生。世人之疾病，十有九虚，医师之药，百无一补，宁知用药之误，则实者虚，虚者死，是死于药，而非死于疾病也。其慎其难，属诸司命，临症之顷，宜加战兢勉之哉，毋执己见而轻人命也。

通评虚实论

经曰：邪气盛则实，精气夺则虚。又曰：邪之所凑，其气必虚。凡言虚者，精气夺也；凡言实者，邪气盛也。是故虚则受邪，邪客为实，法先攻邪，邪尽治本。邪若未尽，勿轻补益，犯之者是谓实实。精者阴也，气者阳也，设被削夺，是五脏六腑之阴精阳气皆虚也，宜从其类以补之，阴精虚者补阴精，阳气虚者益阳气。一切克伐攻击之药概勿施用，犯之者是谓虚虚。经曰：实实虚虚，损不足，益有余，如是者，医杀之耳，戒之哉。

治阴阳诸虚病皆当以保护胃气为急论

夫胃气者，即后天元气也，以谷气为本，是故经曰：脉有胃气曰生，无胃气曰死。又曰：安谷则昌，绝谷则亡。可见先天之气纵犹未尽，而他脏不至尽伤，独胃气偶有伤败，以至于绝则速死矣。谷气者，譬国家之饷道也，饷道一绝则万众立散，胃气一败则百药难施。若阴虚，若阳虚，或中风，或中暑，乃至泻利、滞下、胎前、产后、疔肿、痈疽、痘疮、疹疹、惊痫，靡不以保护胃气，补养脾气为先，务本所当急也。故益阴宜远苦寒，益阳宜防泄气，祛风勿过燥散，消暑毋轻下通，泻利勿加消导，滞下之忌芒硝、巴豆、牵牛，胎前泄泻之忌当归，产后寒热之忌芩、连、栀子，疔肿、痈疽之未溃忌当归，痘疹之不可妄下。其他内外诸病，应设药物之中，凡与胃气相违者，概勿施用，投药之顷，宜加三思。

诸病惟虚与火为难治论

经曰：精气夺则虚。又曰：邪之所凑，其气必虚。虚者，空也，无也。譬诸国内空虚，人民离散，则百祸易起，镇抚为难，非委任贤智，安靖休养以生息之，未有保其无事也。病之重者，亦犹是己。医非明哲，孰能镇之以靖，久而不摇，卒成收合散亡，克复故物之功哉？是故经曰：不能治其虚，安问其余？盖言虚为百病之本，宜其首举以冠诸症也。夫火者，阳也，气也，与水为对待者也。水为阴精，火为阳气，二物匹配，名曰阴阳和平，亦名少火生气，如是则诸病不作矣。设不善摄养，以致阴亏水涸，则火偏胜，阴不足，则阳必凑之，是谓阳盛阴虚，亦曰壮火食气，是知火即气也，气即火也。故《仙经》谓药即火，火即药，一而二，二而一者也。东垣亦曰：火与原气不两立。亦指此也。譬诸水性，水流本寒，过极则凝而不流为层冰矣，解则复常，非二物也。盖平则为水火既济，当斯时也，火即真阳之气矣；及其偏也，则即阳气而为火也，始与原气不两立，而成乖否之象矣。故戴人亦曰：莫治风，莫治燥，治得火时风燥了。言苟能解此，则已达阴阳水火之原，曲畅旁通，何施不可，正指火之变态多端，其为病也非一，了此则余皆可辨。然学者非心领神会，讵足喻于斯乎。

阳常有余　阴常不足　药必因之
以为损益　误则杀人论

人身之有阴阳也，水一而已，火则二焉，是禀受之始。阳常有余，阴常不足，天地且然，况于人乎。故自少至老，所生疾病，靡不由于真阴不足者，其恒也。若夫真阳不足之病，千百而一二矣。阳者，气也，火也，神也；阴者，血也，水也，精也。阴阳和平，气血均调，是为平人气象之常候。苟失所养，或纵恣房室，或肆情喜怒，或轻犯阴阳，或嗜好辛热，以致肾水真阴不足，不能匹配阳火，遂使阳气有余，气有余即是火，故火愈盛而水愈涸，于是发为吐血、咳嗽、吐痰、内热、骨蒸、盗汗种种阴虚等病。医师不察，不揆其本，凡见前症，不分阴阳，类施温补，参、芪、二术视同食物，佐以姜、桂，若啖五辛，倘遇愈剧，辄投附子，于是轻者重，重者毙，累累相踵，死而不悟，良可悯也。然使其术得售者，不独医师之罪，亦病家不明有以致之耳，何则？难成易亏者，阴也。益精之药，纵医师选用无差，亦必无旦夕之效。助阳之药，能使胃气一时暂壮，饮食加增，或阳道兴起，有似神王，医藉以要功，病者利其速效，彼此固执，莫辨厥由。故知阴虚真水不足之病，十人而九；阳虚①真火不足之病，百不得一。医师之药，补助阳火者，往往概施，滋阴益精者，未尝少见，宜乎服药者之多毙，无药者之反存也。予见世医以此伤人者甚众，兹特著其误，以为世戒。

上盛下虚本于肾水真阴不足论

人身以阴阳两称为平，偏盛则病，此大较也。水不足则火有余，阴即亏则阳独盛。盖阴阳之精，互藏其宅，是阴中有阳，阳中有阴也。故心，火也，而舍赤液；肾，水也，而藏白气。赤液为阴，白气为阳，循环往复，昼夜不息，此常度也。苟不知摄养，纵恣情欲，亏损真阴，阳无所附，因而发越上升，此火空则发之义，是周身之气并于阳则阳盛，故上焦热而咳嗽生痰，迫血上行而为吐衄，为烦躁，为头痛，为不得眠，为胸前骨痛，口干舌苦，此其候也。阳愈盛则阴愈虚，阴愈虚，则为五心烦热，为潮热骨蒸，为遗精，为骨乏无力，为小水短赤。丹田不暖则饮食不化，为泄泻，为卒僵仆，此其候也。治之之要，当急降气，当益阴精，气降则阳交于阴，是火下降也，精血生即肾阴复，是水上升也，此既济之象，为坎离交也。坎离交，即是小周天，至此则阴阳二气复，得其平矣，病何自而生哉。

---

① 虚：原作"盛"，据《先醒斋医学广笔记》改。

阴精阳气补益不同论

经曰：形不足，温之以气，人参、羊肉、黄芪、人胞、红铅之属是矣，益阳气也，乃可以却沉寒。经曰：精不足，补之以味，人乳、鳖甲、地黄、黄柏、枸杞、牛膝、天冬之属是矣，补阴精也，乃可以除伏热。

治气三法药各不同论

一补气。气虚宜补之，如人参、黄芪、羊肉、小麦、糯米之属是也。

二降气、调气。降气者，即下气也。虚则气升，故法宜降，其药之轻者，如苏子、橘皮、麦冬、枇杷叶、芦根汁、甘蔗，其重者如番降香、郁金、槟榔之属；调者，和也，逆则宜和，和则调也，其药如木香、沉木香、白豆蔻、缩砂、蜜香附、橘皮、乌药之属。

三破气。破者，损也。实则宜破，如少壮人暴怒气壅之类，其药如枳实、青皮、枳壳、牵牛之属，然亦可暂，不可久①。盖②气分之病，不出三端，治之之法，及所主之药，皆不可混滥者也。误则使病转剧，世多不察，故表而出之。

治血之法三各不同论

血虚宜补之。虚则发热，内热治宜甘寒、甘平、酸寒、酸温以益荣血，其药为熟地、白芍、牛膝、炙甘草、酸枣仁、龙眼肉、鹿角胶、肉苁蓉、甘枸杞、甘菊花、人乳之属。

血热宜清之凉之。热则为痈肿疮疖，为鼻衄，为齿衄，为牙龈

---

① 然亦……可久：此7字原置于"其药"之前，据《顾松园医镜》卷五乙正。

② 盖：原作"温"，据《顾松园医镜》卷五改。

肿，为舌上出血，为舌肿，为血崩，为赤淋，为月事先期，为热入血室，为赤游丹，为眼暴赤痛，法宜酸寒、苦寒、咸寒、辛凉以除实热，其药为童便、丹皮、赤芍、生地、黄芩、犀角、地榆、大小蓟、茜草、黄连、山栀、大黄、青黛、天冬、玄参、荆芥之属。

血瘀宜通之。瘀必发热，发黄作痛，及作结块癖积，法宜辛温、辛热、辛平、辛寒、甘温以入血通行，佐以咸寒，乃可软坚，其药为当归、红花、桃仁、苏木、桂、五灵脂、蒲黄、姜黄、郁金、京三棱、延胡索、花蕊石、没药、䗪虫、干漆、自然铜、韭汁、童便、牡蛎、芒硝之属。益血为荣阴也，有形可见，有色可察，有症可审者也。病既不同，药亦各异，治之之法，要在合宜，倘失其宜，为厉不浅。

治吐血三要论

宜降气不宜降火。气有余即是火，气降即火降，火降则气不上升，血随气行，无溢出上窍之患矣。降火必用寒凉之剂，反伤胃气，胃气伤则脾不能统血，血愈不能归经矣。今之疗吐血者，大患有二：一则专用寒凉之味，如黄芩、山栀、青黛、柿饼灰、四物汤、黄柏、知母之类，往往伤脾作泄以致不救；一则专用人参，肺热还伤肺，咳逆愈甚。亦有用人参而愈者，此是气虚喘嗽，气属阳，不由阴虚火炽所致，然亦百不一二也。宜以白芍药、炙甘草制肝，枇杷叶、麦门冬、薄荷、橘红、贝母清肝，苡仁、淮药养脾，韭菜、番降香、苏子下气，青蒿、鳖甲、银柴胡、牡丹皮、地骨皮补阴清热，酸枣仁、白茯神养心，山萸、枸杞、牛膝补肾，此屡试辄验之方。然阴无骤补之法，非多服药不效，病家欲速其功，医者张皇无主，百药杂试以致殒命，悲夫。

宜行血不宜止血。血不循经络者，气逆上壅也。夫血得热则行，得寒则凝，故降气行血，则血循经络，不求其止而自止矣。止之则血凝，血凝必发热，恶食及胸胁痛，病日沉痼矣。

宜补肝不宜伐肝。经曰：五脏者，藏精气而不泻者也。肝为将军之官，主藏血。吐血者，肝失其职也，养肝则肝气平而血有所归，伐之则肝不能藏血，血愈不止矣。

肾泄多黎明①所由论

凡人之生，二五妙合之顷，识神依托是中，即揽父精母血，以为立命之基，遂成左右两肾。肾间动气，即道家所谓先天祖气是也，藏乎两肾之中，以肾属水，故称坎宫。以平人气象言之，此气至子后②一阳生，生即渐渐上升，历丑寅卯辰巳，而六阳已极，则入离宫。午后一阴生，即白气变为赤液，渐渐降下至坎宫，复为白气，昼夜循环，升降不息，此即医家所谓真阳之火。道家所谓君火，即先天祖气，医家所谓为相火者是也。方此火之自下而上也，行过中焦，必经脾胃，则能腐熟水谷，蒸糟粕而化精微，脾气散精，上归于肺，通调水道，下输膀胱，气化而出，是谓清升浊降，既济之象也。苟不慎摄生之道，不明正性之理，则必务快其心，逆于生乐，忧患以伤心，寒热以伤肺，饥饱以伤脾，多怒以伤肝，多欲以伤肾，则真气渐衰，精神日损，驯③至子后④，一阳不以时生，不能上升腐熟水谷，则糟无由而化，寅为三阳之候，阳气微则不能应候而化物，故天黎明而泄，其泄亦溏，俗名鸭溏，是为肾泄，亦名大瘕泄。昔人以四神丸治之，予加人参、莲肉，辄获奇效，盖人参补五脏之阳气故也。

少年人阳痿因于失志不宜补阳论

经曰：肾为作强之官，技巧出焉，藏精与志者也。夫志主决定，

① 明：原作"民"，据《神农本草经疏》卷一改。
② 后：原作"午"，据《冯氏锦囊秘录·杂症大小合参卷五》改。
③ 驯：循序渐进。
④ 后：原作"午"，据文义改。

心主思维，思维则或迁或改，决定则一立不移，此作强之官之验也。苟志意不遂，则阳气不舒。阳气者，即真火也。譬夫极盛之火，置之密器之中，闭闷其气，使不得发越，则火立死而寒矣。此非真火衰也，乃闷郁之故也。宣其抑郁，通其志意，则阳气立舒，而其痿立起矣。

痰饮药宜分治论

夫痰之生也，其由非一，其为治也，药亦不同。由于阴虚火炎，上迫乎肺，肺气热，则煎熬津液，凝结为痰，是谓阴虚痰火。痰在乎肺，而本乎肾，治宜降气清热、益阴滋水法，忌辛温燥热补气等药。由于脾胃寒湿生痰，或兼饮啖过度，好食油面猪脂，以致脾气不利，壅滞为痰，浓厚胶固，甚至流于经络，及皮里膜外，或结为大块，或不思食，或彻夜不眠，或卒尔眩仆，不知人事，或发癫痫，或昔肥今瘦，或叫呼异常，或身重腹胀，不便行走，或泄泻不止，及成瘫痪，种种怪症，皆痰所为。故昔人云：怪病多属痰，暴病多属火。有以夫此，病在脾胃，无关肺肾，治宜燥脾行气、散结软坚法，忌滞泥苦寒湿润等药及诸厚味。由于风寒郁闭，然气在肺，而成痰嗽齁喘，病亦在肺，治宜豁痰除肺热，药中加辛热辛温，如麻黄、生干姜之属，以散外寒，则药无格拒之患，法忌涩补酸收等药。病因不齐，药亦宜异，利润、利燥及利发散，各有攸当，非可混施也。

世以痰饮混称，药亦混投，殊不知痰之与饮，其由自别，其状亦殊。痰质稠黏，黏同粘，饮如清水。特其色有异，或青，或黄，或绿，或黑。或如酸浆，或伏于肠胃，或上支胸胁，刺痛难忍，或流于经络四肢则关节不利。支饮上攻，为心痛，为中脘痛，甚则汗出，为呕吐酸水、苦黄水等，种种各异，或发寒热，不思饮食，及不得眠，皆其候也。此症多因酒后过饮茶汤，则水浆与肠胃饮食湿热之气凝而为饮。或因情抱抑郁，饮食停滞，不得以时消散，亦能成饮。总之，必由脾胃有湿，或脾胃本虚，又感饮食之湿，则停而不消，此饮之大略也。治宜燥湿、利水、行气、健脾，乃为得也。其药大都以半夏、茯苓、参、术为君，佐以猪苓、泽泻以渗泄之，白豆蔻、橘皮以开散之，苏梗、旋覆花以通畅之。东垣五饮丸中有人参，其旨概可见矣。

疟痢宜从六淫例治论

风、寒、暑、湿、燥、火，此天之六淫，其邪自外而入，感之而病，宜随其邪之所在以攻治之。经曰：夏伤于暑，秋必痎疟，乃暑邪为病也。虽有山岚瘴气发疟一症，治稍不同，然其症大都多热多寒，或热多寒少，或寒多热少，或单热不寒，或单寒不热，头疼骨疼，大渴引饮，口苦舌干，呕吐不思食，或烦躁不得眠，必用白虎汤二三剂，随症增损，解表以祛暑邪，而后随症消息，以除其苦可也。

滞下者，俗呼为痢疾，皆缘暑湿与饮食之积滞胶固而成。其症类多里急后重，数登圊而不便，或发热口渴，或恶心不思食，何莫非暑之标症也，必用六一散、黄连、芍药为主，而后随其所苦为之增损，伤气分则调气益气，伤血分则行血和血，然未有不先治暑而可获效者矣。治病必求其本，其斯之谓钦。

病由七情生者只应养性怡情发舒志气
以解之不宜全仗药石攻治论

夫喜、怒、忧、思、悲、恐、惊，七者皆发于情者也。情即神识，有知不定，无迹可寻，触境乃发，滞而难通，药石无知，焉能消其妄执。纵通其已滞之气，活其已伤之血，其默默绵绵之意物而不化者，能保无将来复结之病乎？只宜以识遣识，以理遣情，此即心病还将心药医之谓也。如是庶可以使滞者通，结者化，情与境离，不为所转，当处寂然，心君泰定，其何七情之为累也乎。

伤寒 瘟疫 痈疽 痘疹 疟疾诸病
皆由实邪所发自里发出于表者吉 由表陷入于里者凶论

伤寒、瘟疫初发，邪在于表，必头疼身热，病属三阳，即于此时急表散之。冬月即病，宜用辛温、辛热以汗之；春温夏热，宜用辛凉、辛寒、甘寒以汗之，汗后身凉脉静无所伤，犯病不复作而愈。如投药濡滞，或病重药轻，不散之于表，致邪热内结，病属三阴，须下乃愈。内虚之人，不胜下药，多致危殆。又有少阴咽痛等症，则又不宜于下，或成狐惑，虫食肛门。种种难治之条，皆失于不早发散故也。痈疽皆由荣家实热气逆所结，急宜凉血活血、散结解毒，大剂连进，内外夹攻，务使消散。即势大毒盛，一时不能散尽，亦必十消其八，纵使溃脓，保无大害。若失于救治，使热毒内攻，其膜必坏，坏则神人不能救矣。痘疮之害，多在血热，解于一二日内者，十全八九。若迟则热毒内攻，陷入于里，肠胃当之，必致大便作泄，乳食不化，或神昏闷乱，便秘腹胀，则十不救一。除是禀受虚寒，方堪补托，剂以温热，可救危急。若夫疹家，便须速用辛寒、甘寒、苦寒之剂，清凉发散，十不失一。假令病重药轻，或治疗后期，或误投温热，则邪热内攻，烦躁闷乱，不可救药。疟本暑邪，法当解肌。若元气先虚之人，脾胃薄弱，误投破气消食克伐之药，则中气愈虚，邪反内陷，必便脓血。治或失宜，多成腹胀，驯至不救，往往而是。此之四症，皆须急治。要以自里达表者吉，自表陷里者凶。故药宜解散通利，最忌收涩、破气及诸温补，其关乎死生者最大，故特表而出之，俾世人知所先务也。

五运六气之谬论

原夫五运六气之说，其起于汉魏之后乎。何者？张仲景，汉末人也，其书不载也。华元化，三国人也，其书亦不载也。前之则越人无其文，后之则叔和鲜其说，予是以知其为后世所撰，无益于治疗而有误乎后学，学者宜深辨之。予见今之医家学无源本，不明所自，侈口而谈，莫不动云五运六气，将以施之治病，譬之指算法之精微，谓事物之实有，岂不谬哉？不知五运六气者，虚位也。岁有是气至则算，无是气至则不算，即无其气，焉得有其药乎？一言可竟矣。其云必先岁气者，譬夫此年忽多淫雨，民病多湿，药宜类用二术，苦温以燥之，佐以风药，如防风、羌活、升麻、葛根之属，风能胜湿故也，此必先岁气之谓也。其云毋伐天和者，即春夏禁用麻黄、桂枝，秋冬禁用石膏、知母、芩连、芍药之类，即春夏养阴，秋冬养阳之义耳，乃所以遵养天和之道也。昔人谓不明五运六气，检遍方书何济者，正指后人愚蒙，不明五运六气之所以，而误于方册之所载，依而用之，动辄成过，即虽检遍方书，亦何益哉。予少检《素问》，中载有是说，既长游于四方，见天下医士、学士大夫、在在说谈其义，予时心窃疑之，又见性理所载。元儒草庐吴氏，于天之气运之中，亦备载之。予益自信其为天运气数之法而非医家治病之书也。后从歙邑，见赵少宰家藏宋板仲景《伤寒论》，皆北宋善板，始终详检，并未尝载有是说，六经治法之中，亦并无一字及之。予乃谛信予见之不谬，而断为非治伤寒外感之说。予尝遵仲景法治一切外邪为病，靡不响应，乃信非仲景之言，不可为万世法程。杂学混滥，疑误后人，故特表而出之，俾来学知所抉择之。

续补二卷①

续补伤寒并杂方说

前编主治古方，俱已备载各门，所有散列伤寒卷内如变现、祛寒、发表、表里和解、祛风，中风、时行、痉症等数诸方，与石山汪先生伤寒大纲并集于后，以便稽览。至于前卷间有只载主治方名，未及药味者，如六味地黄汤、逍遥散、补中益气、小柴胡、二陈汤之类，靡不习见习闻。即令未及见闻，他本可考，不必规又于此也。

新安理田贻安堂昌期氏书

续杂方目录

① 续补二卷：原缺，据目录补。

李氏医鉴续补杂方卷之一①

犀角地黄汤并解论　治伤寒胃火热盛，吐血、衄血、嗽血、便血、蓄血如狂等症。

生地黄两半　白芍一两　丹皮　犀角二钱半。角尖尤良，其精气尽在是也

每服五钱。热甚如狂者，加黄芩一两。因怒致血者，加栀子、柴胡。黄芩泻上中二焦之火，栀子泻三焦之火，柴胡平少阳、厥阴之火。节庵加当归、红花、桔梗、陈皮、甘草、藕汁，名加味犀角地黄汤，治同。当归引血归经，藕汁凉血散瘀，桔梗以利上焦，陈皮以导中焦，红花以行下焦。

此足阳明、太阴药也。血属阴本静，因诸经火逼，遂不安其位而妄行。犀角大寒，解胃热而清心火；芍药酸寒，和阴血而泻肝火；丹皮苦寒，泻血中之伏火；生地大寒，凉血而滋水，以共平诸经之僭逆也。

----

① 李氏……卷之一：此 11 字原缺，据底本版心补。

海藏曰：血分三部，药有重轻。犀角地黄汤治上血，如吐衄之类；抵当汤丸治下血，如蓄血如狂之类。又曰：脾不裹血，越而上行，实者犀角地黄汤，虚者黄芩芍药汤。凡病呕吐血者，咸用芍药主之，故知太阴药也。《医贯》曰：犀角地黄汤乃衄血之的方，盖犀水兽也，可以分水，可以通天。鼻衄之血，从任督而至巅顶，入鼻中，惟犀角能下入肾水，引地黄滋阴之品，由肾脉而上，故为对症。若阴虚火动，吐血与咳咯者，可借用成功，若阳虚劳嗽及脾胃虚者皆不宜。朱肱《活人书》言：瘀血入里，吐衄血者，犀角地黄汤乃阳明圣药。

人参败毒散详论解方载前卷感冒门

喻嘉言曰：伤寒宜用人参，其辨不可不明。盖人受外感之邪，必先汗以驱之，惟元气旺者，外邪始乘药势以出。若素弱之人，药虽外行，气从中馁，轻者半出不出，重者反随元气缩入，发热无休矣。所以虚弱之体，必用人参五七分入表药中，少助元气，以为驱邪之主，使邪气得药一涌而出，全非补养衰弱之意也。即和解药中，有人参之大力者居间，外邪遇正，自不争而退舍，否则邪气之纵悍，肯听命和解耶？不知者谓伤寒无补法，邪得补而弥炽。古方表汗用五积散、参苏饮、败毒散，和解用小柴胡、白虎汤、竹叶石膏等方，皆用人参，领内邪外出，乃得速愈，奈何不察耶？

外感体虚之人，汗之热不退，下之、和之热亦不退，大热呻吟，津液灼尽，身如枯柴，医者技穷，正为元气已漓，故药不应手耳。倘元气未漓，先用人参三五七分，领药深入驱邪，何至汗和下不应耶？东垣治内伤外感，用补中益气加表药一二味，热服而散外邪，有功千古伤寒专科，从仲景至今，明贤方书，无不用参，何为今日医家单除不用，全失相传宗旨，使体虚之人，百无一活，曾①不悟其害之也。盖不当用参而杀人者，是与芪、术、归、桂、姜、附等药同行温补之误，不谓与羌活、独活、柴胡、前胡、川芎、半夏、枳壳、桔梗、黄芩、石膏等同行汗和之法所致也，安得视等砒鸩耶？用参必须用五分以上，若用一二分，反致气促，以致畏用。

牛黄丸 治风痫迷闷，涎潮抽掣。

胆星　全蝎去足，焙　蝉蜕二钱五分　牛黄　白附子　僵蚕洗，焙　防风　天麻钱半　麝香五分

煮枣肉，和水银五分，细研入药末为丸。荆芥、姜汤下。

此手少阴、足太阴、厥阴药也。牛黄清心解热，开窍利痰。天麻、防风、南星、全蝎、辛散之味，僵蚕、蝉蜕、清化之品，白附头面之药去头面之游风，皆能搜肝风而散痰结。麝香开窍，水银劫痰，引以姜、芥者，亦以逐风而行痰也。

讱庵曰：牛黄丸之方颇多，互有异同，然大要在于搜风化痰，宁心通窍，多用冰、麝、牛、雄、金、珠、犀、珀，若中脏者宜之，如中腑中血脉者，反能引风入骨。此方药味颇简，故姑录之，以概其余也。喻嘉言曰：牛黄丸与苏合丸异治，热阻关窍宜牛黄丸，寒阻关窍宜苏和丸。若手撒口开、遗尿等死症，急用参附峻补，间有生者，若牛黄、苏合，入口即毙。

清胃散原列口齿门，今补于此

生地　丹皮　黄连　当归　升麻

一方加石膏。

黄芪汤

黄芪　熟地　白芍　五味子　麦冬三两　天冬　人参　甘草三钱　茯苓一两

---

　　① 曾：原作"鲁"，据《寓意草·论治伤寒药中宜用人参之法以解世俗之惑》改。

每服三钱，加乌梅、姜、枣煎。

诃子清音汤

甘草二两　桔梗一两

或等分，诃子加童便服。

枳实导滞丸

大黄一两　枳实麸炒　黄芩酒炒　黄连酒炒　神曲炒，五钱
白术土炒　茯苓三钱　泽泻二钱

蒸饼为丸，多寡量服。

十枣汤

芫花炒黑　甘遂　大戟等分　大枣十枚

先煮枣去滓，入前药末，强人服一钱，虚人服五分。或枣肉
为丸。病不除者再服，得快下后，糜粥自养。

龙胆泻肝汤原耳门

龙胆草酒炒　黄芩炒　栀子酒炒　泽泻　木通　车前子　当
归酒洗　生地酒炒　柴胡　甘草

吴茱萸汤

吴茱萸一升，炮　人参三两　大枣十二枚　生姜六两

乌药顺气散

乌药　橘红二钱　麻黄去节　川芎　白芷　桔梗　枳壳炒，
一钱　僵蚕去丝、嘴，炒　炮姜　甘草炙，五分

加姜、葱煎。虚汗者去麻黄，加黄芪。

紫雪

黄金百两　寒水石　石膏　滑石　磁石水煮，三斤，捣煎去渣，
入后药　升麻　玄参一斤　甘草炙，半斤　犀角　羚羊角　沉香
木香五两　丁香一两，并捣到入前药汁中煎，去渣，入后药　朴硝　硝
石各二斤，提净入前药汁中，微火煎，不住手将柳木搅，候汁欲凝，再加入

后二味 辰砂三两，研飞 麝香 当门子一两二钱，研细，入前药拌匀

合成退火气，冷水调服，每一二钱。《本事方》无黄金。

五积散

白芷 陈皮 厚朴六分 当归 川芎 白芍 茯苓 桔梗八分 苍术 枳壳七分 半夏 麻黄四分 干姜 肉桂重表者用桂枝 甘草三分

加姜、葱煎。有汗去苍术、麻黄。气虚去枳壳、桔梗，加人参、白术。

代赭旋覆汤

旋覆花即金沸草，三两 代赭石一两 人参一两 甘草三两 半夏半升 生姜五两 大枣十二枚

小建中汤

桂枝 生姜三两 芍药六两 甘草一两，炙 大枣十二枚

入饴糖一升，微火解服。

五苓散

猪苓 茯苓 白术炒，十八铢 泽泻一两六钱半 桂半两，切庵曰：杂症当用枝为末，每服三钱。服后多饮热水，汗出而愈。无恶寒症，不可用桂。五苓为渴而小便不利者设，若不渴，则茯苓甘草汤足矣，若但渴，则四苓足矣。

黄芩汤

黄芩三两 芍药 甘草二两 大枣十二枚，去核

桂枝白虎汤

石膏一斤 知母六两 甘草二两 粳米六合

先煮石膏数十沸，再投药，米熟汤成，温服。加桂枝名本方。

理中汤

白术陈壁土炒，二两 人参 干姜炮 甘草炙，一两

本方等分蜜丸，名理中丸。

消风散

荆芥　陈皮_{去白}　厚朴　甘草_{炙，五钱}　防风　羌活　藿香
僵蚕　蝉蜕　川芎　茯苓　人参

为末，每服三钱，茶酒下。

茵陈丸

茵陈　栀子　鳖甲_炙　芒硝_{二两}　大黄_{五两}　常山　杏仁_{炒，}
_{三两}　巴豆_{一两，去心皮，炒}　豉_{五合}

蜜丸，梧桐子大①。每服一丸，或吐，或利，或汗。如不
应，更服一丸。不应，则以热汤投之，老幼以意加减。

神术散

苍术_{二两}　川芎　白芷　羌活　藁本　细辛　炙甘草_{各一两}
每服四钱，加姜、葱煎。

青州白丸子

白附子_{生用}　南星_{生用，二两}　半夏_{水浸生衣，生用，七两}　川
乌_{去皮脐，生用，五钱}

为末，绢袋盛之，水摆出粉，未尽，再擂再摆，以尽为度。
贮瓷盆，日暴夜露，春五日，夏三，秋七，冬十日，晒干，糯
米糊丸，绿豆大，每服二十粒，姜汤下。瘫痪，酒下；惊风，
薄荷汤下三五丸。

三黄石膏汤

石膏_{半两}　黄芩　黄连　黄柏_{七钱}　栀子_{三十个}　麻黄　淡
豉_{二合}

每服一两，姜三片，枣二枚，细茶一撮煎，热服。

---

① 大：原缺，据文义补。

金匮风引汤原误注已见前卷脚门

搜风顺气丸

大黄酒拌，九蒸，晒。五两　大麻仁　郁李仁　山药酒蒸　山萸肉　车前子　牛膝酒蒸，二两　菟丝子酒洗　独活　防风　槟榔　枳壳麸炒，一两

蜜丸。

时气瘟疫　天灾流行

四时不正之气谓之时气，时当热而反大凉，时当寒而反大温，非时而有其气也。冬时伤寒不即病者，至春而变为温病，至夏而发为热病。天灾流行，沿门阖境，传染相似，谓之瘟疫。头痛发热，恶寒无汗，邪在表也。咳嗽鼻塞，声重，风寒两感，故表实而气为之不利也。然伤风寒而咳嗽者，其感为轻。湿热时毒感于口鼻，传入阳明，邪正交争，阴盛则憎寒，阳盛则壮热，流于百节则一身尽痛，上行头面则为肿大，名大头瘟。

太无神术散　治感山岚瘴气，憎寒壮热，一身尽痛，头面肿大，时毒。

苍术　厚朴各一钱　橘红二钱　甘草炙　藿香　石菖蒲各一钱半

此即平胃散，而重用陈皮为君者也。盖人之一身，以胃气为主，胃气强盛，则客邪不能入，故治外邪必以强胃为先也。加藿香、菖蒲，取其辛香通窍，亦能避邪而益胃也。吴鹤皋曰：太无此方，但理脾胃，而解瘴之妙，自在其中，不愧为丹溪之师矣。

十神汤感冒门　治时气瘟疫，风寒两感，头痛发热，恶寒无汗，咳嗽，鼻塞声重。升麻、葛根能解阳明瘟疫时气。

人参败毒散论详解前　治时气疫疠，岚瘴鬼疟，或声如蛙鸣，俗名虾蟆瘟，邪气实也。

本方除人参加黄芩，治温病不恶风寒而渴。嘉靖己未，江淮大疫，用败毒散倍人参，去前胡、独活，服者尽效。万历己卯大疫，用本方复效。崇祯辛巳、壬午，大饥大疫，道馑相望，汗和药中，惟加人参者多活。凡饥馑兵荒之余，饮食起居不节，致患时气者，宜用此法。嘉言曰：暑、湿、热三气门中，推此方为第一。三气合邪，岂易当哉？其气互传，则为疫矣。方中所用皆辛平，更有人参大力者，荷正以祛邪。病者日服二三剂，使疫邪不复留，讵不快哉。奈何俗医减去人参，曾与他方有别耶？

普济消毒饮 治大头天行，初觉憎寒体重，次传头面肿盛，目不能开，上喘咽喉不利，口渴舌燥。

俗云大头天行，亲戚不相访问，染者多不救，泰和间多有病此者，医以承气加蓝根下之，稍缓，翌日如故，下之又缓，终莫能愈，渐至危笃。东垣视之，曰：夫身半以上，天之气也；身半以下，地之气也。此邪热客于心肺之间，上攻头面为肿盛，以承气汤泻胃中之实热，是为诛伐无过，病以适至其所为，故遂处此方，全活甚众，遂名普济消毒饮子。

黄芩酒炒 黄连酒炒，五钱 甘草生用 玄参二钱 连翘 板蓝根 马勃 鼠粘子 薄荷一钱 僵蚕 升麻七分 柴胡 桔梗二钱

为末，汤调，时又服之。或蜜为丸，嚼化。一方无薄荷，有人参三钱。亦有加大黄治便秘者，或酒浸，或煨用。

茵陈丸 治时气、瘴气、黄病、痎疟、赤白痢等症。

茵陈 栀子 鳖甲炙 芒硝二两 大黄五两 常山 杏仁炒，三两 巴豆一两，去心、皮 炒豉五合

蜜丸，梧子大。每服一丸，或吐，或利，或汗。如不应，更服一丸。不应，则以热汤投之，老幼以意加减。

此方备汗吐下三法，故能统治诸病。当预合之，以备缓急。虽云

劫剂，实佳方也。

升麻葛根汤_{发表门}　治寒暄不时，人多疾疫。升麻、甘草升阳解毒，故治时疫。时疫感之，必先入鼻，故用阳明胃药。

局方神术散　治伤风头痛无汗，鼻塞声重，及风寒咳嗽，时行泄泻。头痛、鼻塞、咳嗽，是伤风也；伤风应有汗，若无汗，是挟寒也。飧泄下利者，清阳不升，木邪克土。风胜湿也，诸药各走一经，祛风发汗而胜湿，散三阳之邪而能升清者也。

苍术二两　川芎　白芷　羌活　藁本　细辛　炙甘草各一两

每服四钱，加姜、葱煎。

水解散　治天行一二日，头痛壮热。瘟疫表里两解。

麻黄四两　桂心　甘草炙　白芍二两　大黄　黄芩三两

天行瘟疫，郁热自内达外，与伤寒由表传里者不同，故虽一二日之浅，可以汗下兼行，不必同于伤寒之治法也。

小柴胡汤加羌活、防风，名柴胡羌活汤，治温疫少阳症。

柴胡升麻汤_{见发表门}　治时行瘟疫。

九味羌活汤　治感冒四时不正之气，瘟疫热病。

玉屑无忧散_{喉门}　治八邪，辟瘟疫。

单参散　治天行疠疫。

破棺千金汤　治天行热毒垂死。

苦参一两

水与酒各一碗，煎八分，重者水醋各半，煎服，一汗而愈。

时行肿头经验方　用井底泥涂一块，俟消，后又涂。一块不可齐涂。

逍遥散　治温疫。

人参养胃汤_{疟门}　治岚瘴瘟疟。

《本草备要》主治注释发狂并伤寒

花椒善辟疫，故元旦饮椒柏酒　桃仁辟邪，治发热如狂　贯众疫气流行，置水缸中，饮此水则不传染　**升麻**治时气疟毒　**苦参**治温病　**龙胆草**治时气温热　**大青草**治伤寒时疾发狂　**漏芦、茵陈、花粉**治时疾热狂　**葱**治时疾热狂　**犀角、羚羊角、猪苓**治伤寒、瘟疫大热　**苦楝子**治伤寒热狂　**杏仁**治天行头痛　**元参**治伤寒狂渴，心内惊烦　**海金沙、栀子、牙硝、硼砂**治伤寒热，狂犬热，利小便，此釜底抽薪之义也　**腊雪水**治时行瘟疫，又宜煎伤寒火喝之药　**冰**伤寒阳毒，热甚昏迷者，以一块置膻中，甚妙。膻中，两乳中间也　**白蚯蚓**味性咸寒，能清热，下行故能利水，治瘟病大热狂言　**五谷虫**治热病谵语　**人中黄**治天行热狂　**竹沥、白鲜皮**治天行狂走　**葛根**生捣汁，解瘟病热狂　**木通**治天行瘟。瘟疫之行，感天地不正之气，令受盛之官行，而邪不能容，故能疗之　**乌药**主天行疫瘴，皆足阳明受病。阳明开窍于口鼻，凡邪恶鬼忤，与夫疫瘴之气侵人，悉从口鼻而入。此药辛温暖胃，辟恶散邪，故主之　**白药**研如面二钱，浆水一大盏，空腹顿服之，便卧仰一食顷，心头闷乱或恶心，腹内如车鸣疠刺痛良久，当有吐利数行，勿怪。欲服药时，先令煮浆水粥，于井中悬着待冷，若吐利过度，即吃冷粥一碗止之，不吃即困人。疠，音鸠，腹中急痛

续编新安汪石山先生伤寒大纲卷之二①

伤寒歌诀

婺源昌期李文来辑订

一日二日，太阳膀胱。头痛体热，腰痛脊强。寒则伤营，恶寒无汗，脉浮而紧，麻黄表散；风则伤卫，有汗恶风，脉浮而缓，桂枝宜宗；营卫俱伤，宜大青龙。

---

① 卷之二：此3字原缺，据底本版心补。

二日三日，阳明胃经。鼻干目痛，身热倍增，脉洪而长，不睡惺惺，有汗桂枝，无汗葛根。恶寒病实，大柴通论。

三日四日，少阳胆腑。寒热往来，呕逆口苦，胁痛耳聋，脉弦而数，小柴胡汤，是本经药，胆无出入，和解为常。只此加减，再无他方。

四日五日，传脾太阴。腹满作痛，口干脉沉，桂枝大黄，可与之通，脏寒自利，附子理中。

五日六日，少阴肾经。脉沉口渴，汤宜小承，沉弱不渴，四逆是称。

六日七日，厥阴在肝。唇青筋急，烦满囊拳，脉如不浮，建中可安，浮缓如疟，各半之间，辨经用法，又固如是。

以日论经，犹恐为末。日数虽多，但见表症，亦宜汗之；日数虽少，但见里症，亦宜下之；半表半里，即和解之。邪之中人，初亦无常，或入于阴，或入于阳。有在太阳，全不传者；有从太阳，即传阳者；有不从阳，直中阴经；而即病者，又曰巡经。越经传者，语下表里，及得度者，合病并病，两感等名，非常其道，宁造其精。三阳脉浮，则当汗瘥；不浮不沉，法宜和解。三阴脉沉，有无力分，有力宜下，无力宜温。汗下温凉，俱非细放，苟或一差，变症蜂至。病若少愈，宜慎起居，食复劳复，安可忽诸？所谓伤寒，得之冬月，故仲景方，为冬月设，非冬寒时，法当有变，四时伤寒，世俗之见。非时感冒，致用辛凉，九味羌活，小柴胡汤，葛根败毒，竹叶等汤。

主治方

麻黄汤　麻黄汤内用桂枝，杏仁甘草四般儿，发热恶寒身体痛，须知一服汗淋漓。

麻黄六钱　桂枝四钱　甘草炙，三钱　杏仁二十个加葱五茎，姜三片，水煎服。

桂枝汤 桂枝汤内药四般，芍药甘草一处攒，若把二方合宜用，方名各半治伤寒。

桂枝三钱　白芍三钱　甘草炙，二钱　姜五片　枣二枚

水煎服，取微汗为度。

大青龙汤 大青龙汤不用猜，麻黄汤中用石膏，风寒俱盛如烦躁，须教服此汗滔滔。

麻黄　桂枝　甘草　杏仁　石膏

加姜、枣，水煎服。

升麻葛根汤 升麻葛根汤四味，更加芍药甘草是，伤寒发热与头痛，汗出恶寒风热治。

升麻　赤芍　甘草炙，各一两　葛根一两半

每服三钱，水煎热服。

大柴胡汤 大柴胡汤用大黄，半夏枳实此为良，赤芍黄芩通六样，姜枣前①来利大肠。

柴胡半两　黄芩　赤芍各二钱半　大黄半两　半夏二钱　枳实三钱

分作三服，生姜、大枣水煎，温服。如不利，再服。

小柴胡汤 小柴胡汤只五般，半夏人参一处攒，更有黄芩与甘草，生姜枣子水同煎。

柴胡　黄芩　甘草　人参　半夏各三钱

每服五钱，加姜、枣水煎，不拘时服。

小承气汤 小承气汤三件药，枳实大黄并厚朴，结胸谵语大便坚，每服五钱汤沸哈。

---

① 前：疑为"煎"之误。

大黄半两　厚朴　枳实各三钱

分作二服，加姜三片，水煎服。未利再服，绞汁服。

四逆汤　四逆汤中姜一两，生附减半去皮尖，二两甘草水煎服，逆而下利用之痊。

甘草二两，炙　干姜一两　附子半两

每服五钱，水煎，温服，不拘时。

建中汤　建中汤内药何如，甘草芍药同桂枝，又有黄芪建中者，即于此内加黄芪。

甘草一钱　白芍三钱　桂枝钱半

水煎服。内加黄芪钱半，名黄芪建中汤。

小青龙汤　小青龙汤半夏姜，细辛肉桂与麻黄，芍药五味同甘草，八般水煎服之良。

半夏　干姜　细辛　肉桂　麻黄　芍药各三钱　五味二钱
甘草炙，三钱

每服五钱，加生姜四片，水煎温服。

大承气汤　大承气汤用朴硝，大黄等分不须饶，厚朴倍加并枳实，通肠四味甚奇佳。

大黄　厚朴　枳实　朴硝

每服看症斟酌多少，先煮厚朴、枳实至七分，纳大黄，煮至五分，去渣，纳朴硝，煎二三沸，通口服，以利为度。未利再服。

调胃承气汤　调胃承气药是三，芒硝甘草大黄参，水煎服之须再利，便秘狂言医素谙。

大黄三钱　芒硝一合　甘草三钱
水煎温服。

三一承气汤　三一承气如何藏，大小调胃三合一，甘草硝黄枳朴同，都来五件同煎汁。

大黄　芒硝　厚朴　枳实各半两　甘草一两

水二钟，煎至一钟，纳芒硝，煎一沸，去滓，通①口服，不拘时，每服一两。

六一顺气汤　六一顺气六方并，四承大陷大柴等，大黄厚朴枳芒硝，甘芍柴芩铁锈领。

大黄　厚朴　枳实　甘草　芍药　柴胡　黄芩　朴硝

先水煎滚二三沸，后入药，煎至八分，临服时铁锈水和服。

桃仁承气汤　桃仁承气五般奇，甘草硝黄与桂枝，血症发黄并血渴，狂言乱语总相宜。

桃仁　甘草　芒硝　大黄　桂枝

水煎服。

大陷胸汤　大陷胸治大结胸，芒硝甘遂大黄攻，伤寒下早回成此，服教快利斯为功。

大黄二钱　芒硝三钱　甘遂五分末

分作二服，每服水一钟，煎大黄至六分，纳硝煎一二沸，绞汁调甘遂末二分半，温服，未快再服。

小陷胸汤　小陷胸治小结胸，黄连半夏瓜蒌同，以其苦泄辛能散，微吐黄涎气便通。

半夏四钱，汤洗，全不剉　黄连二钱，剉　瓜蒌实大者一两半，惟剉其壳，子不剉，剉其子非也

水三钟，煮瓜蒌汁一钟半，纳药，煎至一钟，绞汁两次，温服，以吐涎为度。

白虎汤　白虎汤中用石膏，甘草知母本方抄，人参亦有加

---

① 通：原作"过"，据文义改。

之者，热渴虚烦用此熬。

知母　石膏四两，末　甘草炙，一两　加粳米一合

每服五钱，水一钟，煎六分，温服无时。加人参半两，名人参白虎汤。

竹叶石膏汤　竹叶石膏更用参，甘草人参半夏临，生姜以及陈仓米，虚烦燥渴热相寻。

石膏一两　半夏二钱半　人参二钱　麦门冬五钱半，去心　甘草炙，二钱

每服五钱，水一钟，入青竹叶、生姜各五片。又云：竹叶十片，至半去滓，入粳米百余粒，再煮米熟，去米，温服，不拘时。

黄连解毒汤　黄连解毒汤四味，黄柏黄芩栀子是，退黄解热又除烦，去血便红皆可治。

黄连　黄芩　黄柏　栀子

各等分，每服一两，水二钟，煎至一钟服。

既济汤　既济汤中药七般，甘草参芪半夏攒，竹叶门冬兼附子，阴阳隔绝四肢寒。

甘草　人参　黄芪　半夏　门冬　附子　竹叶

真武汤　真武汤中芍药魁，白术茯苓甘草随，附子炮来加减用，生姜水煎总相宜。

芍药　白术　茯苓　甘草　附子炮

每服五钱，加生姜，水煎温服，不拘时。

九味羌活汤　九味羌活生地黄，川芎白芷细辛防，黄芩苍术同甘草，能代麻黄桂枝汤。

羌活　防风　苍术各钱半　甘草　川芎　白芷　生地　黄芩　细辛各一钱，惟细辛五分

水钟半，加姜三片，葱白三茎，煎一钟，温服，食后取微汗为度。如无汗，啜稀粥助之。

人参败毒散　人参败毒散桔梗，川芎甘草茯苓等，枳壳前胡羌独活，柴胡十味性凉冷。

人参　柴胡　甘草炙　桔梗　羌活　独活　川芎　茯苓
枳壳　前胡等分

每服三钱，水一盏，姜三片，薄荷少许，煎至七分，去渣温服。

附：休宁汪讱庵先生手授三焦命门辨

五脏六腑，惟三焦一腑《内经》言之最详，《难经》又加发明，愈益畅尽，后人不信三经，妄生臆说。如《龙川志》云：有徐遁者，见一饿夫，脔割殆尽，而骨脉尚全，往视其脏，见右肾下有脂膜如掌大，正与膀胱相对，有二白①脉，夹脊贯脑，以此为三焦。马玄台《素问解》又分割右肾以为三焦之腑，是皆一焦而非三焦矣。李东垣又分手足三焦，是为六焦而非三焦矣。张景岳《类经》以有名无形一语为非，是而以躯壳之边际为三焦，是泥其外而遗其中矣，皆与经文不相符也。按先正云三焦取火，能腐物之义，火之性，自下而上。三焦者，始于原气，由于中脘，散于膻中，皆相火之自下而上者也。上焦主纳而不出，下焦主出而不纳，其纳其出，皆系乎中焦之腐熟，焦之为义可见矣。张景岳三焦、包络、命门辨其略曰：《难经》曰心主与三焦为表里，俱有名而无形。叔和、启玄而下皆宗之，二子不能辨，孰敢再辨，至徐遁、陈无择始创言三焦之形，有

---

① 白：原作"句"，据《类经图翼　类经附翼》卷三改。

脂膜如掌大〔批：以其无脏可配，故曰孤府，以其独包众脏，亦曰孤府也〕，正与膀胱相对。予遍考《内经》，曰：三焦者，中渎之腑，水道出焉，属膀胱，是孤之腑也。曰：密理厚皮者，三焦膀胱厚；粗理薄皮者，三焦膀胱薄。以及缓急直结，各有所分。曰：勇士三焦理横，怯士其焦理纵。曰：上焦开发，宣五谷味，熏肤充身泽毛，是谓气；中焦受气，取汁变化而赤，是谓血。曰：营出中焦，卫出下焦。曰：上焦出胃上口，贯膈而布胸中；中焦亦并胃中，出上焦之后，化精微而为血；下焦别回肠，注于膀胱而渗入焉，水谷居于胃中，成糟粕下于大肠而成下焦。曰：上焦如雾，中焦如沤，下焦如渎。其在心包络，则曰：诸邪之在于心者，皆在于心之包络。夫三焦既无形矣，何以有水道之出？有厚薄缓急、直结纵横之分，何以如雾、如沤、如渎，及气血之别？心主亦曰无形矣，则代心而受邪者，受之何所？即此经文，有无可见。夫所谓〔批：此即释氏所谓臭皮囊也〕三焦，象三才也。焦者，象火也，色赤，属阳之谓也。夫人之一身，外自皮毛，内自脏腑，其腔腹周围上下，全体状若大囊者，果何物乎？其着内一层，形色最赤，象如六合，总统诸阳，是非三焦而何？至其相配表里，则三焦为脏腑之外卫，心包络为心主之外卫，如帝阙之重城，故皆属阳，均称相火，而其脉络相通，允称表里，此固甚明，无容辨也。客曰：既三焦、心主为表里，何以复有三焦、命门表里之说？余曰：《内经》初无命门之名，惟《根结》《卫气》《阴阳离合》等篇有曰：命门者，目也。此盖指太阳经穴终于睛明。此外并无左右肾之分及右肾为命门之说也。命门之始，起于《难经》，曰：肾有两者，非皆肾也，左者为肾，右者为命门。命门者，精神之所舍，原气之所系，男子以藏精，女子以系胞。王叔和因之，而曰肾与命门俱出尺部，后世致有命门三焦之配，《内经》实所无也。《黄庭经》曰：上有黄庭下关元，后有幽阙前命门。又曰：丹田之中精气微，玉房之中神门户。梁丘子注曰：男以藏精，女以约血，故曰门户。元阳子曰：命门者，下丹田精气出飞之处也。《脉经》又曰：左为肾，右为子户。所谓子户，即子宫也，俗名子肠，居直肠之前，膀胱之后，当关元、气海之间，男女精血，皆存乎此，而子由此出，又子宫者，男女之通称。道家以先天真一之气藏乎此，为九还七返之基，故曰丹田。医家以冲任之脉盛于此，名曰血室。以气之呼接乎天根，气之吸接乎地根，又名气海，实则一子宫耳。在女子，可以手探而得，俗名产门；在男子，精泄之时，自有关阑知觉。父母交会之际，施由此出，受由此入，谓非先天立命之门户乎？夫命门者，子宫之门户也；子宫者，肾脏藏精之腑也；肾脏者，先天真一之气，北门锁钥之司也。而所以为锁钥者正赖命门之闭固〔批：数语得之，若云藏胎则亦偶数矣，尚得为奇乎〕，蓄坎中之真阳，以为一身生化之原也。坎卦内奇而外偶，肾两者，坎外之偶也；命门一者，坎中之奇也。命门总主乎两肾，两肾皆属于命门，为水火之腑，阴阳之宅，精气之海，死生之窦。若命门亏损，则五脏六腑皆失所恃，而阴阳病变无所不至矣。医不知此，尚安足云。愚按：《难经》所云三焦有名，无形者，盖指上、中、下之空处而言。景岳以为有形者，盖指躯壳之边际而言。两人所说，实共一物也。愚窃以理推究之，则《难经》之义为长。夫景岳以躯壳之边际为一大腑，此与《内经》所谓孤腑、《难经》所谓外腑两说相合，特从前未经道破，而景岳又由焉而不知者耳。但三焦之用，实在于中央之空处，而不在于四旁之边际也。老子曰：三十辐共一毂，当其无有车之用①；埏埴以为器②，当其无有器之用；凿户牖以为室，当其无有室之用。故有③之以为利，无④之以为用，夫车器室三者，皆有也。然车之载物，器之受物，室之便居处利出入者，则在于空无之处也。经曰：宗气积于上焦，营气出于中焦，卫气出于下焦。又曰：上焦贯膈而布胸中，中焦化精微而为血，下焦注膀胱而渗入。是其所以绸缊宗气，变化精血，流行营卫，与夫贯膈、布胸、别回肠、注膀胱者，将在于无形之中央乎，抑在于有形之边旁乎。经又曰：上焦如雾，中焦如沤，下焦如渎。夫雾与沤皆结于空中，似有而无之物也。渎所以行水而非水，亦空无之地也，是《内经》数说，悉皆归重于无形之空处，而非创自于《难经》矣。景岳特据厚薄、直结、纵横以为辨，是皆执有之过，而未达夫用无之妙，遂致轻议古人，不知古人已得其精，已适得其粗耳。《难经》曰：三焦者，水谷之道路，气之所终始也。上焦在胃上口，主内而不出，其治在膻中两乳间；中焦在胃中脘，主腐熟水谷，其治在脐旁；下焦当膀胱上口，主分别清浊，主出而不内，其治在脐下一寸。又曰：三焦主持诸气，有名而无形，其经属手少阳，此外腑也。又曰：三焦所行之俞为原，何也？脐下肾间动气者，人之生命也，十二经之根本也，故名曰原。三焦者，原气之别使也，主通行三气，经历于五脏六腑。原者，三焦之尊号也，故所止辄为原五脏六腑之有病者，皆取其原也。夫既曰主持诸气，又曰经历五脏六腑，而又称为外腑，

---

① 当其无有车之用：有了车毂中空的地方，才有车的作用。
② 埏埴以为器：陶土做成供人饮食用的器皿。埏，和。埴，土。
③ 有：给人便利。
④ 无：发挥作用。

岂非以三焦兼包内外，能统五脏六腑，能通行于十二经络也乎。《难经》又曰：小肠谓赤肠，大肠谓白肠，胆谓青肠，胃谓黄肠，膀胱谓黑肠，下焦之所治也，是明言下焦兼包五腑矣，岂上中二焦独不能兼包诸脏乎？是景岳腔腹大囊之说，《难经》久已兼及之，景岳特看书未透耳。又按：华元化《中藏经》曰：三焦者，三元之气也，号曰中清之腑，总领五脏六腑，营卫经络，内外左右上下之气也。三焦通，则内外、左右、上下皆通也，其于周身灌体，和内调外，营左养右，导上宣下，莫大于此也。其言正与《难经》同，何待景岳之置辨乎？若夫肾有两枚，皆属乎水，惟中央命门一点真阳属火，所以成坎卦，而正位乎北也。故《易》曰：坎者，水也，正北方之卦也，劳卦也，万物之所归也。盖以命门相火，能代心君行事，凡人之主云为而应万事，蒸糟粕而化精微，皆赖此相火之运用，故曰劳卦，故为万物之所归，以易象观之，其理甚明。《难经》《脉经》皆分左为肾，右为命门，而以命门配于右尺。夫《灵》《素》并无命门之名，而十二经中又无命门之络，何以能见脉于右尺，能配三焦而称表里也哉？此实从来相沿之误，须赖后贤为之裁正者也。张景岳乃以命门属之子宫产门，不知命门在两肾之中央，藏先天之真火〔批：□子所谓火传不知其□也〕，为生身之根蒂。男女媾精之时，皆禀此命火以受胎，人之穷通寿夭，皆本乎此。在夹脊第七节，犹北辰居其所而不动。《内经》所谓七节之旁中有小心，老氏所谓玄牝之门，为天地根，正谓此也。盖指此为藏精之宫则可，指为泄精之处则不可。指为系胎之根则可，指为藏胎之地则不可。若命门之大可以容胎，是特裒①然

---

① 裒（póu 抔）：聚集。

一革囊而已，其何以停育，元精、元神、元气子一离宫，此中之精气尽泄，尚赖何者以为安身立命之基乎？景岳看《难经》未明，致多三焦一辨，已属骈枝，又不识命门真面目，而以子宫、子肠当之，且混认丹田、气海便是子肠，以为九还七返之基正在于此，不亦大可骇乎。此愚之瞽说，特加辨析，以听识者之论定焉。《续医说》亦有辨三焦为有形一篇，议论尤为不畅，不足置辨。

三焦命门系乎躯命者甚大，古今之论甚夥，求其确得真诠而无疑议者，实未易见甚矣，斯道之至精至微而言之不易也。

跋①

　　来《医鉴》成，请正于先生，蒙先生极口赞赏，详正差讹，玉成全璧，更将近著《素》《灵》内三焦命门辨授增卷内，博极而精详，确而明破从前之疑惑，建司命之津梁，光固照耀，斯编功更昭垂万禩。

　　　　　　　　　　　　　　　　　　　后学李文来敬跋

---

　　① 跋：今根据体例补做标题。

总 书 目

I

本　草

淑景堂改订注释寒热温平药性赋

方　书

医便

卫生编

袖珍方

仁术便览

古方汇精

圣济总录

众妙仙方

李氏医鉴

医方丛话

医方约说

医方便览

乾坤生意

悬袖便方

救急易方

程氏释方

集古良方

摄生总论

摄生秘剖

辨症良方

活人心法（朱权）

卫生家宝方

见心斋药录

寿世简便集

医方大成论

医方考绳愆

鸡峰普济方

饲鹤亭集方

临症经验方

思济堂方书

济世碎金方

揣摩有得集

疁斋急应奇方

乾坤生意秘韫

简易普济良方

内外验方秘传

名方类证医书大全

新编南北经验医方大成

临证综合

医级

医悟

丹台玉案

玉机辨症

古今医诗

本草权度

弄丸心法

医林绳墨

医学碎金

医学粹精

医宗备要

医宗宝镜

医宗撮精

医经小学

医垒元戎

证治要义

松厓医径

扁鹊心书

IV